普通外科图像解剖与诊断丛书

ATLAS OF GENERAL SURGERY PATHOLOGY

普通外科
病理解剖与诊断图谱

名誉主编 王深明　　丛书主编 王天宝　　本册主编 赵　鹏　李玉军

广东省出版集团
广东科技出版社
·广州·

图书在版编目（CIP）数据

普通外科病理解剖与诊断图谱／赵鹏，李玉军主编.—广州：
广东科技出版社，2013.9
（普通外科图像解剖与诊断丛书／王天宝丛书主编）
ISBN 978-7-5359-6228-7

Ⅰ．①普⋯ Ⅱ．①赵⋯②李⋯ Ⅲ．①外科学—病理解剖
学—图谱②外科诊断—图谱 Ⅳ．①R6-64

中国版本图书馆CIP数据核字（2013）第060981号

责任编辑：周 良 曾 冲
封面设计：林少娟
责任校对：梁小帆
责任印制：罗华之
出版发行：广东科技出版社
　　　　　（广州市环市东路水荫路11号 邮政编码：510075）
http://www.gdstp.com.cn
E-mail：gdkjyxb@gdstp.com.cn（营销中心）
E-mail：gdkjzbb@gdstp.com.cn（总编办）
经　　销：广东新华发行集团股份有限公司
排　　版：广州市友间文化传播有限公司
印　　刷：广州市岭美彩印有限公司
　　　　　（广州市荔湾区花地大道南海南工商贸易区A幢 邮政编码：510385）
规　　格：889mm×1 194mm 1/16 印张14 字数330千
版　　次：2013年9月第1版
　　　　　2013年9月第1次印刷
定　　价：138.00元

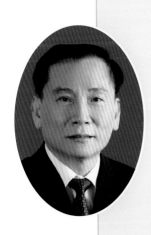

名誉主编 王深明，医学博士、二级教授、一级主任医师、博士生导师，享受国务院政府特殊津贴。现任中山大学附属第一医院院长，血管甲状腺、乳腺外科学科带头人和首席专家，中华医学会外科学分会血管外科学组副组长，中国医师协会外科医师分会副会长，广东省医学会副会长，广东省医学会血管外科学分会主任委员，广东省医师协会外科医师分会主任委员，广东省抗癌协会乳腺癌专业委员会主任委员，国际外科学会委员，国际脉管学会委员，国际内分泌外科学会委员，亚洲血管外科学会委员，亚洲内分泌外科学会委员，美国外科医师学院委员。兼任《中华普通外科学文献》和《中国血管外科杂志》主编，《中华医学杂志》和《中华实验外科杂志》副总编辑，《中华普通外科杂志》《中国实用外科杂志》《中华外科杂志》等多个核心期刊副主编、常务编委。近年来在国内外核心期刊上发表论文200多篇，SCI收录60余篇（第一作者或通信作者40余篇），主持国家"863"重大项目2项，国家自然科学基金项目9项，省部级科研项目19项。主编、主译专著9部，参编专著30部，参编或主编2007年全国统编本科教材和研究生教材，获教育部奖、中华医学奖等省部级以上科技成果奖多项和发明专利5项。

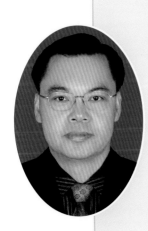

丛书主编 王天宝，山东省人，中山大学附属第一医院外科副教授，副主任医师，外科学医学博士，博士后研究员，硕士研究生导师。1994年7月获青岛医学院医学学士学位；1999年7月获青岛大学外科学硕士学位，师从青岛大学陈咸增教授；2002年7月获山东大学医学博士学位，得到山东大学李兆亭教授悉心指导；2002年9月至2004年10月于中山大学附属第一医院胃肠外科从事博士后研究工作，从师于中山大学汪建平教授。现为中华医学会肠内与肠外营养专业委员会青年委员，中国抗癌协会肿瘤营养与支持治疗专业委员会委员兼秘书，广东省抗癌协会肿瘤营养专业委员会委员，广东省医学会肠内与肠外营养学会委员、代谢外科学组组长，广东省康复医学会性功能障碍康复专业委员会常务委员，广东省科技厅科技咨询专家，《中华肿瘤防治杂志》及《中华结直肠疾病电子杂志》编委。主要研究胃肠及腹膜后恶性肿瘤的诊治，擅长胃癌、结肠癌、直肠癌及腹膜后肿瘤根治性切除术。现主持教育部、卫生部及省级课题6项。以第一作者发表SCI论文7篇，《中华医学杂志》等杂志论文50余篇，主编《实用胃肠恶性肿瘤诊疗学》《盆腔外科手术与图谱》及《实用代谢疾病诊断与治疗》，参编《直肠癌保肛手术》《普通外科营养学》及《围手术期病理生理与临床》。

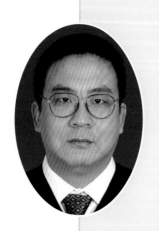

主编 赵鹏，1974年1月出生，青岛大学医学院附属医院病理科副主任医师，东区病理科副主任，青岛大学法医学及临床病理学硕士研究生导师，青岛市医学会病理学分会副主任委员，山东省抗癌协会肿瘤病理分会会员，中国卫生部第10批援塞舌尔专家组成员，青岛市医疗事故鉴定专家，青岛市公安局法医顾问。1999年7月青岛大学医学院病理学硕士研究生毕业；历任病理科住院、主治及副主任医师，青岛大学医学院本科、七年制、南亚留学生及硕士研究生病理学教师，塞舌尔卫生部维多利亚医院病理科高级病理医生及塞舌尔中央警察局首席法医（2004—2006）。从事病理专业10余年来，擅长各种常见及疑难病例的石蜡、冰冻切片及细胞学的病理诊断，目前在法医病理、乳腺病理、中枢神经病理有较深入的研究。在国内外核心期刊发表论文数10篇，主持或参与国家、省部级课题多项。

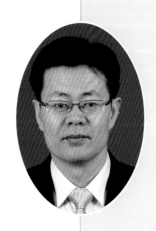

主编 李玉军，1966年1月出生，医学硕士，教授，主任医师，病理学和法医学硕士研究生导师，青岛大学医学院病理学教研室、附属医院病理科主任。从事临床病理诊断、教学及科研工作25年，具有丰富的临床病理诊断经验。主要社会兼职：中华医学会病理学会委员、山东省病理学会副主任委员、青岛市病理学分会主任委员，中国医师协会病理医师分会委员，中国抗癌协会肿瘤病理专业委员会委员、山东省肿瘤病理专业委员会副主任委员。在国内外学术期刊发表论文50多篇，其中SCI收录5篇，CA收录10篇，中华系列杂志10篇。承担国家自然基金、山东省自然基金和青岛市科技局课题6项。获山东省及青岛市科技进步二、三等奖4项。

《普通外科图像解剖与诊断丛书》编委会

名誉主编　王深明

丛书主编　王天宝

丛书编委　（以姓氏笔画排序）

王　劲　中山大学附属第三医院

王天宝　中山大学附属第一医院

任　杰　中山大学附属第三医院

杨建勇　中山大学附属第一医院

苏中振　中山大学附属第三医院

李玉军　青岛大学医学院附属医院

张水兴　广东省人民医院

赵　鹏　青岛大学医学院附属医院

高振华　中山大学附属第一医院

尉秀清　中山大学附属第三医院

《普通外科病理解剖与诊断图谱》编委会

主　编　赵　鹏　李玉军

编　委（以姓氏笔画排序）

丁　力　中山大学附属第一医院

于文娟　青岛大学医学院附属医院

王文宏　青岛大学医学院

王成勤　青岛大学医学院

王继纲　青岛大学医学院附属医院

牛兆健　青岛大学医学院附属医院

付伟伟　青岛大学医学院附属医院

邢晓明　青岛大学医学院附属医院

朱易凡　中山大学附属第一医院

刘大钺　中山大学附属第一医院

刘大伟　中山大学附属第一医院

孙玲玲　青岛大学医学院附属医院

李　霞　青岛大学医学院附属医院

李玉军　青岛大学医学院附属医院

赵　鹏　青岛大学医学院附属医院

侯　峰　青岛大学医学院附属医院

曹景玉　青岛大学医学院附属医院

总　序

　　王天宝医生是我的博士研究生，在山东大学齐鲁医院学习3年，认真、勤奋、务实，是一位很有培养前途的外科医生。我在查房时，多次对年轻医生讲，要多看书，遇见不清楚的问题，赶快记下来，查资料弄明白，日积月累，能学到很多东西。就我所知，王天宝医生在此方面做得很好，他不断学习，充实自己，是令我欣慰的学生之一。王天宝医生曾写过一本《实用胃肠恶性肿瘤诊疗学》，内容覆盖从基础到临床的各个方面，主要是外科治疗讲得很详细，实用性很强，作为老师，我很是高兴。

　　普通外科学是临床医生必不可少的基础知识，这是因为普通外科疾病几乎在每个专科都可见到，因此，普通外科的会诊医生总是医院内最忙碌的，不停穿梭于院内各个科室。普通外科疾病包括甲状腺、乳腺、肝、胆、胰、脾、胃、十二指肠、小肠、阑尾、结肠、直肠、肛门、肠系膜、腹膜、腹主动脉、下腔静脉、门静脉系统及下肢大隐静脉等器官的良性和恶性病变，病种繁、变化快、鉴别难、误诊多。"工欲善其事，必先利其器"，正确诊断是有效治疗疾病的前提。病理检查是临床诊断的金标准；MRI以软组织分辨率高和重建管道系统而占据一席之地；超声简便易行；放射则是目前临床应用最多的辅助检查；内镜在消化道疾病诊治方面则具有不可替代的地位。然而，尺有所短，寸有所长，各种检查手段互相补充，难以彼此替代。上述诊断方法经多年实践，日积月累，保留了大量弥足珍贵的图像资料，应将其整理成册，以提高临床医生的诊治水平。这是一件繁重而有意义的工作。另外，已有的各种专著对人体的正常解剖涉及少，然而，不知正常，焉识异常。基于此，广东科技出版社策划出版一套"普通外科图像解剖与诊断丛书"，委托王天宝医生组织有关专家撰写，王劲、任杰、李玉军、苏中振、张水兴、赵鹏、高振华及尉秀清等中青年专家欣然应邀，不辞劳苦，合著此丛书，以飨读者，实在是一件大好事。本丛书涵盖面广，丰富翔实，注重实用，通俗易懂，图文并茂，是一套难得的案头工具书，对临床医生和研究生更新知识、开阔视野、提高技能颇有裨益。

　　值"普通外科图像解剖与诊断丛书"即将付梓之际，向付出辛勤汗水的作者们表示由衷的祝贺；同时，我也高兴地向广大的中青年内、外科医生和研究生推荐此书。

　　是为序！

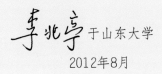于山东大学

2012年8月

序

　　病理学（Pathology）起源可追溯至2千年前的古希腊，而意大利医学家Morgagni于18世纪中叶肇始器官病理学。19世纪中叶，德国病理学家Virchow开创细胞病理学对整个人类医学的发展作出了巨大贡献。病理学研究重点包括病因学、发病学、疾病导致机体形态结构与功能改变、疾病转归与结局，因此，病理学是联系基础医学和临床医学的"桥梁学科"，其诊断具有极高的权威性，病理科医生更有"doctor's doctor"之美誉。随着分子生物学等相关学科的发展，病理学诊断更趋细化和明确。胃肠间质瘤既往多诊断为平滑肌瘤或肉瘤，免疫组织化学与基因分析明确其不同于一般的平滑肌瘤，从而使其治疗发生革命性变化，进一步改善了患者预后。胃肠胰神经内分泌肿瘤概念的提出，则使类癌概念的应用日趋完善。K-ras基因检测影响结直肠癌靶向治疗效果，则是分子病理指导临床实践的典范。随着基础医学和临床医学的进一步发展，病理学亦将取得长足进步，从而更好地指导临床医生诊断与治疗，促进患者尽快康复。

　　我国医学生一般在第二学年接触病理学，在几个月时间内掌握各器官疾病病理变化确非易事。从事临床工作后，鲜有再系统学习病理者，因此，不能更深入地掌握疾病的发生和发展规律。不熟悉疾病病理学变化，很难为患者提供正确适宜的诊断与治疗，不能不说是一件憾事！虽然临床医生不可能掌握机体所有疾病的病理变化，但当今临床分科日趋细化使得掌握本专业疾病的病理学改变成为可能，也是一个优秀医生应该具备的基本学识素养。

　　普通外科疾病主要涉及甲状腺、乳腺、胃、结直肠、阑尾、肝胆、胰腺、腹腔、血管及淋巴管，病种极其繁多。广东科技出版社邀请青岛大学赵鹏与李玉军教授合著《普通外科病理解剖与诊断图谱》，编者们查阅大量文献，选择540余幅病理照片，历经1年时间，终于结稿。本书内容丰富、叙述翔实、图片精美，是一本实用的工具书，对普通外科医生提高临床水平有一定的帮助。

　　欣闻《普通外科病理解剖与诊断图谱》即将出版，向编者们表示祝贺并向广大普通外科中青年医生、进修生和研究生推荐此书。

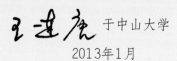 于中山大学

2013年1月

前 言

　　病理诊断作为疾病诊断的金标准，决定患者的治疗方案的选择和预后，而近年来分子生物学技术的迅速发展，极大促进和丰富了病理诊断的内容和手段，特别是分子靶向药物治疗的出现，促使病理与临床更加紧密地结合。《普通外科病理解剖与诊断图谱》为"普通外科图像解剖与诊断丛书"分册之一，本分册共16章，约35万字，插图541幅，表格26张，主要内容包括普通外科正常组织学及疾病病理学，涵盖了甲状腺、乳腺、肝、胆、胰、脾、胃、十二指肠、小肠、阑尾、结肠、直肠、肛门、肠系膜、腹膜、腹主动脉、下腔静脉、门静脉系统、下肢大隐静脉等。该书所有病理照片均为青岛大学医学院附属医院及中山大学附属第一医院病理科数百万例病理切片资料中遴选出的典型病例，是国内第一本全方位阐述普通外科疾病病理诊断的图谱专著，对各级医院从事普通外科和病理科的中青年医师、进修医生和研究生掌握普通外科疾病的病理学知识，深入了解疾病本质和指导临床治疗颇有裨益。

　　本书出版得到广东科技出版社的大力支持，在此深表感谢！感谢丛书总主编中山大学附属第一医院王天宝教授的盛情邀请！青岛大学医学院附属医院普外科王东升、乳腺外科柳晓义及刘晨等医师以及青岛市公安局刑警支队技术处李宝增法医为本书提供了部分大体标本照片，在此向他们一并表示感谢。

　　本书主要读者对象：普通外科医生、腹腔镜外科医生、消化内科医生、肿瘤内科医生、放疗科医生、病理科医生、放射科医生、解剖学教师以及相应专业的本科生、研究生与进修生。

　　限于我们的学识和水平，行文难以统一，书中错误及不足在所难免，敬请广大读者不吝赐教！

赵　鹏　李玉军　于青岛大学

2013年1月

目　　录

第一章
常用病理学检查方法

病理学可分为人体病理学和实验病理学，前者通过尸体解剖、活体组织检查，即外科病理学和细胞学检查所获得的材料对疾病做出最后诊断。后者以疾病的动物模型或在体外培养的细胞为材料进行医学研究。本书将对普通外科涉及的器官疾病病理形态学进行阐述。外科病理学的本质不是一个孤立的仅仅依靠镜下做出诊断的形态学科，而是一个综合了各方面临床信息和辅助检查，在自己的经验基础上做出的一个经验诊断的综合学科，必须需要临床医师和外科医师了解的是，镜下诊断是一个主观的评价，只有当病理医师全面掌握了必要的临床资料、手术所见及手术种类时，镜下诊断才有完整的意义。

一、活体组织学检查

活体组织检查，简称活检，这种方法适用于诊断和治疗两种目的。活检的一般原取材则有以下方面：

1. 病变越大，从中切取的组织应越多。

2. 溃疡性肿瘤中心部位的活体组织检查可能仅仅显示坏死和炎症，最具意义的是在溃疡周边的包括肿瘤和病变的组织。

3. 肿瘤性病变取材要有足够深度，这样才能够正确分析肿瘤和间质的相互关系。

4. 位于深部的病变有时伴有明显的周围组织反应，这种反应可能以慢性炎症、充血、纤维化、钙化及化生骨为特征。如果活检太靠周围，得到的可能仅仅是反应的组织。

5. 所有的活检组织都应送做病理学检查。

6. 外科医师在钳取组织时，应该避免对组织牵拉过度造成细胞的挤压，影响形态学诊断。

7. 送检组织应及时而充分地固定，固定不及时会导致某些抗原的丢失，影响分子病理诊断。

8. 根据假定的或已知的病变性质，在活检时应该考虑到可能的特殊检查。

二、术中会诊（冰冻切片）

冰冻切片是病理医师在其实践中所要进行的最重要而又困难的工作之一。冰冻切片的3个合理目的是：证明一种病变的存在和性质，确定手术切缘是否足够，确定取到的组织是否是能够做出诊断的组织，或者是否还需要再取。有时根据冰冻切片病理医师不能做出诊断，值得强调的是，冰冻切片的正目的在于影响手术过程，在多数情况下，可以通过给出一个诊断来达到该目的。但是，在某些情况下，告诉外科医师"扩大手术切缘"或"停止手术"远比提供一个极其复杂的镜下诊断有用。应该知道，由于取材的局限性，冰冻诊断有假阳性或假阴性的可能，存在一定的风险，术前手术医师应充分告知患者及其家属。

三、细胞学诊断

细胞学诊断在目前的医疗条件下，由于其方便或无创性，在临床上展开越来越广泛的应用，同活检相比，其可靠性也是相当高。但对于容易切取活检的病变，例如皮肤和口腔，脱落细胞学诊断几乎没有价值。一般来说，细胞学家可以做出一定数量的假阴性诊断，但假阳性诊断却不应该发生。在书写细胞学诊断时，尽可能采用与组织学同样的术语，不能确定细胞是否为恶性的病例，可将其报告为"可疑"，不排除要求再次送检。

对于某些器官，比如宫颈，在进行决定性的治疗之前，要通过常规活检来证实细胞学诊断。但对于另外一些器官，比如肺部阴影，如果支气管细胞学为阳性，就可以进行明确的治疗，即使活检是阴性的。

液基薄层细胞学制片技术（LCT）的应用可有效地减少非特异性的背景，使涂片更加清晰。

四、免疫组织化学技术

免疫组织化学（immunohistochemistry，IHC）是基于抗原-抗体相互识别，在光学显微镜的水平上利用抗体特异性结合，对组织或细胞内的特异性抗原进行定位的方法。自1940年免疫荧光技术的建立以来已有半个多世纪的历史，然而，直到20世纪90年代初才广泛应用于病理诊断，商业化的抗体以及免疫组化敏感的检测系统，对病理诊断特别是肿瘤的病理诊断带来了一场革命，影响是深远的。免疫组化技术辅助病理诊断和鉴别诊断，已成为基本的诊断模式，而某些肿瘤如果缺少免疫组化检测就无法获得精确的分类。当然，准确的组织病理学形态观察是正确诊断的前提和基础，结合特异的免疫组化指标，可用来鉴别病变的良恶性、肿瘤的分类以及确定转移性肿瘤的来源。普通外科疾病涉及器官常用的肿瘤免疫组化指标（表1-1）。

表1-1　常用或特异性的免疫组化指标

器官	免疫组化指标
甲状腺乳头状/滤泡性癌	TG（甲状腺球蛋白）、TTF-1（甲状腺转录因子1）、CK19（角蛋白19）
甲状腺髓样癌	降钙素
甲状旁腺癌	PTH（甲状旁腺激素）、CgA（嗜铬素A）
乳腺癌	GCDFP-15（囊泡病液体蛋白-15）、Mammmaglobin（乳腺球蛋白）、ER（雌激素受体）、PR（孕激素受体）
胃腺癌	CK7（角蛋白7）、CK20（角蛋白20）、Villin
小肠腺癌	CK18（角蛋白18）、CK19（角蛋白19）、Villin
大肠腺癌	CDX-2、Villin
胃肠道间质瘤	CD117、Dog-1
胰腺导管腺癌	CK7、CEA、CA19-9、CK19
肝脏肝细胞肝癌	HepPar1、AFP
胆管细胞癌	CK7、CK19、CEA、CA19-9、CDX-2
胆囊腺癌	CK7、CEA、CA19-9、CK19
神经内分泌肿瘤	Syn、CgA、NSE、CD56
血管源性肿瘤	CD31、CD34

五、原位杂交技术

原位杂交技术（in situ hybridization，ISH）是应用特定标记的已知核酸探针与组织或细胞中待测的核酸按碱基配对的原则进行特异性结合，形成杂交体，杂交后的信号可以在光镜下观察。由于核酸分子杂交的特异性强、敏感性高、定位精确，并可半定量，已成为分子生物学领域应用极为广泛的实验技术之一。根据探针标记种类的不同，可分为荧光原位杂交（fluorescence in situ hybridization，FISH）和显色原位杂交（chromogenic in situ hybridization，CISH）等。目前，原位杂交技术广泛用于肿瘤个体化治疗的靶标检测，如乳腺癌HER2基因检测（图1-1）。

图1-1　FISH技术检测乳腺癌HER2基因扩增

此外，聚合酶链反应（polymerase chain reaction，PCR）及突变检测技术也已广泛应用于肿瘤的分子标志物（靶标）检测。如胃肠道间质瘤KIT基因突变检测。随着人类基因组学、药物基因组学及肿瘤分子生物研究的不断深入和发展，人们对肿瘤多成因异质性的特点有了更加全面的认识。个体化治疗已经成为肿瘤临床治疗的发展方向和最有效的手段。但是，如何识别具有相同肿瘤发生部位、相同病理类型及病期的不同患者之间存在的差异成为实施个体化治疗的主要障碍。大量的临床研究和试验结果表明，特异肿瘤分子标志物（靶标）是识别患者个体差异的重要依据，实现对这些靶标的检测是实施肿瘤个体化治疗的前提和基础。用于识别肿瘤患者个体差异的靶标大致可分为3类：①肿瘤治疗性药物的作用靶标，如HER2基因拷贝数和EGFR基因突变；②肿瘤药物代谢相关的靶标，如UGT1A1和CYP2D6等基因的多态性；③肿瘤药物作用路径的相关靶标，如KRAS基因突变和ERCC1基因mRNA表达水平。

近年来，随着改革开放事业的不断深入，我国的病理诊断水平有了很大的提高。疾病的病理分类和诊断日益与国际接轨，大批先进的病理学技术与设备的引入大大提高了工作质量与效率，国内大部分三级甲等医院病理科进入了自动化的时代，病理学发展从大体解剖进入了分子迷宫，基于免疫组化技术辅助病理诊断和鉴别诊断，已成为基本的诊断模式。伴随个体化医学靶向治疗的兴起，肿瘤的分子病理靶向诊断也将会成为未来病理科开展的常规工作之一。

（赵　鹏　李玉军）

第二章
普通外科器官组织学

一、甲状腺

甲状腺分左、右两叶，中间以峡部相连，表面包有薄的结缔组织被膜，伴随血管伸入腺实质内将其分成许多界限不明显的小叶。小叶内含有许多甲状腺滤泡和滤泡旁细胞。滤泡由单层的立方形滤泡上皮围成，腔内充满胶质。当甲状腺功能活跃时，滤泡上皮增高呈低柱状，腔内胶质减少；功能减低时细胞变低呈扁平形，胶质增多。常规HE染色胶质呈嗜酸性均质红染，深浅与其浓稠程度有关。滤泡旁细胞又称C细胞，位于滤泡上皮细胞之间和滤泡之间，HE染色胞浆淡染，分泌降钙素（图2-1）。

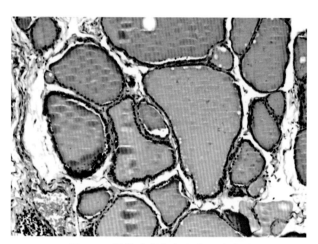

图2-1　甲状腺滤泡内充满红染胶质

二、甲状旁腺

甲状旁腺位于甲状腺左、右叶的后面，一般分上、下2对，总重约120mg。成人甲状旁腺为椭圆形，表面有薄的结缔组织被膜。实质内腺细胞排列成索团状，其间富含毛细血管。腺细胞分主细胞和嗜酸性细胞两种（图2-2）。

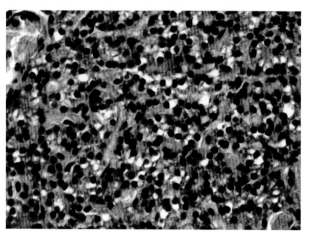

图2-2　甲状旁腺腺细胞排列成索团状

三、乳腺

女性乳腺的结构因年龄和生理状况的变化而异，于青春期开始发育，妊娠期与哺乳期乳腺称活动期乳腺，不处于泌乳状态的乳腺称静止期乳腺。乳腺被结缔组织分隔为15～25叶，每叶又分隔为若干小叶，每个小叶为一个复管泡状腺。导管包括小叶内导管、小叶间导管和总导管。总导管又称输乳管，开口于乳头（图2-3、图2-4）。

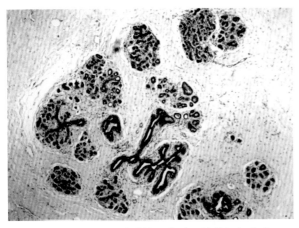

图2-3　静止期乳腺腺体不发达，结缔组织丰富

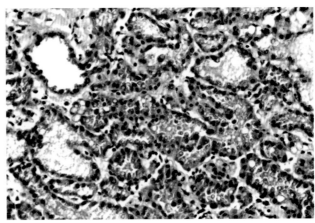

图2-4　泌乳期乳腺导管和腺泡增生，腺泡增大

四、胃

胃壁由黏膜、黏膜下层、肌层及浆膜构成（图2-5）。

1．黏膜层由上皮、固有层和黏膜肌层组成。固有层内含有大量排列紧密的胃腺，根据部位及结构的不同，分为胃底腺、贲门腺和幽门腺。黏膜肌层由内环行和外纵行两层平滑肌组成。

2．黏膜下层内含血管、淋巴管和神经等，为疏松结缔组织。

3．肌层一般由内斜行、中环行及外纵行3层平滑肌构成。

4．浆膜由结缔组织及间皮组成。

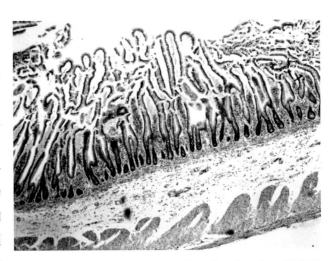

图2-5　胃壁自上而下依次为胃腺（固有层）、黏膜肌层、黏膜下层、肌层

五、小肠

小肠管壁由黏膜、黏膜下层、肌层及浆膜构成（图2-6）。

1．黏膜层由上皮、固有层和黏膜肌层组成。黏膜表面有许多细小的突起，称肠绒毛，表面上皮由吸收细胞、杯状细胞和少量内分泌细胞组成。绒毛根部上皮下陷至固有层形成肠腺，又称肠隐窝，直接开口于肠腔。绒毛中轴的固有层内有1～2条毛细淋巴管，称中央乳糜管。固有层内除有大量分散的淋巴细胞外，尚可见淋巴小结。十二指肠和空肠的多为孤立淋

图2-6　小肠自上而下依次为肠绒毛（固有层）、黏膜肌层、黏膜下层、肌层、浆膜

巴小结，回肠的多为集合淋巴小结。黏膜肌层由内环行和外纵行两层平滑肌组成。

2. 黏膜下层为疏松结缔组织，内含血管、淋巴管和神经等，十二指肠的黏膜下层内有十二指肠腺，分泌碱性黏液。

3. 肌层由内环行及外纵行两层平滑肌构成。

4. 浆膜除十二指肠后壁为纤维膜外，小肠其余的外表面均覆以浆膜。

六、大肠

大肠管壁由黏膜、黏膜下层、肌层及浆膜构成（图2-7）。

1. 黏膜层由上皮、固有层和黏膜肌层组成。上皮为富含杯状细胞的柱状上皮。固有层内有散在的孤立淋巴小结。黏膜肌层由内环行和外纵行两层平滑肌组成。

2. 黏膜下层为疏松结缔组织，内含较大的血管和淋巴管以及多量脂肪细胞。

3. 肌层由内环行及外纵行两层平滑肌构成。内环行肌节段性局部增厚，形成结肠袋；外纵行肌局部增厚形成3条结肠带，带间的纵行肌菲薄甚至缺如。

4. 浆膜在间皮下的结缔组织中常有脂肪细胞聚集形成的肠脂垂。

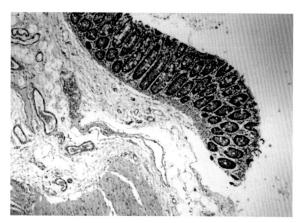

图2-7 大肠自上而下依次为柱状上皮（固有层）、黏膜肌层、黏膜下层、血管、淋巴管、肌层

七、阑尾

阑尾管腔小而不规则，肠腺短而少，无绒毛。固有层内有极丰富的淋巴组织，大量淋巴小结可连续成层并突入黏膜下层，致使黏膜肌层不完整。肌层很薄，外覆浆膜（图2-8）。

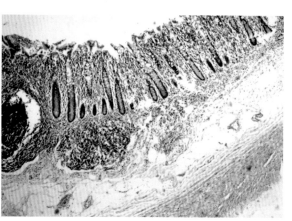

图2-8 阑尾自上而下依次为肠腺（固有层）、黏膜肌层、淋巴小结、黏膜下层、肌层

八、肛管

在齿状线以上的肛管黏膜结构和直肠相似，齿状线以下为和皮肤相同的角化复层鳞状上皮，肠腺和黏膜肌消失。肛管黏膜下层的结缔组织中有密集的静脉丛。肌层由内环行肌增厚形成的肛门内括约肌和外纵行肌周围骨骼肌形成的肛门外括约肌（图2-9）。

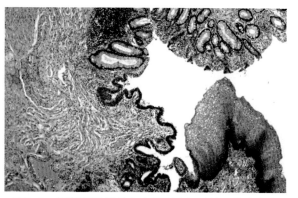

图2-9 肛管复层鳞状上皮及肠腺相延续，静脉丰富

九、肝脏

肝脏表面覆以致密结缔组织被膜。肝门部的结缔组织随门静脉、肝动脉、肝静脉和肝管的分支伸入肝实质，将实质分成许多肝小叶。肝小叶之间各种管道密集的部位为门管区。

肝小叶是肝的基本结构单位，中央有沿其长轴走行的中央静脉，肝索和肝血窦以中央静脉为中心向周围呈放射状排列。每个肝小叶周围有3～4个门管区，内见3种伴行的管道，即小叶间静脉、小叶间动脉和小叶间胆管（图2-10）。

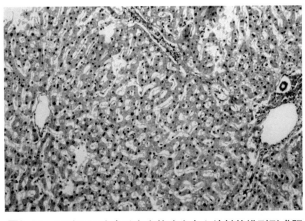

图2-10 肝脏肝细胞索以中央静脉为中心放射状排列形成肝小叶，小叶边缘见小叶间胆管、小叶间静脉及小叶间动脉

十、胆囊与胆管

胆囊壁由黏膜、肌层和外膜组成。黏膜有许多高而分支的皱襞突入腔内，黏膜上皮为单层柱状。固有层富含血管。肌层的平滑肌厚薄不一，胆囊底部最厚，颈部次之，体部最薄。

肝外胆管分黏膜、肌层和外膜3层。黏膜有纵行皱襞，上皮为单层柱状，有杯状细胞，固有层内有黏液腺（图2-11）。

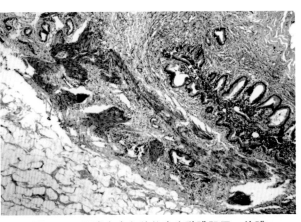

图2-11 胆囊自内向外依次为黏膜肌层、外膜

十一、胰腺

胰腺表面覆以薄层结缔组织被膜，结缔组织伸入实质内将其分隔为许多小叶。胰腺实质由外分泌部和内分泌部（胰岛）组成。外分泌部为复管泡状腺，具有浆液性腺的特征。胰岛是由内分泌细胞组成的球形细胞团，分布于腺泡之间，HE染色浅淡（图2-12）。

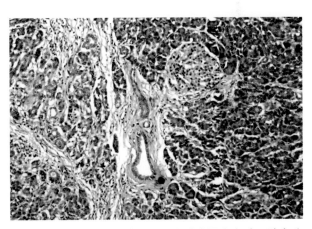

图2-12 胰腺纤维结缔组织将实质分隔为小叶，胰岛为淡染的细胞团散布于其中

十二、脾脏

脾的被膜较厚，由富含弹性纤维及平滑肌纤维的致密结缔组织构成，表面覆有间皮。被膜结缔组织伸入脾内形成小梁。脾动脉从脾门进入后分支随小梁走行，称小梁动脉。在新鲜的脾切面，可见大部分组织为深红色，称红髓，其间有散在分布的灰白色点状区域，称白髓。白髓由动脉周围淋巴鞘、淋巴小结和边缘区构成，相当于淋巴结的皮质。红髓分布于被膜下、小梁周围及白髓边缘区外侧的广

大区域，由脾索和脾血窦组成（图2-13）。

十三、动、静脉

动脉包括大动脉、中动脉、小动脉和微动脉4
种，管壁均可分为内膜、中膜和外膜3层。随着动
脉管腔逐渐减小，管壁各层也发生组织成分与厚度
的变化，其中以中膜的变化最大。

大动脉中膜很厚，成人有40～70层弹性膜，又
称弹性动脉。中动脉管壁的平滑肌相当丰富，又称
肌性动脉。管径0.3～1mm的动脉称小动脉，也属
肌性动脉。管径在0.3mm以下的动脉称微动脉，内膜无内弹性膜（图2-14）。

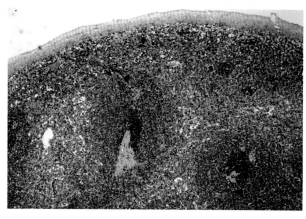

图2-13　脾脏被膜较厚，下方为红髓、白髓和边缘区

静脉可分为大静脉、中静脉、小静脉和微静脉，管壁结构的变异比动脉大，大致也可分为内膜、
中膜和外膜3层，但界限不如动脉明显。静脉壁的平滑肌和弹性组织不如动脉丰富，结缔组织成分较
多，故切片标本中的管壁常呈塌陷状，管腔变扁或呈不规则状（图2-15）。

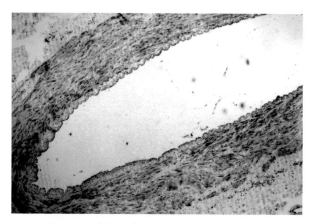

图2-14　动脉自内向外为内膜、中膜、外膜

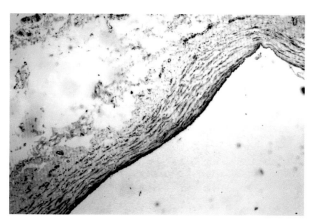

图2-15　静脉自内向外为内膜、中膜、外膜

（赵　鹏　丁　力）

第三章
颈 部 疾 病

第一节 颈部先天性疾病

一、甲状舌管囊肿与瘘

甲状舌管异常是甲状舌管残余上皮局限性持续存在的结果，可以以窦道的形式通往胸骨上切迹的皮肤组织，也可能伴有囊性扩张。当呈囊性改变时，被称为甲状舌管囊肿（thyroglossal duct cyst）。当与外界相通时，称为瘘。

1. 肉眼观察 囊肿常位于颈部中线或近中线处，按其部位可分：①舌骨下，65%；②舌骨上，20%；③舌骨水平，15%。直径一般为2~3cm，表面光滑，边界清楚，触之有波动感。囊内容物为清亮黏液样物质，如继发感染则为脓性或黏液性内容物。

2. 镜下 可见囊壁内衬假复层纤毛柱状上皮或复层鳞状上皮。纤维性囊壁内偶见甲状腺或黏液腺组织。合并感染者囊内可含脓性渗出物和坏死物，当囊肿穿破皮肤与外界相通时形成瘘管，也可与舌根部相通（图3-1）。

治疗采取手术切除。为了减少复发，手术应该包括切除舌骨的中1/3和可能存在的窦道的全长。

存在于甲状舌管异常中的甲状腺组织可以发生恶性变，通常表现为乳头状癌。预后极好，无须切除甲状腺。

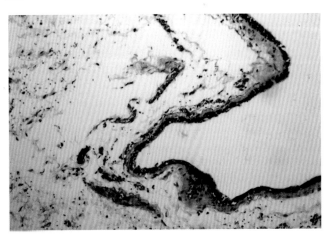

图3-1 甲状舌管囊肿右侧为囊壁组织

二、颈部鳃裂囊肿和腮瘘管

（一）颈部鳃裂囊肿

又称为淋巴上皮囊肿，为胚胎发育过程中腮弓和腮裂未能正常融合或闭锁不全。常位于颈上部近下颌角处，胸锁乳突肌上1/3前缘。确切部位取决于病变累及的具体腮裂。与第一腮囊有关的发生于耳前区或下颌骨后半部分；第二腮囊异常正好位于颈中部胸锁乳突肌的前方；第四腮囊一般位于下颈部、胸骨上或锁骨上区。

1. 肉眼观察　囊肿质地柔软，界限清楚，可活动。内含黄绿色或棕色清亮液体，或含浓稠胶样、黏液样物。

2. 镜下　90%以上囊壁内衬复层鳞状上皮，部分囊肿可内衬假复层柱状上皮，纤维囊壁内含大量淋巴样组织并可形成淋巴滤泡。位于下颈部的囊肿还可能含有黏液腺、浆液黏液腺和皮脂腺（图3-2）。

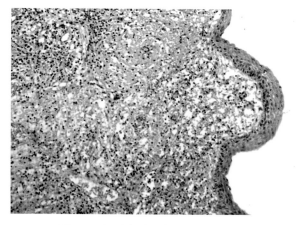

图3-2　鳃裂囊肿，右侧为复层鳞状上皮

（二）腮瘘管

腮瘘管实际上大多数为窦道，临床上常将窦道混称为瘘管，是指涎液通过皮肤开口形成异常通道。一般分为3型：①不完全外瘘，仅有外口在面颈部皮肤上；②不完全内瘘，开口于咽部；③完全外瘘，内外口皆有。

第二节　颈部非肿瘤性淋巴结肿大

一、反应性增生

非肿瘤性淋巴结肿大中一部分病因清楚（如结核），或比较清楚（如猫抓病、组织细胞性坏死性淋巴结炎），或病因不明。诊断为"反应性病变"者一部分可以确定不是肿瘤，可以根据形态特征做粗诊断，如"窦组织细胞增生"。还有一些病因不明，且缺乏特征性形态学，不能作出明确的诊断，统称为"（非特异性）反应性增生"。诊断为反应性增生的先决条件是：肯定可以排除肿瘤，也排除了已知形态特征的各种淋巴结肿大的疾病。

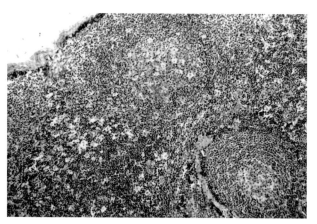

图3-3　淋巴结反应性增生

1. 肉眼观察　淋巴结肿大、充血水肿、包膜紧张。切面包膜外翻、灰红色。

2. 镜下　可见滤泡增生，生发中心扩大。窦扩张，组织细胞增生（图3-3）。

二、细菌性淋巴结炎

（一）非特异性化脓性淋巴结炎

由于微生物及其毒性产物、细胞碎片或异物进入人体而激起淋巴结的反应。临床上可表现为淋巴结肿大，伴有疼痛和触痛，表面皮肤红肿。

1. 肉眼观察　淋巴结肿大，充血水肿，包膜紧张，切面灰红色。

2. 镜下　可见滤泡增生，生发中心扩大，含有大量核分裂像，窦组织细胞增生，窦内及实质内多数中性粒细胞浸润，可有坏死及脓肿形成。急性炎症慢性化后，则表现为滤泡、副皮质区及淋巴窦三者某一部分增生，炎细胞浸润减少并出现纤维化（图3-4、图3-5）。

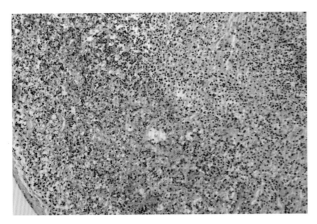

图3-4　化脓性淋巴结炎

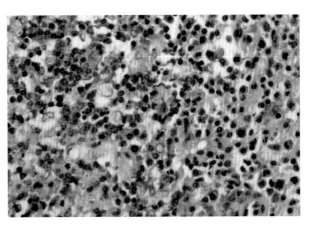

图3-5　化脓性淋巴结炎

（二）伤寒和副伤寒

由于摄入污染的水和食物感染沙门氏菌后引起。由于有众多的血清型，可导致不同的临床表现：伤寒、副伤寒、"沙门菌食物中毒"（急性胃肠炎）、局部脓肿菌血症及慢性带菌状态。

镜下　可见肠系膜淋巴结常常严重累及，淋巴结实质内胞浆丰富的伤寒细胞单个存在，弥漫分布或形成小结节。还可见大量浆细胞浸润及小灶坏死（图3-6至图3-9）。

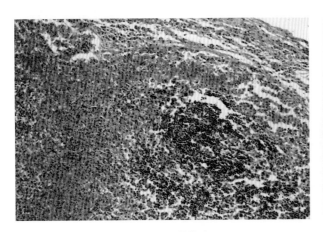

图3-6　淋巴结伤寒

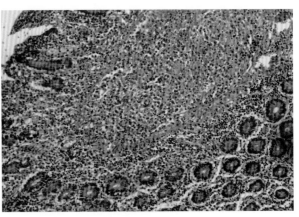

图3-7　肠伤寒

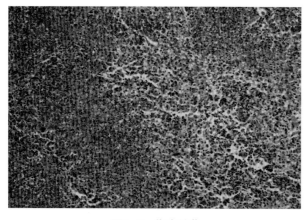

图3-8 伤寒结节

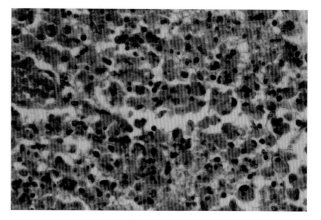

图3-9 伤寒细胞

（三）猫抓病

多有猫或狗抓伤史。损伤后约数天或2~3个月后发病，发病部位因损伤部位而异，主要累及滑车神经、腋下及颈部。

1. 肉眼观察 可见淋巴结肿大，可达鸡蛋至苹果大小；切面包膜增厚，可见脓肿。

2. 镜下 呈现一种特殊的肉芽肿性炎，其特点为：①肉芽肿形成呈"星芒状""口唇样"或"裂隙样"，而不像结核的"地图样"；②肉芽肿的构造：中间为急性炎，周围为慢性炎，病变外区域呈非特异性炎。淋巴滤泡反应性增生，多灶性中性粒细胞浸润，并形成星形脓肿，脓肿周围由上皮样细胞栅栏状排列，可见郎罕巨细胞，形成典型的中心化脓性肉芽肿（图3-10至图3-12）。

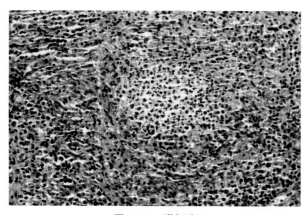

图3-10 猫抓病

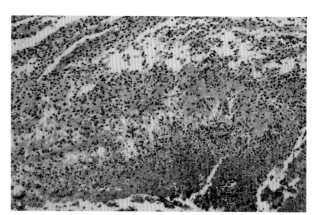

图 3-11 猫抓病，裂隙样坏死

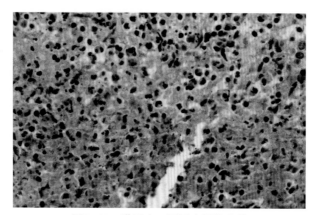

图3-12 猫抓病，可见大量核碎片

三、肉芽肿性淋巴结炎

肉芽肿性疾病是一种慢性病，但也有一些发生和发展非常迅速，例如：土伦拉热、耶尔森菌肠系膜淋巴结炎及少见的淋巴结结核。

（一）淋巴结结核

结核杆菌感染引起的以肉芽肿形成为特点的慢性炎症。可以是全身性结核的一部分，亦可能仅为局限性结核，称为独立性疾病。

临床上患者年龄无特异性，近20年发病率有所增长。全身淋巴结均可受累。

1. 肉眼观察　淋巴结直径1~2cm，大者可＞10cm。切面灰红色或黄白色，可见干酪样坏死或液化。

2. 镜下　典型的肉芽肿中央为干酪样坏死，周边为上皮样细胞、郎罕巨细胞及炎细胞。以免疫反应为主时主要形成肉芽肿，称为增殖性结核；大部分伴有干酪样坏死，称为干酪性结核（图3-13、图3-14）。

图3-13　淋巴结结核，中心大片红染无结构物质为干酪样坏死

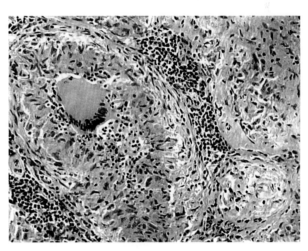

图3-14　淋巴结结核，左上方可见一多核巨细胞

3. 鉴别诊断

（1）结节病：增殖性结核需与结节病鉴别，后者无干酪样坏死，可见Schaumann小体和星芒小体。

（2）组织细胞性坏死性淋巴结炎：结核早期可与此病混淆，必要时做抗酸染色可有帮助。

（3）霍奇金病：可以伴有非干酪样肉芽肿反应和淋巴结大片坏死，如果忽视R-S细胞和霍奇金病背景，可能误诊。

（二）淋巴结结节病

本病是一种系统性疾病，其病因及其本质至今不明，全身淋巴结均可累及。可能临床毫无症状，或仅有轻度呼吸道症状，其他还可表现为浅淋巴结肿大、全身倦怠及皮肤与眼的病变等。多数患者因胸部X片上出现肺门淋巴结肿大而发现。

1. 肉眼观察　淋巴结直径一般＜2cm，较硬；切面可散在灰黄色微小斑点，境界较清楚。

2. 镜下　密布无干酪样坏死的小肉芽肿，背靠背排列，内含上皮样细胞、多核巨细胞。淋巴结结构部分或全部被破坏，淋巴结纤维化。随着病变发展，即使淋巴结全被肉芽肿取代，其轮廓仍保存而不融合。结节病具有愈合的倾向，肉芽肿可成为玻璃样变的硬化灶。也可见坏死，但只是一小部分的纤维素样坏死而不是干酪样坏死。

Schaumann小体最大径20~50μm，存在于巨细胞内或组织间隙，嗜苏木素着色，组织化学显示其中含铁或钙；星状体大小5~35μm，为蜘蛛状放射形结构，中央为2~4μm的核心，从此核心针状刺向周围放射。此两种小体是非诊断特异性的（图3-15至图3-17）。

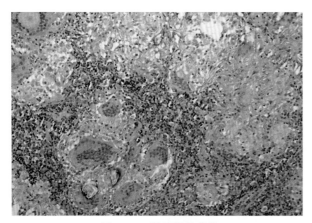

图3-15　淋巴结结节病

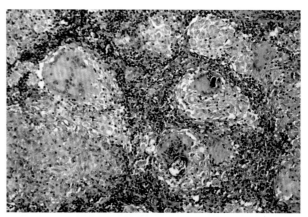

图3-16　淋巴结结节病

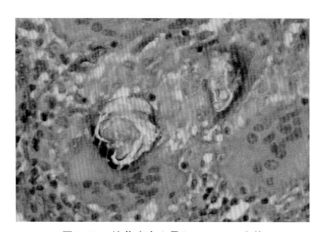

图3-17　结节病中心是Schaumann小体

（三）梅毒性淋巴结炎

表现为显著的滤泡增生，伴有广泛大量浆细胞浸润及小灶上皮样组织细胞，包膜及小梁纤维性增厚并伴有淋巴结周围炎，细小动、静脉炎常存在（图3-18、图3-19）。

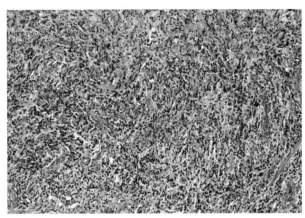

图3-18 梅毒性淋巴结炎

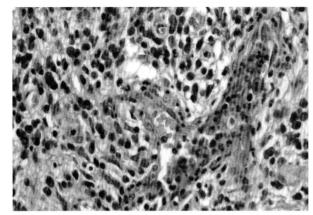

图3-19 梅毒性淋巴结炎，小血管壁，可见中性粒细胞浸润

（四）其他

形成肉芽肿性淋巴结炎的疾病甚多，包括：非典型分支杆菌淋巴结炎、麻风性淋巴结炎、性病性淋巴肉芽肿、腹股沟淋巴肉芽肿、真菌性淋巴结炎、淋巴结Crohn病、淋巴结Whipple病等。

四、病毒性淋巴结炎

（一）组织细胞性坏死性淋巴结炎

又称坏死性淋巴结炎或菊池病（Kikuchi disease）。临床发病率不低，持续高热并淋巴结肿大而常常需要与淋巴瘤鉴别。以年轻人较多，女多于男，发病酷似"感冒"。咽痛、高热，对抗生素治疗无效。随之淋巴结肿大，以颈部最常见，血沉加快。

1. **肉眼观察** 淋巴结境界清楚，中等大小，直径多＜2cm，很少＞3cm，质软；切面可见灰红色点状坏死灶。

2. **镜下** 淋巴结结构可部分被破坏，滤泡增生，界限不清，严重时生发中心凝固性坏死呈碎片状，形成楔形坏死灶，即所谓"甜饼形"，基底直达被膜。可见大量核碎屑，无干酪样坏死和化脓性渗出，坏死边缘浆细胞增生明显。被膜内可见小淋巴细胞浸润，病变累及淋巴结的一部分或全部（图3-20、图3-21）。

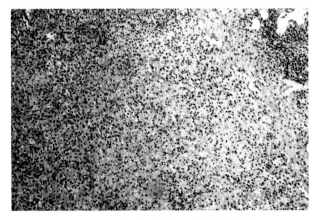

图3-20 组织细胞性坏死性淋巴结炎

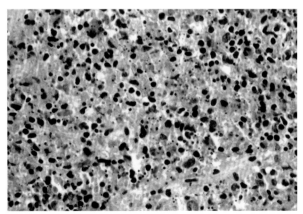

图3-21 组织细胞性坏死性淋巴结炎

3. 鉴别诊断 容易误诊，因混杂有大核的免疫母细胞和浆样单核细胞需与外周T细胞淋巴瘤结核鉴别；另一方面因为大片的凝固性坏死易误诊为结核。

（二）其他

病毒性淋巴结炎中还包括传染性单核细胞增多症、麻疹、人免疫缺陷病毒感染（艾滋病相关淋巴结病）、人疱疹病毒-8感染、巨细胞病毒淋巴结炎、水痘-带状疱疹病毒淋巴结炎等。

五、寄生虫（蛔虫卵）性肉芽肿性淋巴结炎

镜下可见多个以蛔虫卵为中心的结节状肉芽肿病灶，散在分布，与周围组织界清。可见多核巨细胞、上皮样细胞、嗜酸性粒细胞、淋巴细胞等（图3-22）。

寄生虫性肉芽肿性淋巴结炎还可见弓形虫性淋巴结炎、黑热病的淋巴结改变、丝虫病、疟疾、锥虫病、阿米巴病、蛲虫病、血吸虫病等。

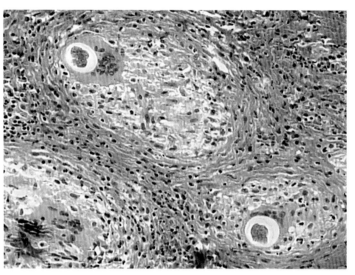

图3-22 蛔虫卵性肉芽肿多核巨细胞内吞噬的红染物为蛔虫卵

第三节 甲状腺肿

甲状腺肿是指由于增生和胶质储存伴甲状腺激素不正常地分泌而产生的甲状腺肿大，甲状腺激素的合成和分泌是通过垂体前叶的TSH来调节，TSH刺激可出现滤泡上皮细胞增生及滤泡腔内胶质增多。

一、非毒性甲状腺肿

不伴甲状腺功能亢进（甲亢）的甲状腺肿大称为非毒性甲状腺肿，分为结节性甲状腺肿和先天性内分泌障碍引起的甲状腺肿。结节性甲状腺肿的病因主要为缺碘，分为3个发展时期：增生期、胶质储积期和结节期。

1. 肉眼观察 甲状腺体积明显增大，表面和切面均呈明显的结节状，结节大小不等，常见出血坏死、囊性变、瘢痕形成及钙化。

2. 镜下 结节内滤泡大小不等，胶质含量多少不等，滤泡上皮扁平、立方形或柱状，部分呈假乳头样结构（被覆柱状上皮并有纤维血管轴心），部分滤泡可融合成大的胶质囊肿形（图3-23、图3-24）。

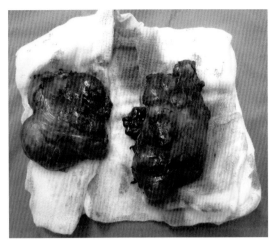

图3-23　结节性甲状腺肿

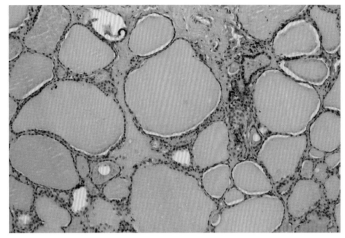

图3-24　非毒性甲状腺肿，扁平滤泡上皮，滤泡胶质储积，间质纤维增生

二、毒性甲状腺肿

甲亢是由于甲状腺激素T_3和甲状腺激素T_4输出增加引起的一种代谢亢进状态，多见于女性，引起甲亢最常见的原因是弥漫性毒性甲状腺肿和毒性结节性甲状腺肿。

（一）弥漫性毒性甲状腺肿

又名Graves病，是一种自身免疫性疾病，自身抗TSH受体抗体与滤泡上皮细胞表面的TSH受体结合后具有TSH作用，刺激滤泡上皮细胞增生，分泌甲状腺素。临床表现为甲状腺弥漫性增生肿大、甲亢、突眼、足背或胫前皮肤局限性水肿。

1. 肉眼观察　甲状腺体积弥漫性对称性增大，为正常的2~4倍，包膜光滑，切面呈红棕色肌肉样，质实，无结节。

2. 镜下　高柱状滤泡上皮弥漫性增生，胞核位于基底，无非典型性，可形成无分支乳头突入滤泡腔内。滤泡腔内胶质稀薄，周围有许多吸收空泡。间质血管充血，内有大量淋巴细胞浸润和具有生发中心的淋巴滤泡形成（图3-25）。

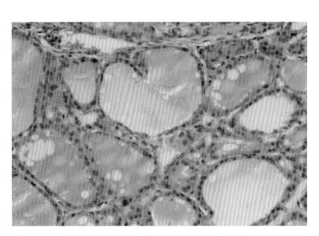

图3-25　毒性甲状腺肿，柱状滤泡上皮，稀薄胶质周边的吸收空泡，间质充血

（二）毒性结节性甲状腺肿

由于结节性甲状腺肿的一个或多个结节的滤泡上皮增生，合成和释放大量甲状腺激素，造成甲亢。这种功能亢进的结节能浓缩大量^{131}I，所以临床称为"热结节"，症状较轻微，多无突眼和皮肤病变。毒性结节性甲状腺肿中功能亢进的结节形态与Graves病相同。

第三章

颈部疾病

017

第四节 甲状腺炎

一、急性甲状腺炎

急性甲状腺炎是少见的一种甲状腺炎，常为急性咽炎和上呼吸道炎的合并症。多数由细菌引起，炎症局部扩散或血行播散至甲状腺所致。甲状腺肿胀、压痛，镜下呈一般急性炎改变，部分滤泡破坏而被中性粒细胞替代，可形成小脓肿。炎症通常较局限，可扩散至纵隔或破入气管、食管或皮肤外。

二、亚急性肉芽肿性甲状腺炎

又称假结核性甲状腺炎、亚急性甲状腺炎等。病因倾向于病毒感染，中青年女性多见，病变可局限于部分或累及双侧甲状腺。

1. 肉眼观察　病变甲状腺肿大呈结节状，切面灰黄色或灰白色，质实，橡皮样（图3-26）。

2. 镜下　甲状腺部分滤泡破坏，溢出的胶质周围有组织细胞和多核巨细胞包绕，形成肉芽肿，但无干酪样坏死。间质可见多量嗜酸性粒细胞、淋巴细胞和浆细胞浸润。愈合期表现为滤泡上皮再生、间质纤维化及瘢痕形成（图3-27、图3-28）。

3. 鉴别诊断　主要与肉芽肿性炎鉴别，如结核和结节病。亚急性肉芽肿性甲状腺炎的肉芽肿内有残留的胶样物，无干酪样坏死，特殊染色无抗酸杆菌。

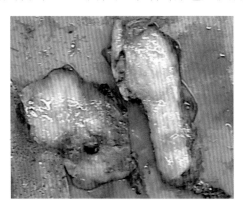

图3-26　亚急性肉芽肿性甲状腺炎大体

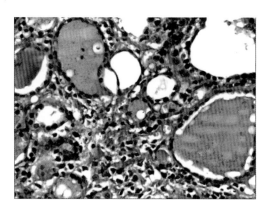

图3-27　亚急性肉芽肿性甲状腺炎

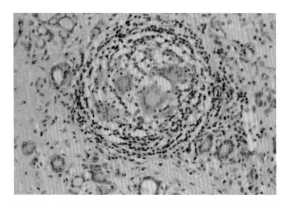

图3-28　亚急性肉芽肿性甲状腺炎，残留胶质周围有
多核巨细胞围绕、炎细胞浸润形成的肉芽肿

三、自身免疫性甲状腺炎

（一）桥本甲状腺炎（Hashimoto's thyroiditis）

亦称桥本病，属于自身免疫性甲状腺炎，以血清中存在甲状腺自身抗体为特征（抗TSH受体、甲状腺球蛋白、滤泡上皮细胞膜等），多见于中年女性，可伴有不同程度的甲状腺功能失调。

1. 肉眼观察　双侧甲状腺对称性肿大，较正常大4~5倍，表面光滑或结节状。切面灰黄色橡皮样，分叶较明显，无出血或坏死。

2. 镜下　甲状腺组织内可见大量淋巴、浆细胞和巨噬细胞浸润，形成许多具有生发中心的淋巴滤泡。滤泡上皮可转化为嗜酸性细胞——许特

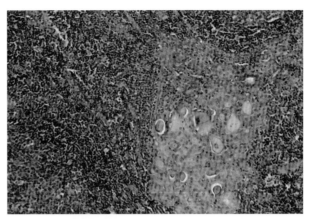

图3-29　桥本甲状腺炎，甲状腺滤泡破坏，具有生发中心的淋巴滤泡形成

莱细胞（Hurthle cell），该细胞胞浆有丰富的嗜酸性颗粒，核轻度异型，无核分裂像。间质纤维增生可将病变甲状腺分割成结节。部分桥本病可发展为淋巴瘤、乳头状癌和许特莱细胞肿瘤（图3-29）。

（二）淋巴细胞性甲状腺炎

好发于儿童，临床表现为无症状性甲状腺肿大，可有一时性甲状腺功能亢进，光镜下除滤泡上皮无嗜酸性变以外，其余病变与桥本病相同。

四、木样甲状腺炎

又称Riedel's甲状腺炎，临床罕见，可伴有抗甲状腺抗体及甲状腺功能低下的临床表现。

1. 肉眼观察　甲状腺大小正常或稍大，不对称，与周围组织紧密粘连，切面灰白色，呈石样坚硬，可压迫气管造成呼吸困难，临床与癌较难鉴别。

2. 镜下　甲状腺组织广泛纤维化伴少量或中等量淋巴细胞浸润，残留的滤泡不同程度地萎缩，大量增生的纤维组织能广泛破坏甲状腺实质并侵袭甲状腺外组织（图3-30）。

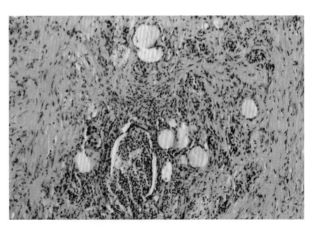

图3-30　木样甲状腺炎，残留的滤泡周围有大量纤维组织增生，淋巴细胞浸润

第五节　甲状腺腺瘤

甲状腺腺瘤是常见的甲状腺肿瘤。滤泡性腺瘤的定义是显示滤泡细胞分化证据的具有包膜的良性肿瘤。大多数患者是甲状腺功能正常的成年人。

临床上首先表现为甲状腺肿块。扫描发现肿块通常为"冷"结节，有时为"凉"结节或"温"结节。很少伴有甲状腺功能亢进。

1. 肉眼观察　通常是单发，圆形或椭圆形，有薄的包膜，包膜完整，切面呈灰白色、褐色或棕褐色。直径常为1~3cm，也可很大。

2. 组织学诊断标准　①有完整的包膜；②腺瘤与周围甲状腺的实质不同；③腺瘤内滤泡及滤泡上皮细胞大小较一致；④压迫周围甲状腺组织。

3. 镜下　肿瘤细胞立方形、柱状或多角形，含一致深染的核。核分裂像罕见。继发病变包括间质水肿、纤维化、透明变性、出血、钙化，软骨化生、囊性变和梗死等（图3-31）。

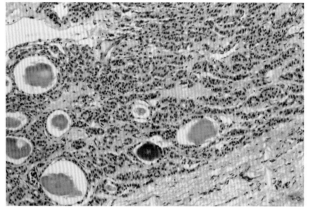

图3-31　甲状腺滤泡性腺瘤

4. 免疫组化　呈CK、TG和TTF-1免疫阳性；而CK19、CT及神经内分泌标记阴性。

5. 鉴别诊断

（1）腺瘤样结节：一般多发性，缺乏完整的纤维包膜，但这种区别有时是相当武断的。

（2）滤泡性腺癌：具有较厚的纤维包膜，有明确的包膜与血管侵犯。

（3）甲状旁腺腺瘤：透明细胞的存在可以提供重要线索，进一步证实可采用甲状旁腺激素和嗜铬素阳性。

6. 组织学亚型

（1）嗜酸细胞腺瘤　单发，界限清楚，包膜完整，具有特征性的红褐色外观，常见中央区瘢痕形成。构成肿瘤的细胞有富含颗粒的嗜酸性胞浆，核大和明显的核仁，胶质常浓染并可形成类似沙砾体的结构，局部可见到乳头结构（图3-32至图3-34）。

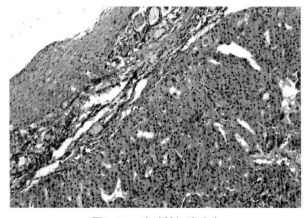

图3-32　嗜酸性细胞腺瘤

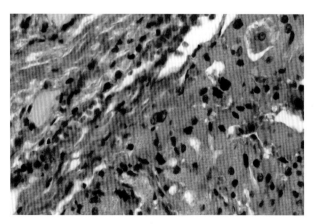

图3-33　嗜酸性细胞腺瘤

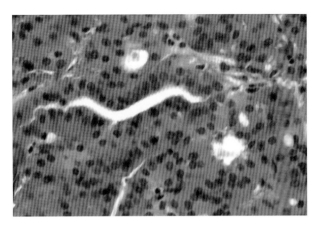

图3-34 嗜酸性细胞腺瘤

（2）伴乳头状增生的滤泡性腺瘤：通常有包膜并部分囊性，瘤组织由宽的或纤细分支乳头和滤泡形成，衬以柱状细胞并含有一致的、圆形和深染的核。此型好发于儿童和青少年。

（3）胎儿型腺瘤：微滤泡/梁状结构伴水肿间质，特别是在肿瘤的中央部位（图3-35）。

（4）非典型腺瘤：滤泡性肿瘤具有以下特征为富于细胞、核异型或不寻常的组织学形态（例如梭形细胞巢），而充分取材后不见血管和包膜侵犯，仍表现为良性过程（图3-36、图3-37）。

7．预后　滤泡性腺瘤完全切除后，没有进一步的风险。

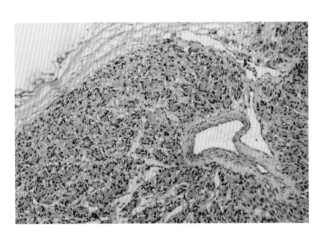

图3-35 胎儿型腺瘤

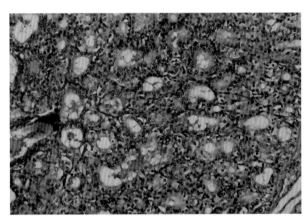

图3-36 非典型腺瘤

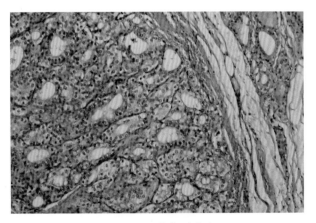

图3-37 非典型腺瘤

第六节 甲 状 腺 癌

一、乳头状癌

甲状腺乳头状癌是最常见的恶性肿瘤，占甲状腺癌的60%～70%。大多数肿瘤发生在20～50岁的成年人，总的存活率高（>90%）。

1. 临床表现　通常为甲状腺肿块或在甲状腺肿中出现一个更明显的结节。放射性碘扫描为"冷"结节或颈部淋巴结病。甲状腺功能试验对诊断没有帮助。

2. 肉眼观察　典型的乳头状癌为灰白色、质实，常位于甲状腺包膜附近，切面平整或凹陷，中心部分纤维化较明显，甚至可见到浸润周围甲状腺实质。部分病变有营养不良性钙化，偶见骨化。肿瘤从微小（<1mm）至几厘米不等（图3-38、图3-39）。

3. 镜下　为复杂分支状乳头，含纤维血管轴心，细胞拥挤，核增大，呈卵圆形、沙砾体，表面被以单层柱状上皮，半数以上核呈毛玻璃样，有核沟，核内假包涵体（图3-40至图3-43）。

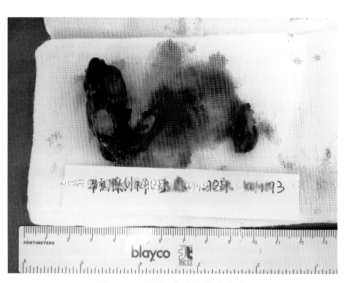

图3-38　甲状腺乳头状癌大体

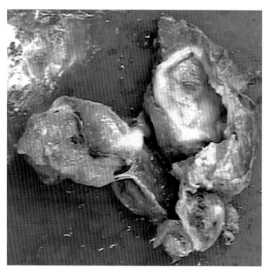

图3-39　甲状腺乳头状癌大体

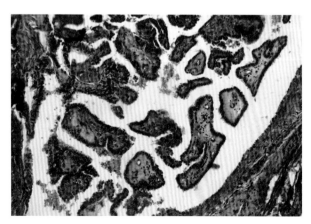

图3-40　甲状腺乳头状癌

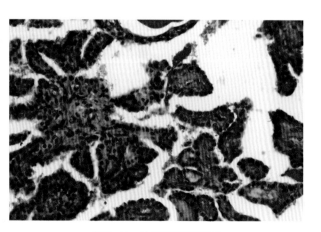

图3-41　甲状腺乳头状癌

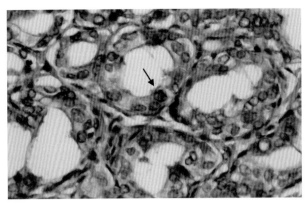

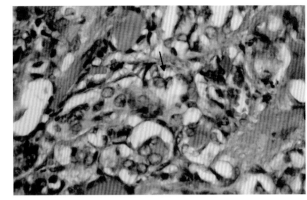

图 3-42　甲状腺乳头状癌，箭头处核内假包涵体　　　　图 3-43　甲状腺乳头状癌，毛玻璃样核，箭头处为核沟

4. 免疫组化　细胞角蛋白（CK）、甲状腺球蛋白（TG）和甲状腺转化因子-1（TTF-1）免疫阳性；而突触素（Syn）和嗜铬素（CgA）阴性；CK19（阳性）、MC（阳性）、TPO（阴性）、Galectin-3（阳性）。

5. 预后　10年生存率超过90%，在年轻患者超过98%。与预后有关的重要临床特征取决于年龄、肿瘤大小、甲状腺外侵犯、手术切除的完整性和远隔部位转移。

6. 组织学亚型

（1）滤泡亚型：由小至中等大小、不规则滤泡形成，实际上不含乳头结构，滤泡内含胶质，构成滤泡的上皮细胞有大而亮的核，含核沟和核内假包涵体。大约1/3此类肿瘤有包膜，预后与通常的乳头状癌相似（图3-44、图3-45）。

（2）大滤泡亚型：罕见，主要或全部由大滤泡构成，常与增生性结节或大滤泡腺瘤混淆；但滤泡细胞含有大而亮的核和核沟、核内假包涵体。此亚型很少见到淋巴结转移（图3-46、图3-47）。

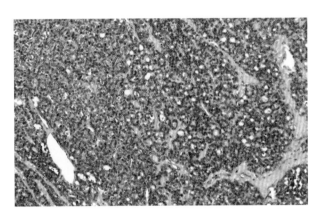

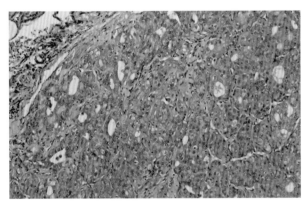

图 3-44　甲状腺乳头状癌，滤泡亚型　　　　　　　　图 3-45　甲状腺乳头状癌，滤泡亚型

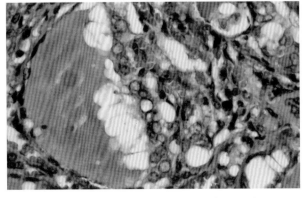

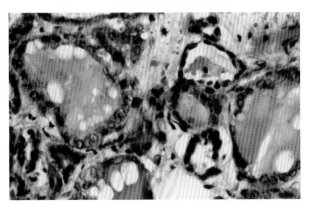

图 3-46　甲状腺乳头状癌，大滤泡亚型　　　　　　　图 3-47　甲状腺乳头状癌，大滤泡亚型

（3）嗜酸细胞亚型：大体特征是特有的红棕色外观，可呈乳头状或滤泡样结构，镜下乳头是由嗜酸细胞衬覆纤维血管间质形成，含有丰富的慢性炎细胞，常伴有桥本甲状腺炎。癌细胞呈多角形，也可以是柱状，细胞核的特征与通常的乳头状癌相似（图3-48至图3-50）。

（4）透明细胞亚型：滤泡上皮细胞主要由透明细胞构成，细胞内或外可以见到阿辛蓝阳性的黏液（图3-51、图3-52）。

（5）其他亚型：包括高细胞亚型、弥漫硬化型、柱状细胞亚型、筛状型及实体亚型，这些亚型比较罕见。

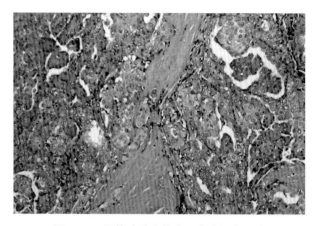

图3-48　甲状腺乳头状癌，嗜酸细胞亚型

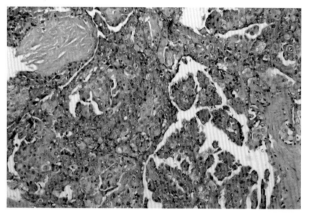

图3-49　甲状腺乳头状癌，嗜酸细胞亚型

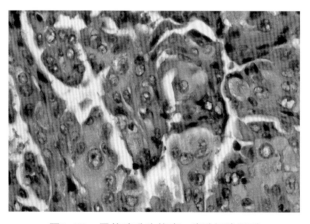

图3-50　甲状腺乳头状癌，嗜酸细胞亚型

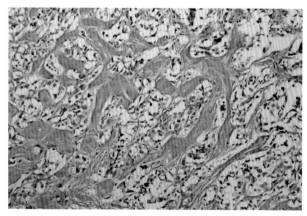

图3-51　甲状腺乳头状癌，透明细胞亚型

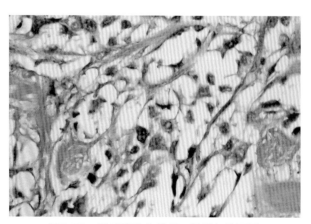

图3-52　甲状腺乳头状癌，透明细胞亚型

二、滤泡状癌

占甲状腺癌的20%～25%，更常见于女性，主要发生在50年龄段。临床表现：无症状的甲状腺内肿块。放射扫描中呈典型的冷结节。当伴有广泛转移时可出现声嘶、咽下困难和呼吸困难。

1. 肉眼观察　通常有包膜，圆形、椭圆形实性肿瘤，直径超过1cm。切面灰白色，可侵占大部分甲状腺组织并侵出甲状腺包膜外，与周围组织粘连或侵入周围组织（图3-53）。

2. 镜下　由滤泡细胞组成伴明显的纤维性包膜，缺乏乳头状癌典型的核特征。癌细胞显示不同的形态学变化，可排列成滤泡、实性巢索或小梁。然而，结构上和细胞的非典型特征都不能作为诊断恶性的可靠指证，必须见到肿瘤穿透包膜或（和）血管侵犯。根据侵袭程度分为：微小侵袭性滤泡癌［具有有限的包膜和（或）血管侵犯］和广泛侵袭性滤泡癌［广泛侵犯临近甲状腺组织和（或）血管］（图3-54至图3-56）。

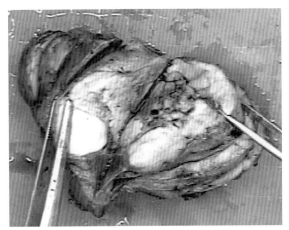

图3-53　甲状腺滤泡状癌大体

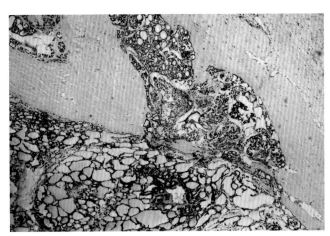

图3-54　甲状腺滤泡状腺癌

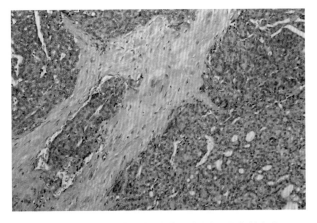

图3-55　甲状腺滤泡状腺癌，左侧可见血管侵犯

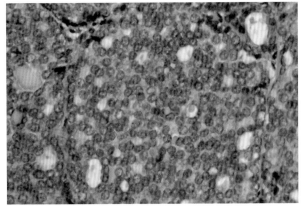

图3-56　甲状腺滤泡状腺癌

3. 免疫组化　呈甲状腺球蛋白（TG）、甲状腺转录因子-1（TTF-1）及细胞角蛋白（CK）阳性；某些滤泡癌CK19局灶阳性，与乳头状癌弥漫阳性不同。

4. 组织学分型

（1）嗜酸细胞亚型：此型诊断时年龄较一般滤泡癌晚10年左右，淋巴结转移率达30%，并具有更高的颈部复发倾向。大体以独特的红褐色外观为特征，镜下可见全部或大部分（>75%）由嗜酸细胞构成。肿瘤从分化很好的滤泡结构到实体性或梁状结构，含较少或缺乏胶质，核浓染，有显著的嗜酸性核仁。胶质倾向于嗜碱性且常伴同心圆钙化，一些肿瘤可有透明细胞性改变，缺乏淋巴浆细胞浸润（图3-57、图3-58）。

（2）透明细胞亚型：主要由透明细胞组成，胞浆中含糖元、黏液、脂质或肿胀的线粒体。

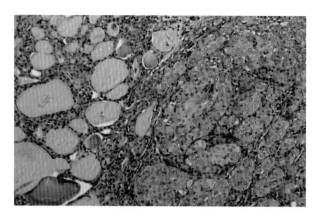

图3-57 右侧为甲状腺滤泡状癌，嗜酸细胞亚型；左侧为正常甲状腺组织

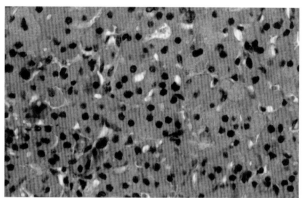

图3-58 甲状腺滤泡状癌，嗜酸细胞亚型

5. 鉴别诊断

（1）乳头状癌滤泡亚型：具有典型的乳头状癌核特征。

（2）嗜酸细胞性髓样癌：有巢状或岛状排列，癌细胞呈多角形，核呈圆形或椭圆形伴胡椒粉样染色质。嗜铬素A（CgA）、癌胚抗原（CEA）阳性，而TG阴性。

6. 预后 微小侵袭性滤泡癌长期死亡率很低，而广泛侵袭性滤泡癌接近50%，且具有相当高的转移性。

三、低分化癌

大多数表现为实体性大的甲状腺肿块，扫描是冷结节，伴或不伴有同时增大的局部淋巴结。

1. 肉眼观察 大多数直径＞3cm，切面实性、灰白色，伴有坏死灶，边缘膨出。

2. 镜下 形态各不相同，包括岛状、梁状和实体性。肿瘤细胞小而一致含有圆形深染核或泡状核，核分裂像常见（图3-59、图3-60）。

3. 预后 5年生存率占50%，大多数患者死于诊断后前3年，死亡原因是局部和远隔部位转移。

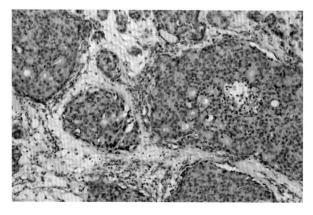

图3-59 甲状腺低分化癌

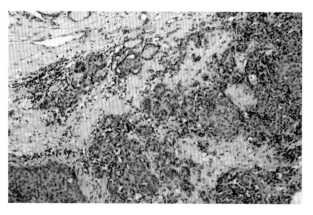

图3-60 甲状腺低分化癌

四、未分化（间变性）癌

是高度恶性肿瘤，主要发生在老年人。大多数患者有迅速扩展的颈部肿块，最常见和重要的体征是声嘶，随后吞咽困难、声带麻痹、颈部疼痛等。

肿瘤体积大，鱼肉状，白色或棕褐色，常见坏死和出血区，具有侵袭性；镜下由梭形细胞、多核巨细胞和上皮样细胞混合组成，常能见到广泛的凝固性坏死伴不规则边缘和栅栏状结构。梭形细胞占优势的肿瘤有肉瘤样形态，可以类似于平滑肌肉瘤、恶性纤维组织细胞瘤、血管肉瘤等（图3-61至图3-63）。

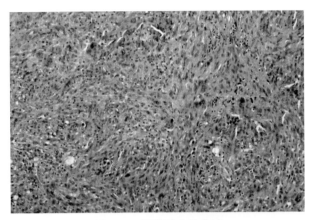

图3-61　甲状腺未分化癌

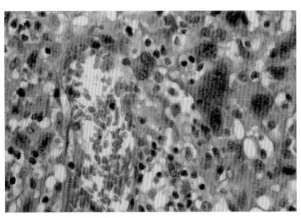

图3-62　甲状腺未分化癌

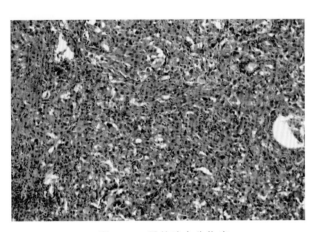

图3-63　甲状腺未分化癌

五、髓样癌

起源于C细胞，占甲状腺所有恶性肿瘤的5%~10%，平均发病年龄50岁，好发于腺叶的中1/3，也就是正常情况下C细胞分布最多的位置。

1. 临床表现　表现为无痛性甲状腺结节，扫描为冷结节。所有的髓样癌均有血清降钙素水平升高，体积大的肿瘤患者可伴有腹泻和面色潮红。高达50%患者有淋巴结转移，高达15%患者有远隔部位转移。

2. 肉眼观察　肿瘤质硬，灰白色至棕褐色，有沙砾感，界限清楚而包膜不完整，直径从<1cm至

数厘米（图3-64）。

3. 镜下　组织呈片状、巢状或梁状排列，由椭圆、圆形或梭形细胞组成，被不等量的纤维血管间质分隔。一些肿瘤可显示类癌的组织学特征。肿瘤虽然存在真正包膜，但常浸润到周围甲状腺组织中，正常甲状腺滤泡也可陷入到髓样癌组织中（图3-65至图3-67）。

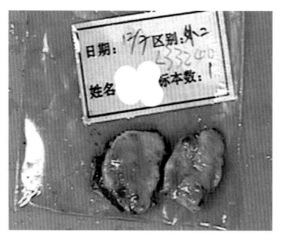

图3-64　甲状腺髓样癌大体

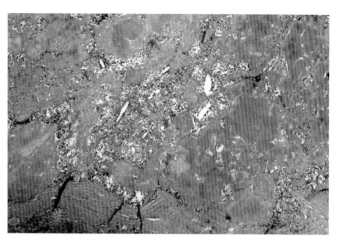

图3-65　甲状腺髓样癌

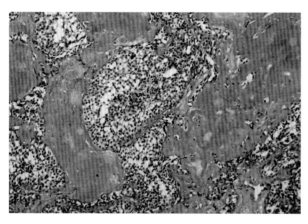

图3-66　甲状腺髓样癌

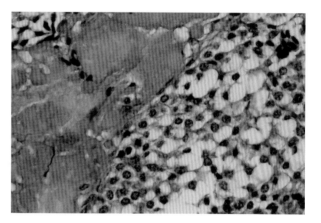

图3-67　甲状腺髓样癌

刚果红阳性的淀粉样变间质见于80%的肿瘤中，有时伴异物巨细胞反应和钙化。一些病例含大量血管和丰富的透明变性胶原。

4. 免疫组化　降钙素、CEA阳性，内分泌标记物也可阳性，如Syn、CgA，有些呈TTF-1和CK阳性。

5. 预后　坏死和鳞状化生是与存活相关的主要镜下参数。降钙素阳性<50%或阴性而CEA阳性反应被认为是预后差的特征。

六、甲状腺癌的扩散与转移

1. 直接浸润　甲状腺癌大多无包膜，或仅有不完整的包膜，癌细胞从原发部位出发，沿组织间隙、淋巴管、血管侵入临近正常的甲状腺组织，有的出现退行性改变，甲状腺内的纤维组织明显增生，被癌细胞穿插，纤维束出现断裂，使病变范围逐渐扩大、变硬、活动度差，与周围组织界限不清。

2. 淋巴转移　癌细胞可侵入淋巴管，被淋巴液带到区域淋巴结，形成多处淋巴结转移。甲状腺癌出现淋巴结转移较早，范围亦较广泛，但以颈淋巴结转移者最为多见，特别是乳头状癌和髓样癌，在初诊时有50%以上的患者已有转移。癌细胞亦可沿胸锁乳突肌深部，向颈内静脉周围、喉前或气管前淋巴结转移。患侧病变也可能转移至对侧颈淋巴结，双侧淋巴结转移约占10%，少数还可能转移至纵隔淋巴结或全身淋巴结。

3. 远处转移　甲状腺癌细胞先侵入血管，但也可先经淋巴管然后进入血液循环。甲状腺乳头状癌患者远处转移少见，主要为肺转移；滤泡状癌生长比较慢，但血行播散快，多有骨及肺等远处转移；髓样癌缺乏包膜，早期即可发生肺转移；未分化癌的恶性程度高，发展迅速，就诊时淋巴结转移率高达90%，气管受侵犯者占25%，而肺转移率亦高达50%。

七、甲状腺癌pTNM病理学分期

1. pT：原发肿瘤

pT_x　原发肿瘤在组织学上无法评估。

pT_0　无原发肿瘤的组织学证据。

pT_1　肿瘤局限于甲状腺内，最大直径≤2cm。

　pT_{1a}　肿瘤局限于甲状腺内，最大直径≤1cm。

　pT_{1b}　肿瘤局限于甲状腺内，最大直径>1cm，但≤2cm。

pT_2　肿瘤局限于甲状腺内，最大直径>2cm，但≤4cm。

pT_3　肿瘤局限于甲状腺内，最大直径>4cm，或伴有腺体外少许浸润（如：侵犯胸骨甲状肌或甲状腺周围软组织）。

　pT_{4a}　肿瘤侵出甲状腺包膜，侵及皮下组织、喉、气管、食管、喉返神经。

　pT_{4b}　肿瘤侵及椎管前筋膜、纵隔血管，或包裹颈总动脉。

2. 未分化癌均T_4

pT_{4a}^*　未分化癌（无论大小），肿瘤限于甲状腺内。

pT_{4b}^*　未分化癌（无论大小），肿瘤已侵出包膜。

注：*如果是多灶性肿瘤，应该加以标明（用"m"表示），如T_2（m），适用于所有的组织学类型。此外，最大的病灶决定其分期。

3. pN：区域淋巴结

pN_x　区域内淋巴结转移无法评估。

pN_0　无区域淋巴结转移。选择性的颈部淋巴结清除术标本的组织学检查通常包括6个或更多淋巴结。如果淋巴结检查阴性，但是检查的淋巴结数目未达到要求，仍可归为pN_0分期。

pN_1　有区域淋巴结转移。

　pN_{1a}　转移在Ⅵ水平淋巴结（气管前、气管旁和喉前淋巴结或同侧颈淋巴结）。

　pN_{1b}　转移到同侧、双侧或对侧颈部淋巴结（Ⅰ、Ⅱ、Ⅳ、Ⅴ水平），或咽后，或上纵隔淋巴结。

4. pM：远处转移

pM_0　无远处转移。

pM_1　镜下证实有远处转移。

临床分期如表3-1所示。

表3-1　不同组织病理学类型甲状腺癌的临床分期

乳头状腺癌或滤泡状腺癌			
45岁以下			
Ⅰ期	任何T	任何N	M_0
Ⅱ期	任何T	任何N	M_1
45岁以上			
Ⅰ期	T_{1a}, T_{1b}	N_0	M_0
Ⅱ期	T_2	N_0	M_0
Ⅲ期	T_3	N_0	M_0
	T_1, T_2, T_3	N_{1a}	M_0
ⅣA期	T_1, T_2, T_3	N_{1b}	M_0
	T_{4a}	N_0, N_1	M_0
ⅣB期	T_{4b}	任何N	M_0
ⅣC期	任何T	任何N	M_1
髓样癌（任何年龄）			
Ⅰ期	T_{1a}, T_{1b}	N_0	M_0
Ⅱ期	T_2, T_3	N_0	M_0
Ⅲ期	T_1, T_2, T_3	N_{1a}	M_0
ⅣA期	T_1, T_2, T_3	N_{1b}	M_0
	T_{4a}	任何N	M_0
ⅣB期	T_{4b}	任何N	M_0
ⅣC期	任何T	任何N	M_1
未分化癌（全部归Ⅳ期）			
ⅣA期	T_{4a}	任何N	M_0
ⅣB期	T_{4b}	任何N	M_0
ⅣC期	任何T	任何N	M_1

第七节　原发性甲状旁腺功能亢进

一、甲状旁腺腺瘤

是由主细胞、嗜酸细胞、过渡型嗜酸细胞或混合构成的良性肿瘤。

1. 临床表现　原发性甲状旁腺功能亢进（简称甲旁亢）的患者中80%以上是由甲状旁腺腺瘤导致。主要由过多的甲状旁腺激素（PTH）分泌引起，特征包括：严重的高钙血症伴典型症状（疲劳、虚弱、体重减轻、厌食、恶心、呕吐、多尿）。血中PTH水平极高和血浆碱性磷酸酶活性显著升高。

2. 肉眼观察　腺瘤一般较小，有包膜，呈棕褐色至红褐色，切面均质肉样。重0.06~300g。特别情况下，较大的腺瘤可出现纤维化、含铁血黄素沉积、囊性变和钙化。

3. 镜下 包膜完整，大多数以主细胞为主，但也常见嗜酸细胞。肿瘤性主细胞比正常甲状旁腺组织内相应细胞大，胞浆弱嗜酸性（暗细胞）或空泡状（亮细胞）。嗜酸细胞显示颗粒状嗜酸性胞浆，主细胞可以不含脂肪或含细小散在的脂肪。瘤细胞排列成巢、索或片状，可形成腺泡或假腺样结构，也可呈菊形团、乳头状或假乳头状（图3-68、图3-69）。

4. 免疫组化 甲状旁腺激素（PTH）和CgA免疫阳性。主细胞呈CK8、CK18和CK19阳性，TTF-1阴性。

5. 鉴别诊断

（1）主细胞增生：镜下结构极其相似，很大程度上根据剩余相关甲状旁腺的大体和（或）显微镜下诊断。

（2）腺癌：有局部浸润或局部淋巴结转移。

（3）甲状腺病变：PTH、TTF-1及TG的联合应用有助于鉴别。

6. 预后 较容易切除。手术时包膜的破坏可引起腺瘤样甲状旁腺的种植，从而导致甲状旁腺功能亢进症的复发。

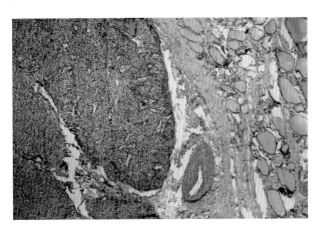

图3-68 甲状旁腺腺瘤

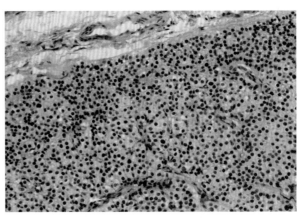

图3-69 甲状旁腺腺瘤

二、甲状旁腺癌

来源于甲状腺实质细胞，占原发性甲旁亢的2%～4%。可发生于甲状旁腺组织的任何部位。

1. 临床表现 主要由过多的甲状旁腺激素（PTH）分泌引起。

2. 肉眼观察 肿瘤体积通常较大并与周围组织粘连，质硬呈灰白色，伴灶性坏死（图3-70）。

3. 镜下 诊断甲状旁腺癌的标准为局部浸润或局部淋巴结转移或远处脏器如肺、肝、骨等转移，血管侵犯应该在肿瘤包膜或周围软组织，而不是在肿瘤的内部。

带状纤维化是常见但不恒定的特殊形态。癌组织呈弥漫性片状或密集巢状，由纤维条索分割成小梁，癌细胞体积较大，核染色质粗，核仁明显，有核分裂（图3-71至图3-73）。

4. 预后 采用扩大范围手术治疗的患者有较长的生存期和较长的无复发周期。部分患者出现转移，最后死于甲状旁腺激素分泌过量的影响。

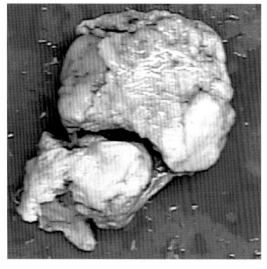

图3-70　甲状旁腺腺癌大体

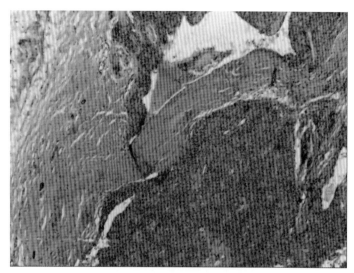

图3-71　甲状旁腺腺癌

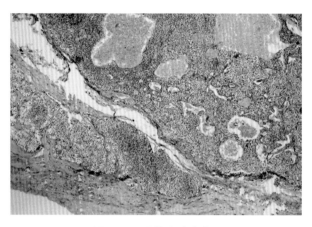

图3-72　甲状旁腺腺癌

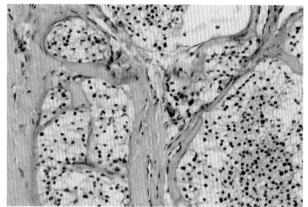

图3-73　甲状旁腺腺癌

第八节　颈部其他肿瘤

一、颈部淋巴瘤

（一）霍奇金淋巴瘤（Hodgkin's lymphoma，HL）

霍奇金淋巴瘤为单核的霍奇金（Hodgkin）细胞和多核的Reed-Sternberg细胞（R-S细胞）存在于不同类型反应性炎细胞的特征性背景中，并伴有不同程度纤维化的一种淋巴瘤（图3-74）。组织学上包括2种类型，即结节性淋巴细胞为主霍奇金淋巴瘤及经典型霍奇金淋巴瘤。后者又包括富于淋巴细胞经典型霍奇金淋巴瘤、结节硬化性经典型霍奇金淋巴瘤、混合细胞性经典型霍奇金淋巴瘤和淋巴细胞消减型经典型霍奇金淋巴瘤。

HL的组成细胞分为2部分：①肿瘤细胞，包括诊断性R-S细胞、单核R-S细胞、多形性R-S细胞、陷窝R-S细胞、L/H细胞及固缩细胞；②反应性背景细胞，包括不同程度成熟淋巴细胞、嗜酸性粒细胞、浆细胞、组织细胞。

诊断性R-S细胞：细胞体积大（直径20~50μm或更大），胞浆丰富，弱酸性或嗜双色性，有时呈均质或颗粒状。核呈双叶或多叶，核膜厚且轮廓清晰，各核叶中有巨大的嗜酸性核仁，形状各异，但通常为圆形或卵圆形，周围环绕透明晕。最典型的R-S细胞，两叶核相互面对，如同镜中影（图3-75）。

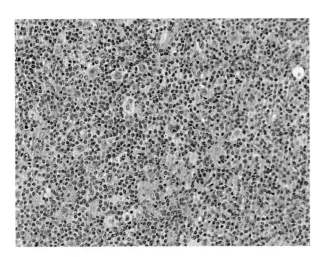

图3-74 霍奇金淋巴瘤，在反应性炎性背景中见单核霍奇金细胞及多核R-S细胞（HE ×100）

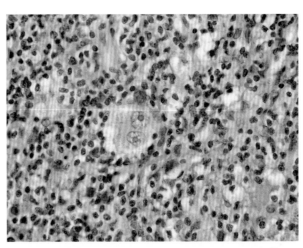

图3-75 霍奇金淋巴瘤，在反应性炎性背景中见诊断性R-S细胞（HE ×400）

单核R-S细胞：又称为霍奇金细胞（H细胞）。这类细胞缺乏核的分叶，其他形态特征与诊断性R-S细胞相同（图3-76）。出现这种细胞提示HL，但不具有诊断性。

陷窝R-S细胞：又称腔隙细胞，胞浆多呈透明或空隙状。认为是由于制作切片的过程中，外周胞浆向核周凝缩所致（图3-77）。

固缩细胞：可能是上述各型细胞凋亡的形态学表现。细胞核深染皱缩，外形不规则，也称为木乃伊细胞或干尸细胞（图3-78）。

L/H细胞：细胞体积较大，胞质少，通常具有一个大的细胞核，核折叠或呈分叶状，甚至呈爆米花样，因而称爆米花细胞。核仁多个，嗜碱性。

多形性R-S细胞：这种R S细胞巨大，核形态不规则畸形，染色质丰富，具有类似多形性肉瘤细胞的形态。

在免疫表型上，几乎所有的肿瘤细胞均表达CD30（图3-79），75%~85%表达CD15。CD30和CD15阳性部位在细胞膜及细胞浆的高尔基区。30%~40%病例可有CD20表达，但程度变化很大，并且阳性肿瘤细胞数量很少。约95%病例表达PAX5，且其在肿瘤细胞中表达较反应性B细胞弱（图3-80）。肿瘤细胞周围由CD3阳性T细胞环绕，形成花环样（图3-81）。

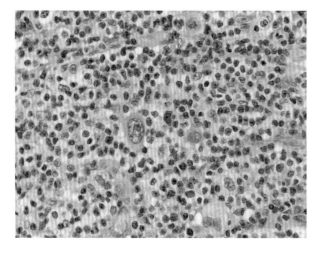

图3-76　霍奇金淋巴瘤，在反应性炎性背景中见单核霍奇金细胞（HE ×400）

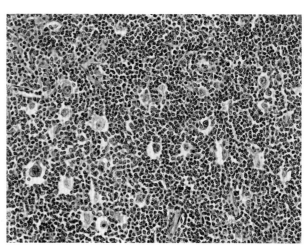

图3-77　霍奇金淋巴瘤陷窝R-S细胞（HE ×200）

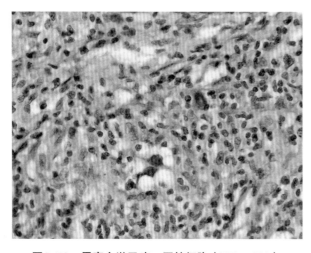

图3-78　霍奇金淋巴瘤，固缩细胞（HE ×400）

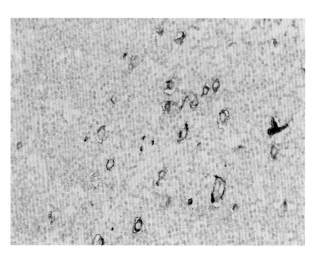

图3-79　霍奇金淋巴瘤，肿瘤细胞CD30阳性表达（HE ×200）

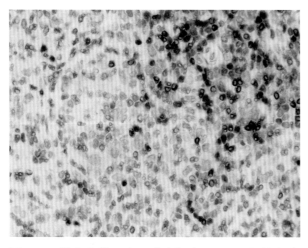

图3-80　霍奇金淋巴瘤，肿瘤细胞PAX5弱阳性表达（HE ×200）

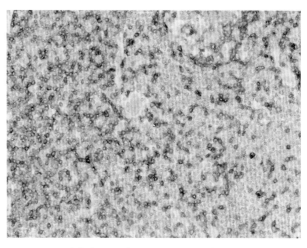

图3-81　霍奇金淋巴瘤，CD3阳性细胞围绕肿瘤细胞呈花环样（HE ×200）

（二）非霍奇金淋巴瘤

1. 淋巴母细胞淋巴瘤/白血病　主要见于儿童和青少年，也可发生于成年人。由前驱淋巴细胞弥漫克隆性增生形成的恶性淋巴瘤，高度恶性。根据免疫表型的不同分为T淋巴母细胞淋巴瘤/白血病及B淋巴母细胞淋巴瘤/白血病（图3-82）。

免疫表型上，B淋巴母细胞淋巴瘤肿瘤表达B细胞标记物CD19、CD22及CD79α，但都不具有特异性。PAX5认为是最具有敏感性和特异性的B细胞标记物。多数病例呈TDT阳性，而CD20和CD34表达变化不定（图3-83）。CD10在肿瘤细胞中阳性表达细胞。T淋巴母细胞淋巴瘤肿瘤细胞表达T细胞抗原，如CD1α、CD2、CD3、CD4、CD5、CD7及CD8，多数病例呈TDT阳性。另外CD34、CD99及CD1α也常阳性表达。CD10在肿瘤细胞可呈阳性表达。约10%的病例CD79α阳性。

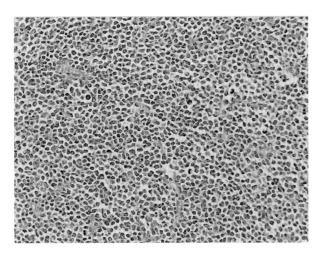 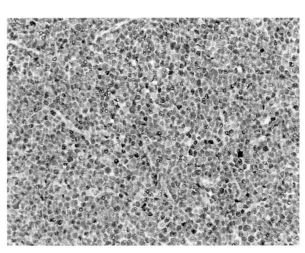

图3-82　B淋巴母细胞淋巴瘤/白血病，肿瘤细胞中等大小，圆形或卵圆形，核不规则或呈扭曲状，染色质细腻（HE×200）

图3-83　淋巴母细胞淋巴瘤/白血病，肿瘤细胞核TDT阳性表达（HE×200）

2. 弥漫性大B细胞淋巴瘤（diffuse large B-cell lymphoma, DLBCL）　由弥漫增生的淋巴样细胞构成，瘤细胞核等于或略大于正常巨噬细胞核，或为正常淋巴细胞核的2倍多。瘤细胞形态学各异，包括常见和罕见的形态学变异型。

常见的变异型包括中心母细胞变异型、免疫母细胞变异型及间变性变异型。中心母细胞变异型是最常见的一种类型。大部分病例，肿瘤细胞为单形性，几乎全部由中心母细胞构成。然而在某些病例，肿瘤为多形性，由中心母细胞及免疫母细胞构成（图3-84）。

免疫表型上，肿瘤细胞表达全B细胞抗原，包括CD19、CD20、CD22和CD79α等，有时可丢失1个或多个。Ki67染色显示增殖指数高，通常高于40%，部分病例高于90%。联合CD10、BCL6和IRF/MUM1抗体对DLBCL非特殊型进行免疫分型，分为生发中心样（GCB）和非生发中心样（NON-GCB）两个亚型。CD10（+）或者CD10（-）、BCL-6（+）和IRF4/MUM1（-）的病例为GCB型。其他病例都是NON-GCB型（图3-85、图3-86）。

3. 慢性淋巴细胞性白血病/小淋巴细胞性淋巴瘤（CLL/SLL）　是一种发生在外周血、骨髓和淋巴结的形态单一的小圆B细胞淋巴瘤，伴有幼淋巴细胞和副免疫母细胞（假滤泡），通常表达CD5和CD23（图3-87至图3-90）。

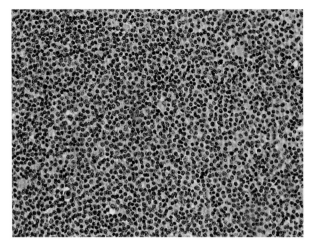

图3-84　弥漫性大B细胞淋巴瘤，肿瘤细胞形态单一，由中心母细胞及免疫母细胞构成（HE×100）

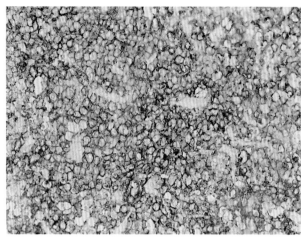

图3-85　弥漫性大B细胞淋巴瘤，肿瘤细胞CD20阳性表达（HE×200）

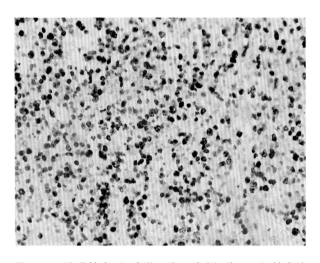

图3-86　弥漫性大B细胞淋巴瘤，肿瘤细胞Ki67阳性表达（HE×200）

图3-87　慢性淋巴细胞性白血病/小淋巴细胞性淋巴瘤，深染的背景中可见淡染的增殖中心（HE×100）

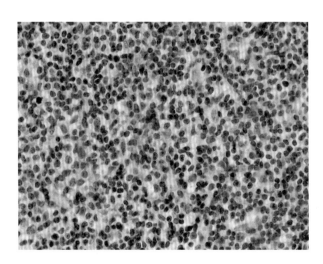

图3-88　慢性淋巴细胞性白血病/小淋巴细胞性淋巴瘤，肿瘤细胞由小淋巴细胞、圆形的幼淋巴细胞及副免疫母细胞构成（HE×400）

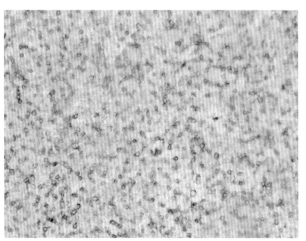

图3-89　慢性淋巴细胞性白血病/小淋巴细胞性淋巴瘤，肿瘤细胞CD5阳性表达（HE×200）

图3-90　慢性淋巴细胞性白血病/小淋巴细胞性淋巴瘤，
肿瘤细胞CD23阳性表达（HE×200）

4. 滤泡性淋巴瘤　滤泡性淋巴瘤是滤泡中心B细胞发生的淋巴瘤。滤泡中心细胞是指中心细胞（也称为有裂滤泡中心细胞）和中心母细胞（也称无裂滤泡中心细胞）。

免疫表型上，肿瘤细胞表达B细胞抗原CD20、CD19、CD22及CD79α，并且Bcl-2、CD10、Bcl6阳性表达，而不表达CD5及CD43。一些病例缺乏CD10的表达，但仍表达Bcl6。滤泡内肿瘤细胞CD10的表达常比滤泡间区强。Bcl6常在滤泡间区表达下调。肿瘤细胞不表达IRF4/MUM1。滤泡区域可见不同程度表达CD21的FDC网状结构，但比正常滤泡稀疏。Bcl-2表达有助于FL的诊断，但是其表达缺失不能排除FL的诊断（图3-91至图3-94）。

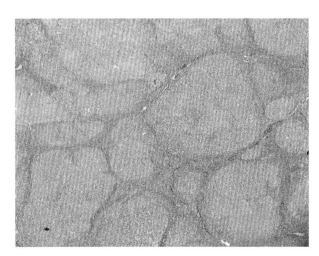

图3-91　滤泡性淋巴瘤，肿瘤性滤泡均匀分布，滤泡
生发中心由大小相对一致的肿瘤细胞构成，
无星空现象（HE×20）

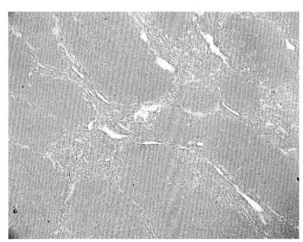

图3-92　滤泡性淋巴瘤，肿瘤细胞CD20阳性表达，
呈结节状（HE×20）

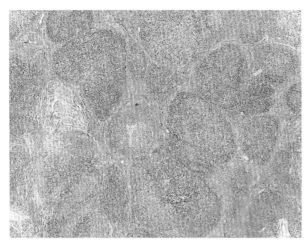

图3-93　滤泡性淋巴瘤，肿瘤细胞Bcl-2阳性表达
（HE×20）

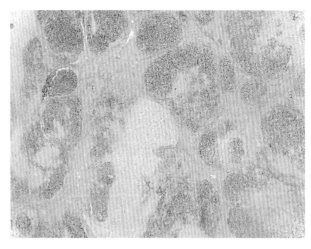

图3-94　滤泡性淋巴瘤，CD21染色显示滤泡树突网
（HE×20）

5. 间变性大细胞淋巴瘤（anaplastic large cell lymphoma，ALCL）　间变性大细胞淋巴瘤可发生于所有年龄组，约20%的患者＜20岁。临床上表现为系统性（可累及淋巴结或结外部位）和原发皮肤性（就诊时无皮外受累）。镜下可见高度异形的大细胞及中性粒细胞，淋巴细胞、组织细胞呈不同程度的混合。异形大细胞核常呈马蹄形或肾形，核仁明显，且常伴有核旁的嗜酸性区域（图3-95、图3-96）。

免疫表型上，肿瘤细胞CD30（＋），定位于细胞膜及高尔基区。大细胞表达最强，小细胞为弱阳性或阴性。根据ALK的表达将ALCL分为ALK（＋）和ALK（－）两种类型，绝大多数ALK（＋）的ALCL病例EMA（＋），但有一些病例仅部分肿瘤细胞EMA（＋）。CD3是应用最广泛的全T细胞标记物，但超过75%的ALCL病例是阴性表达。CD2、CD5和CD4在绝大多数病例阳性表达。大部分病例表达细胞毒性相关抗原TIA-1、粒酶B和（或）穿孔素（图3-97、图3-98）。

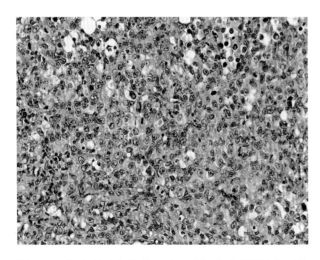

图3-95　间变性大细胞淋巴瘤，瘤细胞呈明显的多形性
（HE×200）

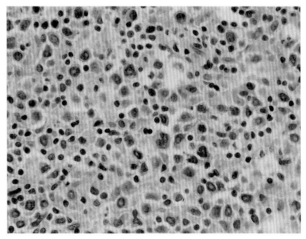

图3-96　间变性大细胞淋巴瘤，肿瘤细胞核呈马蹄形
（HE×400）

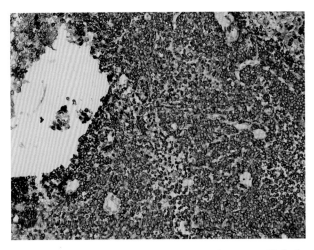

图3-97　间变性大细胞淋巴瘤，肿瘤细胞CD30阳性表达
（HE×200）

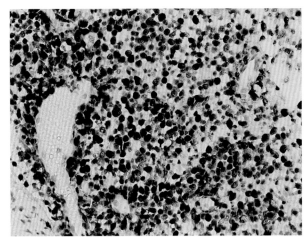

图3-98　间变性大细胞淋巴瘤，肿瘤细胞ALK阳性表达
（HE×200）

二、颈动脉体副神经节瘤

颈动脉体副神经节瘤是来源于颈动脉副神经节的神经内分泌肿瘤，由主细胞和支持细胞组成，排列成特征性的Zellballen模式（图3-99）。

正常颈动脉体位于颈总动脉分叉后方，通常包被于血管外膜内。颈动脉体是一种特殊的化学感受器，可感知动脉血氧分压及血液pH的变化，进而通过反射的形式影响呼吸频率和深度，还可在一定程度上调节心率。颈动脉体是人体最大的副神经节，为米粒大小的红色小体。颈动脉体由颈总动脉或颈外动脉供血，神经支配主要来自于舌咽神经的感觉纤维，其次为迷走神经及交感神经系统的颈上神经节。颈动脉体主要由圆形或多

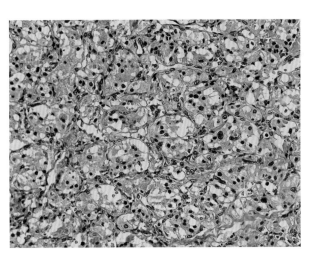

图3-99　副神经节瘤中境界清楚的立方细胞巢，周边为高度血管化的纤维间隔

角形细胞（主细胞）构成，周围围绕以纤细的支持细胞，排列呈巢样（Zellballen，器官样）外观。主细胞内含有小的致密核心颗粒，大小为100~200nm，是储积去甲肾上腺素的部位。颈动脉体瘤是最常见的肾上腺外副神经节瘤，约占头颈部副神经节瘤的60%，多数地区男性发病率是女性的2倍，高海拔地区则以女性患者居多，肿瘤通常发生于40~60岁患者。

最常见的临床表现为颈上部、下颌角下方缓慢生长的无痛性肿物。肿物通常可在水平方向推动，但不能在垂直方向移动。于肿瘤上方听诊可闻及杂音，压迫肿瘤可造成心率加快。1%~3%的颈动脉体瘤为功能性的，可引起临床高血压。此肿瘤临床常与结核性淋巴结炎、腮裂囊肿、淋巴结转移癌、颈动脉瘤、神经鞘瘤或淋巴瘤相混淆。

颈动脉体副神经节瘤通常位于颈总动脉分叉处，肿瘤部分附着于血管，表面或完全包绕血管。两者之间的紧密程度直接决定肿瘤是否能够手术切除。颈动脉体瘤肉眼呈分叶状，肉红色或棕褐色，

表面可见假包膜被覆（图3-100）。镜下肿瘤由圆形或多角形上皮样细胞组成，围绕细血管排列成小巢状（器官样），与正常结构相比，器官样结构更大且形状不规则，肿瘤细胞异型性明显，细胞核居中，染色质均匀聚集，细胞浆嗜双色性或呈嗜酸性颗粒状（图3-101）。需要与颈动脉体瘤病理形态鉴别的有：①类癌，均可排列成假腺样结构。②神经母细胞瘤，均可排列成假花环样结构。③腺泡状肉瘤，均可见器官样排列。④血管外皮细胞瘤，当血管显著扩张挤压肿瘤细胞时形态相似。

与其他部位的副神经瘤一样，多数情况下颈动脉体瘤缺乏典型的组织学恶性特征，因此很难识别其转移潜能。组织学恶性诊断标准需严格掌握，标准包括：①巨大的器官样结构，多形性肿瘤细胞相互融合，核分裂相多见。②局灶性坏死。③脉管侵犯。需要注意的是在良性颈动脉体瘤可以见到细胞核的多形性，不能仅凭核的多形性诊断恶性。

免疫组化表型：经典的颈动脉体瘤神经元特异性烯醇化酶（NSE）、突触素（Syn）、神经丝蛋白及嗜铬素（CgA）阳性。

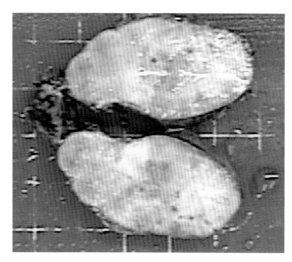

图3-100　颈动脉体瘤，肉红色或棕褐色

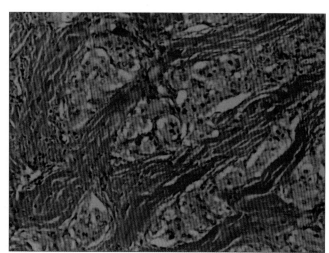

图3-101　颈动脉体瘤镜下上皮样细胞

三、颈部淋巴结转移性肿瘤

转移性肿瘤约占颈部恶性肿瘤的3/4，在颈部肿块中，发病率仅次于慢性淋巴结炎和甲状腺疾病。癌转移到淋巴结最常见，此外，恶性黑色素瘤、神经母细胞瘤、软组织肉瘤及生殖细胞瘤也可以转移到颈部淋巴结。头颈部淋巴结转移癌中最常见的病理类型是未分化癌，其中绝大部分来自于鼻咽、口咽、舌基底部和扁桃体底扁平上皮黏膜。转移性腺癌常常来自于肺、乳腺、甲状腺。左侧颈部淋巴结转移性腺癌常常来自胃肠道、前列腺等腹腔内器官发生的恶性肿瘤。锁骨上淋巴结转移癌占颈部淋巴结转移癌的35%，原发灶多在胸腹部，如肺、纵隔、乳腺、胃肠道、胰腺、生殖器官等，胃肠道、胰腺肿瘤多经胸导管转移至左锁骨上淋巴结（图3-102至图3-106）。

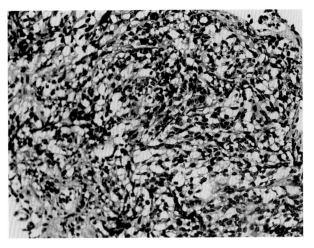

图3-102　淋巴结内小细胞癌转移，来自肺

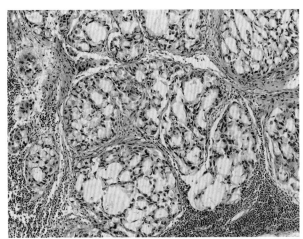

图3-103　淋巴结内腺癌转移，来自肺

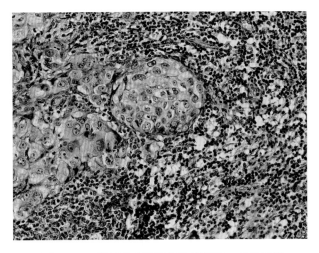

图3-104　淋巴结内鳞状细胞癌转移，来自牙龈

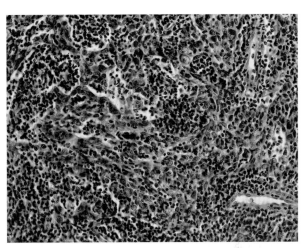

图3-105　淋巴结内转移性非角化性癌，未分化型，
　　　　　来自鼻咽部

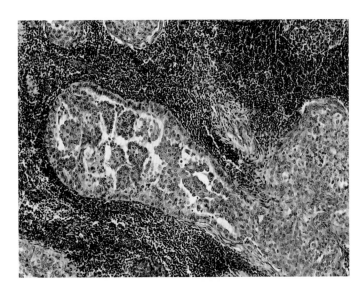

图3-106　淋巴结内乳头状腺癌转移，来自甲状腺

转移性肿瘤确诊之前，应注意以下几点：

（1）排除淋巴结内酷似转移癌的良性上皮组织、间皮组织及痣细胞。①颈部淋巴结内异位的甲状腺滤泡要与转移性的甲状腺癌严格鉴别，异位的甲状腺滤泡排列松散，无乳头结构，缺乏间质反应和沙粒体，淋巴结结构破坏不明显。②唾液腺包涵组织常见于腮腺和颈淋巴结内，由于唾液腺肿瘤可发生于淋巴结内的包涵组织，如Warthin瘤、多形性腺瘤、黏液表皮样癌、腺泡细胞癌等，因此淋巴结内出现唾液腺肿瘤不一定都是转移。③颈部淋巴结内有时可以见到痣细胞，排列成结节状或条索状，一般位于淋巴结被膜内，偶可见深入到淋巴结被膜下窦和实质内。痣细胞形态温和，缺乏核异型性，无色素颗粒沉积，免疫组化染色可鉴别。

（2）排除识别酷似转移性的淋巴结原发性肿瘤。①瘤细胞从输入淋巴管进入淋巴结，早期瘤细胞只见于淋巴结边缘窦，需要与累及边缘窦的淋巴结原发性肿瘤进行鉴别，包括间变性大细胞淋巴瘤、窦内大细胞淋巴瘤等。②淋巴结原发性梭形细胞病变要与转移性梭形细胞肉瘤鉴别，如滤泡树突状肿瘤、淋巴结内平滑肌增生、肌纤维母细胞肿瘤、分支杆菌性梭形细胞假瘤等。免疫组化染色鉴别颈部淋巴结转移癌见表3-2及表3-3。

表3-2　CK7、CK20、Villin联合应用确定淋巴结转移性腺癌来源

CK7⁺ CK20⁺		CK7⁺ CK20⁻	
Villin⁺	Villin⁻	Villin⁺	Villin⁻
胃、胰腺、胆管、卵巢（黏液性）、小肠 排除：泌尿上皮、乳腺、前列腺（结肠、子宫内膜、肺几乎不可能）	卵巢（黏液性）、泌尿上皮、乳腺（1/3为黏液性腺癌，大多数为浸润性乳头状癌） 排除：胃肠道、胰腺、胆管	肺、胰腺、胆管、胃、小肠、子宫内膜、卵巢（黏液性）、鳞状细胞 排除：泌尿上皮、乳腺、卵巢（浆液性）、间皮、结肠	肺、乳腺、卵巢（浆液性或黏液性）、泌尿上皮、子宫内膜、间皮瘤、鳞状细胞 排除：胃肠道、胰腺、胆管
CK7⁻ CK20⁺		CK7⁻ CK20⁻	
Villin⁺	Villin⁻	Villin⁺	Villin⁻
肝癌（小管状）、一些前列腺癌 排除：乳腺（3%）、肺（罕见）、膀胱、女性生殖系统、间皮瘤	胃、十二指肠、壶腹、结肠、肝癌（小管状阳性） 排除：乳腺、肺（罕见）、膀胱、女性生殖系统、间皮瘤	胃、肾细胞瘤、肺鳞癌、肝癌（小管状）、前列腺（33%）、神经内分泌肿瘤 排除：间皮瘤、乳腺、卵巢、泌尿上皮、胰腺、间皮瘤、肾细胞癌、肺鳞癌、肝癌、前列腺、（乳腺）	间皮瘤、肾细胞癌、肺鳞癌、肝癌、前列腺、（乳腺） 排除：胃、卵巢、泌尿上皮、胰腺

表3-3　免疫组化在确定腺癌来源鉴别中的应用

	肺腺癌	乳腺癌	前列腺癌	唾腺癌	胰腺癌	宫颈管内膜腺癌	子宫内膜腺癌	结肠腺癌	间皮瘤
TTF-1	+	-	-	-	-	-	-	-	-
NapsinA	+	-	-	-	-	-	-	-	-
GCDFP-15	-	+	-	+/-	-	-	-	-	-
PSA	-/+	+/-	+	-	-	-	-	-	-
CA19-9	-	-	-	-	+	-	-	+	-
CDX-2	-	-	-	-	+/-	-	-	+	-
CK7	+	+	-	+	+	+	+	-	+
CK20	-	-	-	-	+	-	-	+	-
CK5/6	-	-	-	-	-	-	-	-	+
calretinin	-	-	-	-	-	-	-	-	+
CEA	+	+/-	-	+/-	+	+/-	-	+	-
Vim	-	+/-	-	+	+/-	+/-	+	-	+

四、颈部神经鞘瘤

经典型神经鞘瘤是一种有包膜的良性周围神经鞘膜肿瘤，由排列有序、细胞丰富的束状区（Antoni A区）和疏松黏液样的网状区（Antoni B区）组成，瘤细胞在免疫表型和超微结构上具有Schwann细胞的形态特征。神经鞘瘤可发生于各年龄段，最常见于20~50岁，发病率无明显差异，多为孤立性、散发性病变。神经鞘瘤生长缓慢，多数患者有数年病史，大部分无明显临床症状，当肿瘤发生继发囊性变所致波动时，患者可隐约感到肿瘤忽大忽小。

神经鞘瘤肉眼呈白色或黄色，质地较韧。镜下多为单结节肿物，纤维性包膜由神经外膜和残余神经纤维构成，镜下特征性的改变是由排列有序、细胞丰富的束状区（Antoni A区）和疏松黏液样的网状区（Antoni B区）交替出现（图3-107）。Antoni A区多由排列紧密的梭形细胞构成，细胞核常扭曲，胞浆界限不清，偶见透明核内空泡。Antoni B区的细胞排列较不规则，且细胞成分较少。在疏松的基质中，随机散布着梭形或卵圆形细胞。基质常出现微囊改变、炎细胞浸润和纤细的胶原纤维。不规则分布的大血管是神经鞘瘤的特征之一。大多数神经鞘瘤细胞均可出现Schwann细胞抗原表型，多

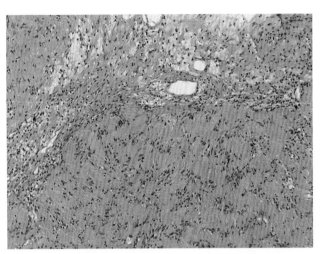

图3-107　神经鞘瘤中可见Antoni A和B区，前者由栅栏状排列的梭形细胞构成，后者可见瘤细胞被水肿液分离

数细胞出现S-100蛋白强阳性表达。神经鞘瘤属生物学行为良性肿瘤，肿瘤单纯切除或全切之后不会复发，罕见恶性变。病理亚型包括陈旧性神经鞘瘤（伴退变）、细胞性神经鞘瘤、丛状神经鞘瘤、上皮样神经鞘瘤。鉴别诊断包括其他梭形细胞肿瘤如平滑肌瘤、纤维瘤等，一般通过免疫组化特异性标记可获明确诊断。

（李　霞　王文宏　邢晓明　刘大铖）

第四章
乳腺疾病

第一节　乳腺发育异常

一、异位乳腺组织/副乳腺

　　副乳腺（accessory breast）是指除正常一对乳腺外，在"乳线"的其他部位形成乳腺组织，又称"额外乳腺"。

　　1. 肉眼观察　副乳腺为灰黄色或灰白色的质地韧的乳腺组织，其间散在少量脂肪组织。一般大小为1～6cm，常无包膜，与表面皮肤粘连。在某些情况下，副乳腺的腺体部分完全被脂肪组织所替代，特别是缺乏乳头或乳晕时，易误诊为脂肪瘤（图4-1）。

　　2. 镜下　发育完全的副乳腺近似正常的乳腺组织，可见各级导管及腺泡构成的小叶结构，小叶之间纤维组织增生（图4-2、图4-3）。副乳腺可以出现与正常乳腺组织相同的形态改变，如在妊娠和哺乳期间出现腺泡增生和分泌改变，病理情况下出现导管扩张，导管上皮增生等。

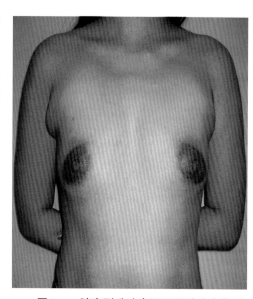

图4-1　腋窝副乳腺表面可见乳头大体

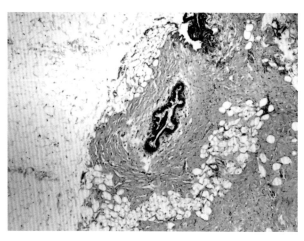

图4-2　副乳腺

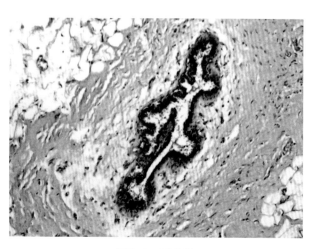

图4-3　副乳腺

副乳腺癌的发病率约占乳腺癌的1%。主要见于女性，男性罕见。任何部位的副乳腺均可癌变，但主要见于腋部。

乳腺组织异位（aberrant breast tissue）是指在正常乳腺解剖范围以外部位的乳腺组织，又称迷离乳腺或异位乳腺。迷离乳腺为胚胎发育过程中细胞的异位，临床极为少见。可见于肩胛部、上臂、背侧、胸腹中线、大腿、臀部、颈臀处、耳面部等处。异位乳腺组织没有乳头和乳晕，构成异位乳腺的导管和小叶结构正常，但不如正常乳腺或副乳腺结构完善。除非有病变时，异位乳腺一般无临床症状，异位乳腺癌极罕见（图4-4）。

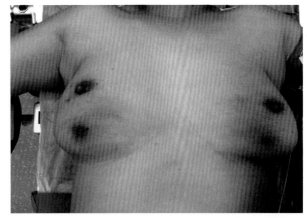

图4-4　双乳头畸形

二、男性乳腺发育

男性乳腺发育（gynecomastia）也称男性乳腺肥大、男性女乳，是指男性在发育不同阶段因不同原因出现单侧或双侧可复性的乳腺肥大，以导管及导管周围间质增生为特点。多发于青春期和高龄期。一般可分为生理性和病理性两大类。

（一）生理性男性乳腺肥大

1. 新生儿男性乳腺肥大　新生儿出生1~2周，由于母体的雌激素可通过胎盘进入婴儿体内，引起乳腺组织增生，60%~90%的新生儿在出生后2~10天，乳头下方出现1~2cm大小的硬结，并有少量乳汁样物质分泌。随着母体激素的逐渐代谢，乳腺硬结及乳汁样分泌物可在出生后2~3周自行消失。这种现象称为新生儿乳腺肥大。

2. 青春期男性乳腺肥大　本病发生于12~17岁的青春期男孩，发病高峰为13~15岁。据报道，60%~70%的男孩在青春期发生轻度乳腺肥大，但一般不被注意。病变单侧或双侧，多在1年内消失，大约10%的患者病变不消失甚至进一步增大，称为原发性青春期男性乳腺肥大。

肉眼观察：标本为脂肪结缔组织，灰白色，与周围组织界限不清。

镜下：乳腺导管有分支，管腔呈裂隙状，上皮增生，间质纤维组织增生、纤维化和玻璃样变。结缔组织中有少量炎细胞浸润。一般不形成真正的乳腺小叶结构。

3. 老年性男性乳腺肥大　多见于50岁以上老年人。随着年龄增长，男性发生不同程度的睾丸萎缩或功能低下，肾上腺皮质功能改变或肝对雌激素的灭活作用降低等，血中雌激素水平相对增高，刺激乳腺组织增生，而导致老年性男性乳腺肥大。

（二）病理性男性乳腺肥大

常见原因包括睾丸功能异常、肿瘤、雄激素受体缺陷、药物因素、全身性疾病及肥胖因素等。

1. 肉眼观察　一般为界限清楚的肿块，少数为边界不清的质硬区。切面灰白色，质韧，纤维结缔组织之间可见脂肪组织（图4-5）。

2. 镜下　根据病程发展，将男性乳腺肥大分成3期：第一期为旺炽型，通常见于发病的6个月内，特征为导管分支数量增加，导管上皮明显增多，呈筛状或乳头状，特征性结构为突入腺腔内的锥形上皮丛，与女性幼年性纤维腺瘤中所见到的上皮病变相似，同时伴肌上皮的增生，导管周围间质水肿，细胞密度增加，伴明显的小血管增生和数量不等的淋巴细胞、浆细胞浸润。第二期为中间型，介于第一期和第三期之间，表现旺炽型和纤维型的混合特点（图4-6）。第三期为纤维型，病程在1年以上，病变区发生明显的玻璃样变，内有数量不等的扩张的乳腺导管，间质无明显水肿，上皮呈扁平状，血管数目减少。

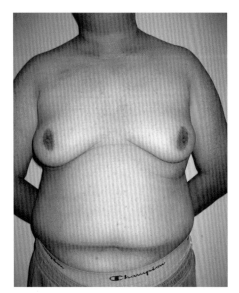

图4-5　男性乳腺发育

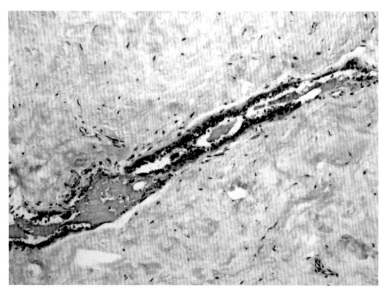

图4-6　男性乳腺发育导管扩张，间质水肿

第二节　乳腺炎症性病变

一、急性乳腺炎和乳腺脓肿

多见于哺乳期妇女，乳房区红、肿、热、痛，局部和腋下淋巴结可肿大。

镜下乳腺组织呈急性化脓性炎改变，原有小叶及腺泡结构破坏，可见大量变性坏死的中性粒细胞浸润，伴有组织液化性坏死及脓肿形成，愈合期可见肉芽组织形成及纤维组织增生。

鉴别诊断：①浆细胞性乳腺炎，以浆细胞和淋巴细胞为主的慢性炎细胞浸润，伴有不同程度的导管扩张。②肉芽肿性小叶性乳腺炎，界限清楚的肉芽肿性炎，局限于小叶范围内。③乳晕下脓肿，非哺乳期病变，以输乳管为中心的脓肿，输乳管上皮可见明显鳞化（图4-7）。

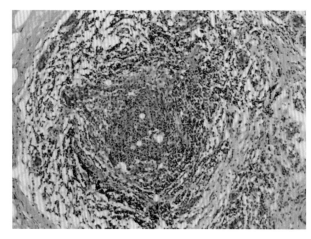

图4-7　急性乳腺炎，小叶结构破坏，大量中性粒细胞浸润，脓肿形成

乳腺脓肿多由乳腺导管破裂感染引起，也可以继发于急性化脓性乳腺炎。

1. 肉眼观察　病变乳腺切面呈暗红色或无明显病变，有时有窦道形成，挤压有脓性分泌物流出，皮下触及单个或多个囊腔包块，切面囊壁一般较厚，囊内为黏稠脓性物，也有部分病例囊腔不明显。

2. 镜下　病变中央为坏死物、分泌物，大量中性粒细胞浸润，周围包绕增生的成纤维细胞、小血管构成的炎性肉芽组织。晚期，炎细胞减少，肉芽组织纤维化，局部形成质地较硬的纤维瘢痕。

二、乳腺结核

原发性乳腺结核极少见，临床可触及局限或弥漫性肿块，皮肤可有溃疡或窦道形成，可见皮肤橘皮样变、乳头凹陷及腋下淋巴结肿大，应与乳腺癌鉴别。

1. 镜下　乳腺内可见典型的融合性肉芽肿性病变，由上皮样细胞、郎罕巨细胞和少量红染无结构的干酪样坏死组成，抗酸染色可显示结核杆菌（图4-8）。

2. 鉴别诊断　①乳腺癌伴反应性肉芽肿：乳腺癌组织旁可有反应性结核样肉芽肿形成，需仔细寻找异型肿瘤细胞，必要时进行免疫组化标记。②肉芽肿性小叶性乳腺炎：病变沿乳腺小叶分布，小叶腺泡减少或消失，内有多种炎细胞浸润。③脂肪坏死：围绕坏死的脂肪组织形成的脂质性肉芽肿，内有大量泡沫细胞聚集。④结节病：非干酪样坏死性肉芽肿，结节间不融合，抗酸染色阴性。

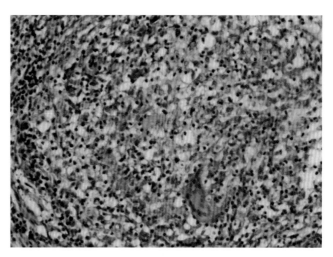

图4-8　乳腺结核，融合性肉芽肿性病变，可见上皮样细胞、郎罕巨细胞及干酪样坏死

第三节　乳腺良性肿瘤和瘤样病变

一、导管扩张症

乳腺导管扩张症（ductal ectasia）是指导管内因分泌物潴留而扩张，导管周围纤维化并可形成肿块。

1. 肉眼观察　乳头及乳晕下肿块，质硬，界不清，管腔扩张呈囊状，内含灰黄色黏稠物，管周纤维化、瘢痕化而呈灰白色。

2. 镜下　见导管扩张，内衬上皮呈立方形、扁平或完全缺如。管腔可见脱落的上皮、分泌物等。管壁纤维组织增生，慢性炎细胞浸润（图4-9、图4-10）。

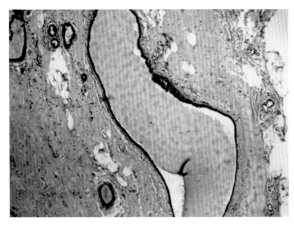

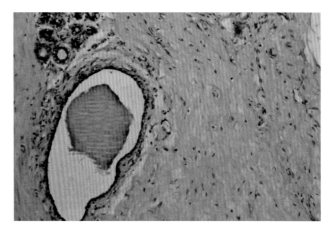

图4-9　乳腺导管扩张症，导管内分泌物潴留

图4-10　乳腺导管扩张症

二、脂肪坏死

乳腺脂肪坏死（fat necrosis）是指发生在乳腺、乳腺脂肪组织的凝固、液化性坏死。

1. 肉眼观察　脂肪组织内圆形、不规则肿块，边界不清，质地韧，切面黄白相间、暗红色，

2. 镜下　脂肪细胞变性坏死，融合成大小不等的空泡，坏死周围出现组织细胞、泡沫细胞、多核巨细胞，伴不同程度的淋巴细胞、浆细胞浸润，纤维组织增生及含铁血黄素沉积（图4-11、图4-12）。

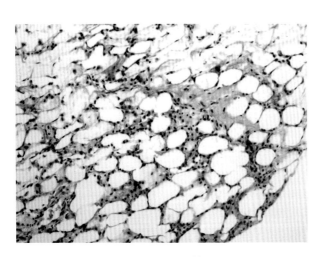

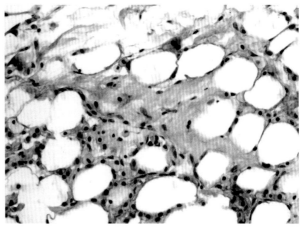

图4-11　乳腺脂肪坏死

图4-12　乳腺脂肪坏死，可见泡沫细胞

三、乳腺囊性增生病

本病亦称慢性囊性乳腺病（简称乳腺病，mastopathy），是指乳腺小叶及腺泡数目增多的一种增生性病变。

1. 肉眼观察　乳腺组织呈灰白色、颗粒状。

2. 镜下　乳腺小叶结构仍然保存，小叶数目增多，低倍镜下每个视野超过5个小叶或每个小叶内腺泡数目超过30个，并伴有少量淋巴细胞（图4-13、图4-14）。

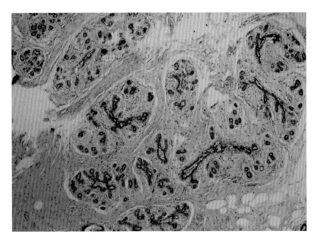

图4-13　乳腺小叶增生

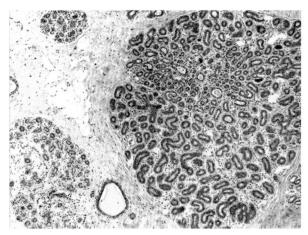

图4-14　乳腺小叶增生，腺泡增多，间质增生不明显

四、腺病

腺病（adenosis）是指乳腺导管的局限性增生，导致管状结构的增多，伴间质纤维化，形成境界清楚的肿瘤样病变，可分为以下几种。

（一）硬化性腺病（sclerosing adenosis）

是以小叶纤维化和增生小管的腺上皮萎缩而肌上皮却保存或增生为特征的结节状病变。

镜下小叶膨大但结构存在，界限清楚。腺体增生呈平行走向或向心性弧形，有腺上皮、肌上皮两种细胞，无细胞异型及核分裂像。间质胶原纤维增多，均质、透明变性（图4-15、图4-16）。

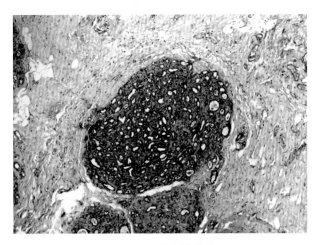

图 4-15　硬化性腺病

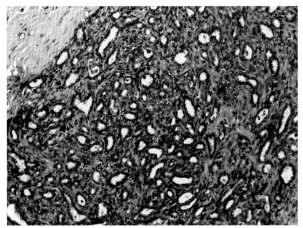

图4-16　硬化性腺病，腺体增生，间质胶原化

（二）盲管腺病（blunt duct adenosis）

是一种具有流产性小叶结构的终末导管增生性病变。

镜下在疏松特化的细胞性间质内，见管腔明显扩张的终末导管，导管侧面及顶端轮廓钝圆，罕见出芽或腺泡形成，管腔内常有分泌物。管腔内衬腺上皮和肌上皮细胞，腺上皮细胞呈柱状、立方形或扁平，常有顶浆分泌型胞突（图4-17、图4-18）。

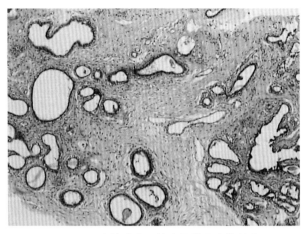

图4-17 盲管腺病，终末导管呈囊状扩张

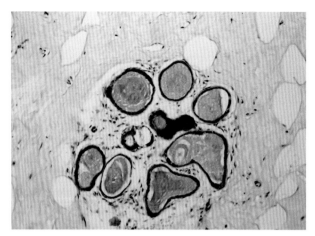

图4-18 盲管腺病，导管囊性扩张，管腔内可见嗜酸性
分泌物

（三）微腺性腺病（microglandular adenosis）

是一种腺性增生性病变。其特征为缺乏肌上皮层的圆形管腔的腺体在乳腺纤维胶原间质和（或）脂肪组织中无序生长，无小叶结构。

1. 肉眼观察　不规则致密灶，斑块状，或境界不清、质实而韧的增厚区，直径2~20cm，常为3~4cm。

2. 镜下　单个、圆形的小管杂乱无序地分布在胶原纤维和脂肪组织内。小管形态、大小相对一致，管腔开放，圆形，腔内含有嗜酸性胶样物。内衬单层腺上皮，无肌上皮，外周有基膜包绕。腺上皮呈立方形或扁平，细胞腔缘呈平顶状，无胞质顶突。胞质淡红色，多透亮。胞核形态温和，圆形或卵圆形，核仁小而不明显，核分裂像罕见。间质为胶原纤维，细胞少，可发生透明变性，其内无弹力纤维增生（图4-19、图4-20）。

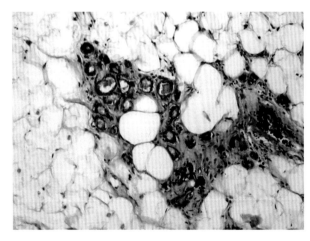

图4-19 微腺性腺病，小管无序地分布于胶原纤维和脂肪
组织中

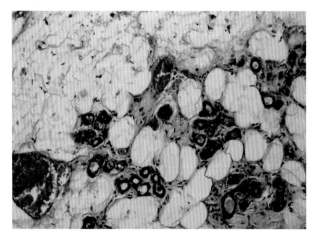

图4-20 微腺性腺病，小管衬覆单层腺上皮

（四）大汗腺腺病（apocrine adenosis）

腺病50%以上的部分发生大汗腺化生称为大汗腺腺病，又称腺病伴大汗腺化生，硬化性大汗腺腺病。

镜下为腺病尤其是硬化性腺病的特征，具有腺上皮和肌上皮双侧结构。腺细胞体积较大，柱状或多角形，胞界清楚，邻近腔缘者可有胞质顶突。胞质丰富，深伊红，颗粒状。核圆形或卵圆形，核仁明显。腺细胞可发生不典型性，称为不典型大汗腺腺病（图4-21）。

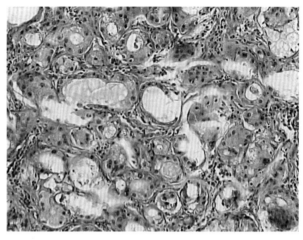

图4-21　大汗腺腺病

五、乳腺纤维腺瘤

乳腺纤维腺瘤（fibroadenoma）是一种结缔组织和上皮组织同时增生的境界清楚的良性肿瘤。

1. 肉眼观察　为包膜完整的球形或结节状肿瘤。大小不一，一般不超过4cm，与周围组织分界清楚，易于剥离。切面灰白质韧或透明黏液感，有时可骨化、钙化或小囊形成。

2. 镜下　肿瘤表面被覆薄层纤维包膜，由腺管和纤维构成肿瘤的实质，不同的肿瘤其组成的比例不同。腺管上皮具有双层结构，腺上皮细胞呈立方状，可增生呈乳头状、筛网状或实体状。纤维细胞呈梭形，常伴黏液变性或胶原化。根据纤维和上皮成分的不同及相互的结构关系，可分为4型：①管内型，增生、肿胀的结缔组织成分和裂隙状树枝样走行的腺管结构。②管周型，增生的结缔组织和圆形的腺管上皮成分。③黏液变型，间质有广泛显著黏液变性。④分叶型，肿瘤体积大，有叶状结构，间质细胞少，增生不明显（图4-22至图4-24）。

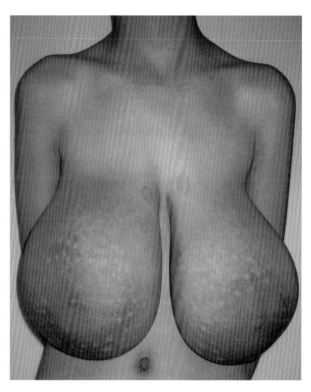

图4-22　双侧青春期乳腺纤维腺瘤

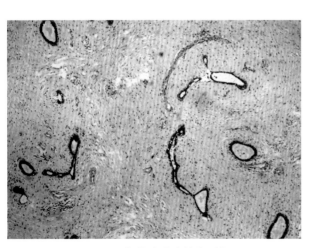

图4-23　纤维腺瘤（管内型）

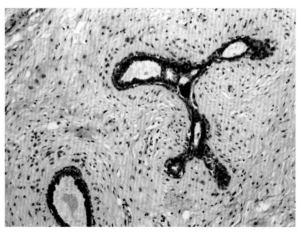

图4-24　纤维腺瘤（管内型）

六、乳腺导管内乳头状瘤

乳腺导管内乳头状瘤（papilloma）严格说来是指有树枝状纤维血管轴心，被覆腺上皮和肌上皮两型细胞的乳头状增生性病变。可分中心性和周围性。

1. **肉眼观察** 导管扩张呈囊状，肿瘤位于导管内，呈绒毛乳头状，红色或褐色，常有蒂与导管壁相连。

2. **镜下** 导管囊状扩大，上皮呈乳头状增生，有疏松纤维血管轴心，形成树枝状复杂结构。可伴有大汗腺化生。乳头表面被覆腺上皮、肌上皮两层细胞。腺上皮可发生普通型增生、不典型增生甚至癌变（图4-25至图4-27）。

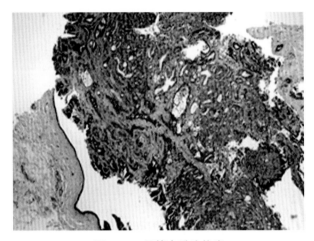

图4-25 导管内乳头状瘤

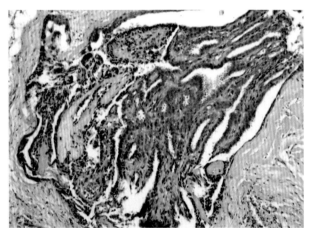

图4-26 导管内乳头状瘤

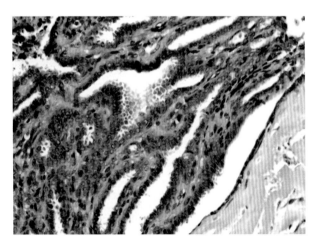

图4-27 导管内乳头状瘤以纤维脉管构成的轴心，被覆
腺上皮和肌上皮双层结构

第四节　乳腺分叶状肿瘤

　　叶状肿瘤（phyllodes tumor）是一类呈分叶状、具有双相组织特征（结缔组织和上皮成分）的肿瘤，是乳腺少见的肿瘤。依据组织形态分为良性、交界性和恶性。

　　1. 肉眼观察　肿瘤的界限清楚，呈分叶状或粗大实性的融合结节，无明显包膜。切面灰白色或灰黄色，分叶或有囊肿形成。

　　2. 镜下（图4-28至图4-32）

　　（1）良性：呈膨胀性生长，间质中度增生，较纤维腺瘤富于细胞，细胞分布均匀，无明显多形性和异型性，核分裂<4/10HPF，通常无异源性分化，无出血坏死。

　　（2）交界性：有浸润性边界，间质富于细胞，中度多形性和异型性，核分裂5~9/10HPF，出血坏死不明显。

　　（3）恶性：明显浸润性生长，间质过度增生，细胞多形性和异型性明显，核分裂>10/10HPF，可见异源性分化，出血坏死明显。

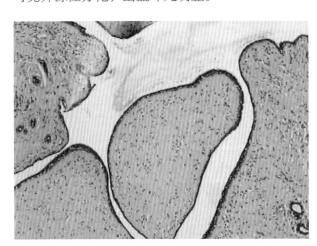

图4-28　叶状肿瘤（良性）分叶状，间质细胞中等丰富，细胞无异型性

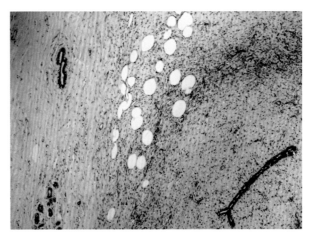

图4-29　叶状肿瘤（交界性）间质细胞丰富，向脂肪中浸润性生长

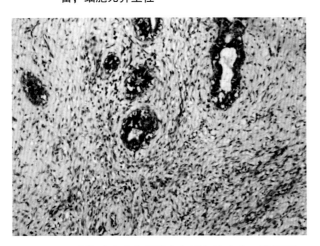

图4-30　叶状肿瘤（交界性）间质细胞丰富，核异型

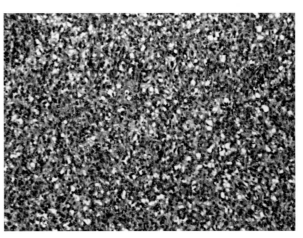

图4-31　叶状肿瘤（恶性）间质细胞过度增生，一个低倍（HE×4）视野未见上皮成分

053

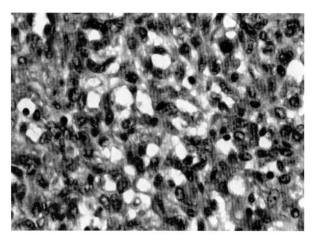

图4-32 叶状肿瘤（恶性）间质细胞异型性显著，可见病理性核分裂像

3. 免疫组化　叶状肿瘤的免疫组化指标包括：CD34、Bcl-2、p53、Ki-67、c-kit、EGFR、CD10、血管标记物、Wnt通路蛋白、p16等。大部分与高级别相关的组织学特点有相关性，尚未证实是独立的预后标记。

p53：肿瘤抑制基因17p13，调节正常的细胞生长和分类，DNA修复和细胞凋亡；总体来讲，高级别叶状肿瘤高表达p53。纤维腺瘤表达很弱或不表达。

激素受体：50%~80%的上皮有受体表达，且恶性程度越高，表达水平越低。

增值标记：Ki-67总体来讲，与肿瘤级别有良好的相关性；与间质细胞密度相关；但不能可靠预测预后。

EGFR：EGFR过表达见于56%~75%的恶性叶状肿瘤，见于16%的良性叶状肿瘤。

c-kit（CD117）：在间质中的表达与叶状肿瘤的级别呈正相关；恶性叶状肿瘤中过表达（46%~100%），良性叶状肿瘤33%~46%。

CD10：与叶状肿瘤的级别呈正相关。

p16与pRb：与肿瘤级别呈正相关；与存活率呈负相关。

Wnt通路蛋白：α-catenin和β-catenin从良性到交界性逐渐升高；从交界性到恶性逐渐降低。

所有上述标记与肿瘤级别有相关性，可提供线索，但不能稳定地预测预后。

第五节　乳腺非浸润性癌

一、导管原位癌

乳腺导管原位癌（ductal carcinoma in situ，DCIS）又称导管内癌、导管上皮内肿瘤（DIN）。是一种肿瘤性导管内病变，特征为导管肿瘤性上皮细胞明显增生，细胞有轻至重度异型，但未突破导管和（或）小管的基底膜，无间质浸润。病变具有内在的进展为浸润癌的趋势，但并非必然会发展为浸润癌。

1. 肉眼观察　常无明显特征。有时组织切面上可有不太明显的实性、小结节状或颗粒状，挤压有粉刺样溢出物。

2. 镜下　病变绝大多数发生于终末导管和小管内。导管显著扩大，原有的腺上皮被不同程度异型的肿瘤细胞取代，并排列成不同的组织学构型，可有或无坏死。细胞有明显多形性和异型性，排列紊乱极向消失。原有的肌上皮层可完整保存，或部分甚至完全缺失。原有的基膜保存无损，偶有灶性不连续。无肿瘤细胞突破基膜浸润间质。

3. 分级　当前对DCIS的分级，多以瘤细胞的核级别为基础，参考瘤细胞的坏死及极化现象，将DCIS分为低级别、中级别和高级别3级（图4-33至图4-37）。

（1）低级别核：核的形态单形性、大小一致性及分布的规律性是此核级的特点。表现为圆形、卵圆形或梭形，体积较小，略大于正常导管上皮细胞。核膜光滑，染色质细，分布均匀，核仁及核分裂像罕见。无瘤细胞坏死。常有细胞极化现象。

（2）中级别核：核有轻至中度多形性，大小略有差异是此核级的特点。表现为核中等大小，核膜略有凹陷，少数核裂。核染色质粗，核分裂像可见。可有瘤细胞坏死。偶见细胞极化现象。

（3）高级别核：核呈明显多形性是此级核的特点。表现为核形态多样，分布不规则。核大，核形不规则，核膜凹陷，染色质粗块状，核分裂像多见。常见瘤细胞坏死。无细胞极化现象。

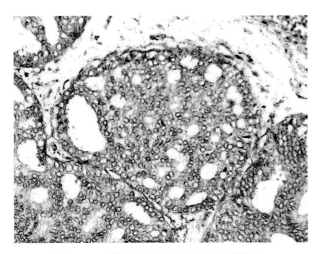

图4-33　导管原位癌（中级别，筛状型）

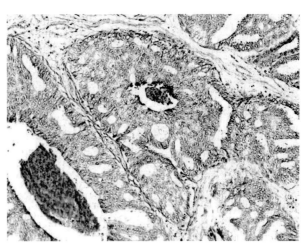

图4-34　导管原位癌（中级别，筛状型）

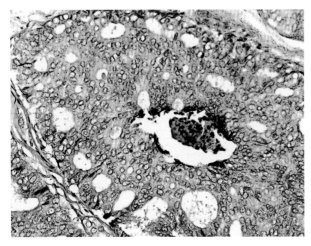

图4-35　导管原位癌（中级别，筛状型）管腔中央可见坏死

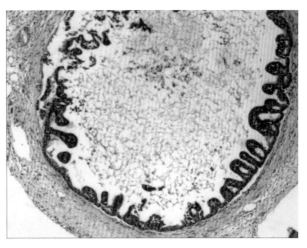

图4-36　导管原位癌（低级别，微乳头型）

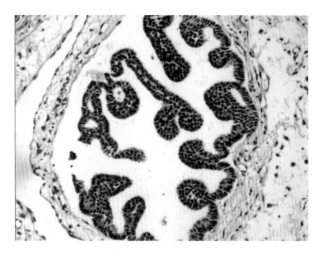

图4-37 导管原位癌（低级别，微乳头型）

4. 构型模式与亚型

（1）筛状型：极化的肿瘤细胞围绕细胞间隙形成新的腔隙，在横切面上表现为大量的筛孔状，多为圆形，腔缘平滑，可见细胞顶突。可变异形成小梁性栅栏和罗马桥状。

（2）微乳头型：由同质性瘤细胞构成不含纤维脉管轴心的微乳头，可短粗如小丘状，或细长如手指状。

（3）实体型：瘤细胞形成实性团充满管腔，不显示其他特殊构型。

（4）粉刺型：各种构型的瘤细胞出现中央带瘤细胞坏死，坏死面积超过病变导管直径的50%，多见于高级别实体型DCIS。

（5）乳头型：乳头内有纤维脉管轴心。

5. 特殊类型 囊内乳头状癌（intracystic papillary carcinoma）

是导管内乳头状癌的一个亚型，当乳头状癌出现在大体上可辨认的囊性扩张的导管内时，使用囊内乳头状癌这一术语较为合适。其组织学特征为病变缺少肌上皮、具有纤细的纤维脉管轴心的真性乳头，瘤细胞群具有低级别DCIS的镜下特征。新版（2012年版）WHO将囊内乳头状癌正式命名为"包被性乳头状癌（incapsulated papillary carcinoma）"；用于描述介于浸润癌和原位癌之间一种"transition"状态，代表了一种微小浸润性、低级别或惰性的浸润性癌。

（1）肉眼观察：由于血性或混浊液体的积聚导致病变导管呈囊性扩张。肿瘤常常广泛附着于囊壁并突入囊腔。肿瘤表面可以呈现粗糙的乳头状外观。也有少部分病例表现为光滑的卵圆形包块。

（2）镜下：诊断标准可参考导管内乳头癌。研究显示某些使用传统形态学标准诊断的囊内乳头状癌实际上是具有界限和包膜的浸润性乳头状癌亚型。尽管囊内乳头状癌可以单独出现，更多的情况是其周围乳腺组织伴有低-中级别的DCIS（筛状型或微乳头状型多见），甚至出现肯定的浸润性癌（类型以浸润性导管癌多见）（图4-38至图4-40）。

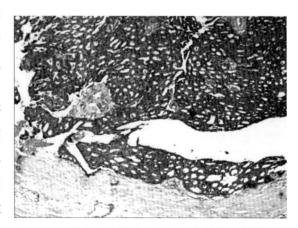

图4-38 囊内乳头状癌可见少量的纤维脉管轴心，癌细胞排列呈筛孔状

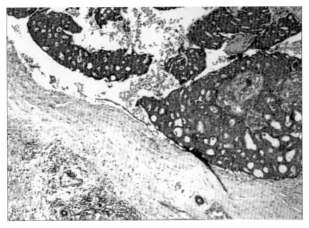

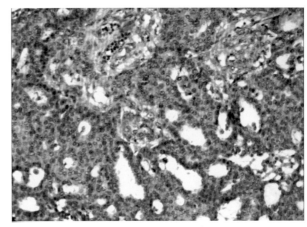

图4-39　囊内乳头状癌　　　　　　　　　　图4-40　囊内乳头状癌，核呈低级别

二、小叶性肿瘤/瘤变

小叶性肿瘤（lobular neoplasia）指发生于终末导管小叶单位内的、通常以体积较小、黏附松散的小叶型肿瘤细胞为特征的不典型上皮增生性病变，包括不典型小叶增生和小叶原位癌。新近资料提示，它可能是浸润性小叶癌的前驱病变。最常发生在绝经前的妇女。患者多无自觉症状，缺乏阳性体征和影像学表现。

1. 肉眼观察　通常无明显的大体改变。

2. 镜下　小叶结构存在但增大，小叶腺泡膨大，膨大的腺泡内充满单一黏附性差的小细胞，细胞界限模糊，胞质少、嗜酸，常可见胞质内小空泡和印戒样细胞（图4-41、图4-42）。

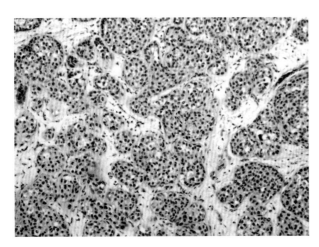

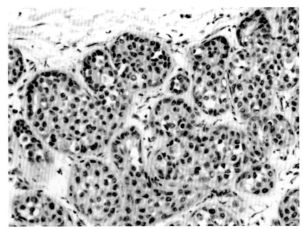

图4-41　乳腺小叶原位癌小叶结构尚存，但膨大变形　　图4-42　乳腺小叶原位癌大部分腺泡内充满单一性小细胞

第六节　乳腺浸润性癌

一、浸润性导管癌

浸润性导管癌，非特殊型（invasive ductal carcinoma，not otherwise specified，IDC-NOS），是浸润性乳腺癌中最常见的类型（占40%~80%）。是一组异质性很大的肿瘤，但还没有达到归入特殊组织类型癌的足够的组装学形态特征。其发病率随着年龄的增长而增加，多见于40岁以上的女性。临床上直径＞2cm的肿块常常能被患者或临床医师查到。

1. 肉眼观察　肿块大小不等，外形多不规则，常常有星状或结节状的边缘，质地较硬，切面一般呈灰白色、灰黄色，边界不清。

2. 镜下　细胞排列成不同的结构：呈索状、小梁状、团块状、腺管状、实性片状等；有的可以有明显的中央性坏死。细胞形态多样：体积比较大，呈不同形状，黏附性强；有不同的核级：核从规则到有明显多形性，核仁明显；有不同的间质成分：成纤维细胞、胶原纤维、弹力纤维、淋巴浆细胞、坏死和钙化；一般来说，高级别肿瘤含有较少的间质或间质呈明显的纤维细胞增生和炎细胞浸润；低级别肿瘤反之。细胞有不同的浸润方式和程度（图4-43至图4-46）。

（1）组织学分级：目前绝大多数病理和临床医师选用Modified Bloom-Richard 组织学分级方案。它使用腺管形成、核的多形性和核分裂像计数3项指标将乳腺癌分为1~3级，1级分化最好，3级分化最差（表4-1）。

表4-1　乳腺癌Modified Bloom-Richard 组织学分级方案

组织学特征	评分		
	1级	2级	3级
腺管形成	＞75%	10%~75%	＜10%
核的多形性	小而规则	核较大，但较规则	大而不规则，核仁明显
核分裂像计数（/10HPF）	≤5	6~10	≥11

1）腺管形成的评价：当评价腺管形成时只计数具有清晰中央腺腔的腺体；它应具有明确的中央腺腔和与周围基膜垂直排列的腺上皮细胞，而不是由于固定不良导致组织收缩后形成的裂隙。腺管与肿瘤的比率10%和75%被作为临界值确定得分。

2）核多形性的评价：核多形性评分主要根据细胞的大小（与正常上皮细胞或淋巴细胞比较）和形态（异型性）而定。核形不规则、核仁数目和大小的增加在确定得分时也是有用的辅助特征。1级的核应是小而规则。多数肿瘤细胞核都具有一定程度的异型性，应划分为2级。3级核的大小和形状应有较大的差别，常常是正常细胞核的2~2.5倍，同时核仁清楚。肿瘤有偶尔出现的异常大细胞不应划分为3级。用于决定核多形性得分的区域在比例上至少应占整个肿瘤的10%以上。

3）核多形性的评价：必须计数确定的核分裂像，而不是浓染和固缩的核。核分裂像最好选择肿瘤的周边区域，计数10个高倍视野的核分裂像总数。若存在异质性，应选择核分裂像集中的区域和肿瘤

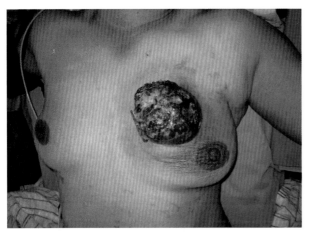

图4-43　乳腺癌TNM分期PT4b，累及皮肤溃烂

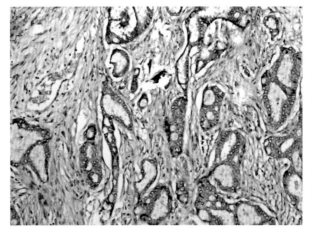

图4-44　乳腺浸润性导管癌组织学2级

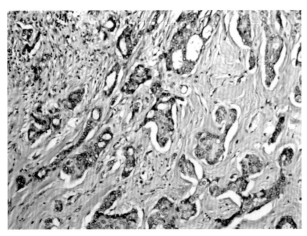

图4-45　乳腺浸润性导管癌组织学2级

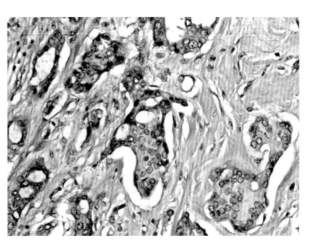

图4-46　乳腺浸润性导管癌组织学2级

细胞丰富的区域，避开坏死和原位癌区域。

（2）组织学分级的对象：不仅IDC需要进行组织学分级，特殊类型如小管癌、浸润性筛状癌、黏液癌、浸润性小叶癌以及混合型癌等也要分级。髓样癌是唯一的例外。

二、浸润性小叶癌

浸润性小叶癌（invasive lobular carcinoma，ILC），是一种有特殊生长方式的浸润性乳腺癌，与IDC相比，ILC在组织学上有以下几个特点：①瘤细胞形态单一，缺乏黏附性，常有胞浆内空泡；②在纤维间质中呈单行方式浸润，或围绕终末导管呈靶样浸润；③免疫组化E-cadherin阴性，p120 catenin阳性；④分子遗传学常有位于16q22.1上的E-cadherin基因缺失。ILC占浸润性乳腺癌的0.6%～15%。肉眼观察见肿物呈不规则形，没有明显的界限，切面多呈灰色或白色。镜下见癌细胞较小，细胞界限清楚，黏附性差，胞质少，嗜酸性或淡染。癌细胞散在分布，排列呈单行串珠状（列兵式，单列线样），或围绕残留导管呈同心圆或靶环状浸润（图4-47至图4-50）。

ILC在组织学上有不同的类型，除了经典型外，还有许多变异亚型，包括实性型、腺泡型、多形型和小管小叶型等。其中最多见的是混合型和经典型（占70%以上）。

059

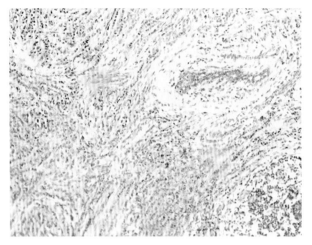

图4-47 乳腺浸润性小叶癌（经典型），癌巢围绕残存的正常乳腺导管呈靶样、线样排列

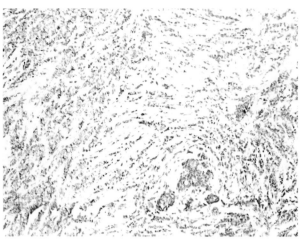

图4-48 乳腺浸润性小叶癌（经典型），癌巢围绕残存的正常乳腺导管呈靶样、线样排列

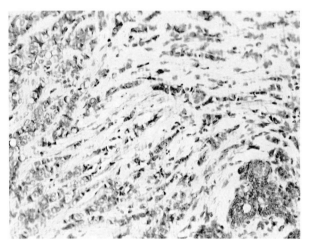

图4-49 乳腺浸润性小叶癌（经典型），癌细胞单一、体积小，呈单行列兵样排列

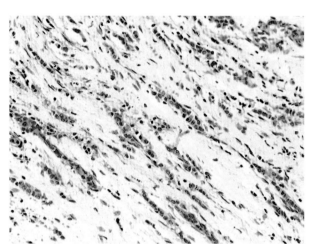

图4-50 乳腺浸润性小叶癌（经典型）

三、髓样癌

乳腺髓样癌（medullary carcinoma）是一种界限清楚，细胞分化差，呈大片状分布，缺乏腺样结构和间质，有明显淋巴浆细胞浸润的癌。

1. 肉眼观察　肿块边界清楚，结节或分叶状，质软，切面呈灰白色髓样。

2. 镜下　①肿瘤细胞吻合呈大片、索状排列（通常宽度超过4层细胞）。②有膨胀推挤性边缘，境界清楚，缺乏对周围乳腺组织及脂肪组织内的浸润。③肿瘤内缺乏腺管状结果，瘤细胞边界不清。④>75%的癌细胞为合体型细胞，胞质丰富。⑤核呈空泡状，多形性和异型性明显，部分可出现非典型瘤巨细胞和鳞状细胞化生。癌灶内外有大量密集的淋巴细胞、浆细胞浸润（图4-51至图4-53）。

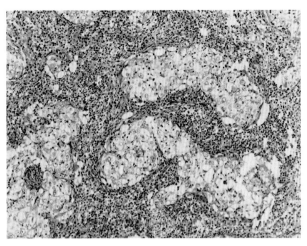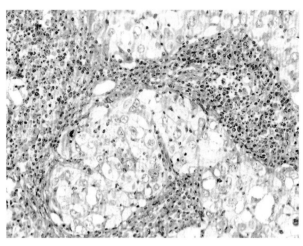

图4-51　乳腺髓样癌，癌细胞合体样，癌巢之间大量淋
巴细胞浸润

图4-52　乳腺髓样癌，癌细胞合体样，癌巢之间大量淋
巴细胞浸润

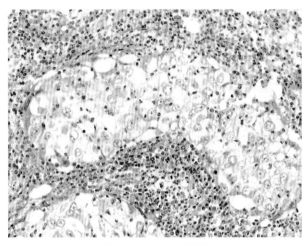

图4-53　乳腺髓样癌

在病理诊断日常工作中，髓样癌的误诊率较高，为了提高诊断的可重复性，有人认为应推荐简化标准，其中合体细胞生长方式、缺乏腺样结构、淋巴浆细胞浸润和少量肿瘤性坏死（＜25%）是诊断乳腺髓样癌最具有特征性的形态特点。

四、产生黏液的癌

产生黏液的癌（mucinous producing carcinoma）是指产生丰富细胞外黏液和（或）细胞内黏液的各类乳腺癌，包括黏液癌、黏液性囊性癌、柱状细胞黏液癌和印戒细胞癌。

（一）黏液癌

是由细胞学相对温和的肿瘤细胞团巢漂浮于细胞外黏液湖中形成的癌，可根据肿瘤的成分分为单纯型和混合型。

1. 肉眼观察　可见肿块呈圆形或分叶状，境界清楚，切面胶样感。有时与黏液样变的纤维腺瘤不易区别。

2. 镜下　肿瘤组织内含有多少不等的细胞外黏液（>50%），形成黏液湖。细胞呈大小形状不等的团/巢、梁、带或乳头状，漂浮于黏液内，可见纤细的纤维性间隔。少数情况下肿瘤几乎完全由细胞外黏液构成，而很难找到瘤细胞成分。黏液湖里的瘤细胞团大小形状不一，可实性、片状、巢状、筛状、条索状及微乳头状；癌细胞较小，均匀一致，圆形或多角形，边界不清，具有少量嗜酸性胞浆，缺少细胞内黏液。胞核圆形或卵圆形，染色深，无明显异型性，核分裂少见。部分瘤细胞可见神经内分泌分化。肿瘤罕见坏死和血管侵犯，周边可伴有导管内癌成分（图4-54、图4-55）。

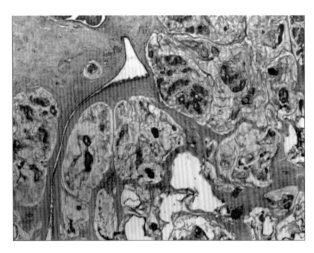

图4-54　乳腺黏液癌大量黏液

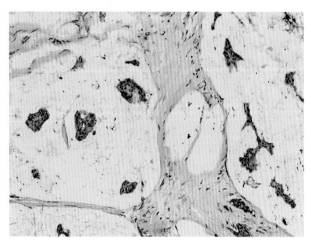

图4-55　乳腺黏液癌癌细胞漂浮于黏液湖中

（二）柱状细胞黏液癌

可单独出现或与浸润性导管癌伴发。镜下主要由疏松或紧密排列的、圆形或不规则的腺体构成。腺体之管腔可呈闭塞状或形成微囊。腺体被覆单层、胞浆透明的柱状细胞，胞核形态温和，位于基底，核分裂少见，具有丰富细胞内黏液（图4-56）。

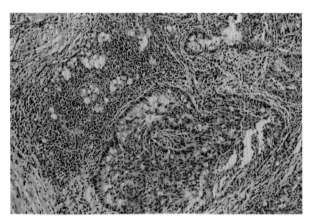

图4-56　柱状细胞黏液癌，细胞内可见黏液

（三）印戒细胞癌

乳腺原发印戒细胞癌（signet ring cell carcinoma）是指主要或全部由印戒细胞构成的浸润性乳腺癌。镜下细胞可分两种类型，一种与浸润性小叶癌有关，呈经典小叶癌的浸润方式；另一种与导管癌相关，形态与胃印戒细胞癌类似。

五、神经内分泌癌

神经内分泌癌（neuroendocrine carcinoma）又可称伴内分泌特征的癌，是一种组织学、组织化学、免疫组织化学及电镜下具有神经内分泌特征的癌，免疫组化至少有＞50%的肿瘤细胞表达1种或多种神经内分泌标记物。

1. 肉眼观察　一般无特殊的大体特征，肿瘤呈浸润或膨胀性生长。产生黏液的肿瘤质软和有黏液样外观。多数界限清楚。

2. 镜下　结构多种多样，大多数有腺泡状或实性片状结构，外周瘤细胞呈栅栏状排列，也可出现类癌样结构，亦可为浸润性导管癌的各种形态，结构特点不明显，有时可见菊形团样结构。细胞形态也多种多样，分化程度不等。大多数细胞形态温和，圆形或卵圆形，多边形或浆细胞样，也可梭形。胞浆嗜酸性，颗粒状，或者淡染、透明，核染色质细腻，核分裂少见。肿瘤间质多少不等，有时可见间质黏液湖。有人根据细胞类型、分化程度，组织学分级将乳腺神经内分泌癌分为3种组织学亚型：实性神经内分泌癌、小细胞癌及大细胞神经内分泌癌（图4-57、图4-58）。

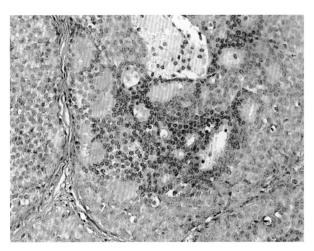
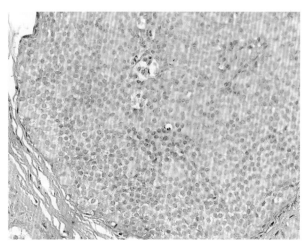

图4-57　乳腺实性神经内分泌癌细胞排列呈菊形团样结构　　图4-58　乳腺实性神经内分泌癌细胞排列呈实体型，核淡染，染色质细腻

六、浸润性微乳头状癌

乳腺浸润性微乳头状癌（invasive micropapillary carcinoma）是指在类似于脉管的间质裂隙中肿瘤细胞呈小簇状排列的浸润性癌，形态和微乳头型导管内癌相似。其微乳头不是真乳头，没有纤维脉管轴心。

1. 肉眼观察　纯粹的浸润性微乳头状癌呈分叶状，界限清楚。

2. 镜下　全部为微乳头癌形态的病例较少见，多数情况下微乳头癌不同比例与浸润性导管癌混合存在。所谓纯粹型微乳头状癌其微乳头状结构＞50%，癌细胞排列呈簇状或桑葚状，细胞团内常见小的管腔，也称为假腺管型微乳头，也可为实心团状。细胞团与间质之间有大小不等的腔隙（低倍镜形态似微小乳头）。癌细胞呈立方形或柱状，胞质较丰富，呈细颗粒状或均质红染。核常为中或高级别。间质内可见不同程度淋巴细胞浸润。淋巴结内转移灶与原发灶形态类似。混合型可见多少不等的浸润性导管癌，两者之间有移行过渡（图4-59至图4-61）。

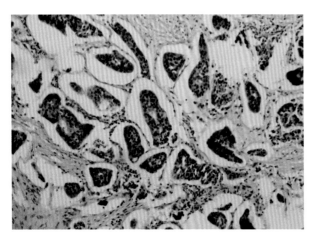

图4-59　乳腺浸润性微乳头状癌

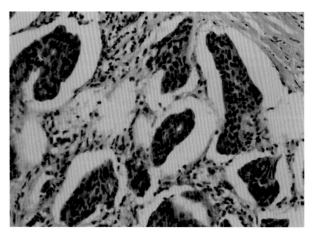

图4-60　乳腺浸润性微乳头状癌

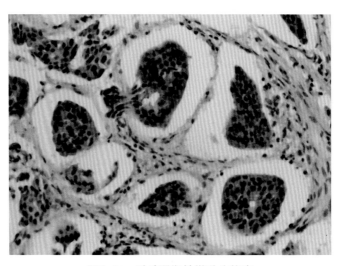

图4-61　乳腺浸润性微乳头状癌

七、大汗腺癌

大汗腺癌（apocrine carcinoma）是指 > 90%的肿瘤细胞具有大汗腺细胞的细胞学及免疫组化特征的乳腺癌。

1. 肉眼观察　无特殊的肉眼特征，通常为致密或坚硬的肿块，浸润性边缘，切面灰白色或白色。

2. 镜下　癌细胞体积大，多形性明显，核大（超过正常大汗腺细胞的3倍），空泡状，核仁明显，嗜酸性。>90%的肿瘤细胞具有大汗腺细胞特点的浸润性癌才称为大汗腺癌（图4-62、图4-63）。

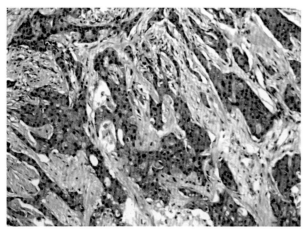

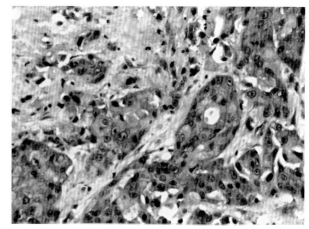

图4-62　乳腺大汗腺癌癌细胞具有嗜酸性胞浆

图4-63　乳腺大汗腺癌癌细胞体积大，胞质嗜酸性，核仁明显

八、小管癌

乳腺小管癌（tubular carcinoma）是指由分化好、内衬单层上皮细胞的腺管构成的浸润性癌。又称高分化腺癌。

1. 肉眼观察　肿块大多数<1cm，境界不清，切面灰白色或黄白色，质地硬。

2. 镜下　低倍镜下肿瘤呈星芒状，界限不清，浸润性生长。肿瘤由小的腺管组成，杂乱无章分布，呈圆-卵圆形，管径大小相对一致，也可见形状不规则形成棱角或拉长的腺管，管腔开放，管腔内分泌物少。管腔内衬单层上皮细胞，细胞小而一致，形态温和，核多形性和异型性不明显，核分裂罕见。小管缺乏肌上皮。>90%（或100%）的癌组织具有小管状结构为纯粹型小管癌。小管状结构不到90%的应为混合型癌。间质富于成纤维细胞、致密的胶原纤维。肿瘤坏死少见（图4-64至图4-66）。

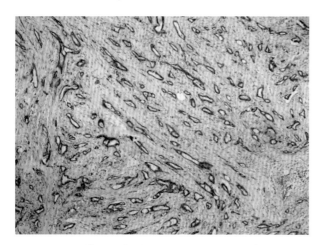

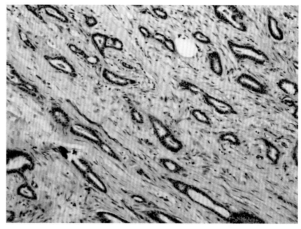

图4-64　小管癌由杂乱分布的小管构成，腺管拉长，管腔开放

图4-65　小管癌肿瘤细胞呈单层立方形或柱状，形态温和一致

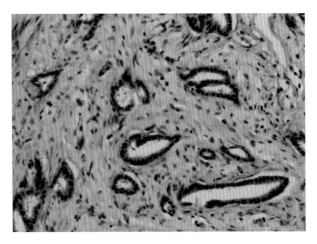

图4-66　小管癌部分小管呈角状、泪滴状

九、腺样囊性癌

腺样囊性癌（adenoid cystic carcinoma）最常发生于涎腺，也可发生于呼吸道、消化道、外耳道、泪腺、皮肤和宫颈等处。乳腺腺样囊性癌是一种组织学类似于涎腺腺样囊性癌的低度恶性癌，仅占浸润性乳腺癌的0.1%。

1. 肉眼观察　肿块境界清楚，可呈分叶状，大小直径平均3cm，切面灰白或浅褐色，可见微囊性改变。

2. 镜下　肿瘤常有3种组织构型：筛状型、梁-管状型和实体型。肿瘤细胞呈多样性，但通常主要由两种细胞组成：腺上皮和肌上皮细胞。①筛状型：是腺样囊性癌最有特征的改变，肿瘤细胞可形成两种腺腔：真腺腔和假腺腔。假腺腔形状大小各异，通常类圆形，是由间质内折形成，又称间质腔隙，可以与周围间质相通。腔内可为嗜酸性基膜样物、含毛细血管的胶原或黏液样间质。腺腔衬覆肌上皮。真腺腔为真性分泌性腺腔，腔内含嗜酸性或嗜碱性分泌物。衬覆腺上皮细胞。间质可促纤维组织增生，黏液样变，软骨样改变。②梁-管状型：由两种肿瘤细胞排列呈小管或小梁状，间质常透明变性。③实体型：肿瘤细胞大部分呈实性分布，细胞更具异型性，核分裂较多见，周边细胞可成栅栏状排列（图4-67至图4-69）。

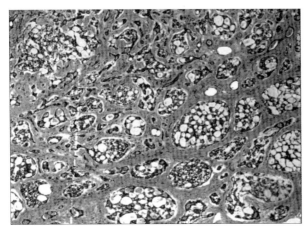

图4-67　腺样囊性癌，浸润性癌巢呈筛状，筛孔内充满
　　　　黏液样分泌物

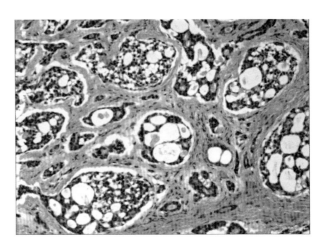

图4-68　腺样囊性癌，浸润性癌巢呈筛状

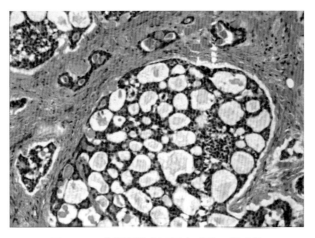

图4-69　腺样囊性癌可见真腺腔、假腺腔

十、化生性癌

乳腺化生性癌（metaplastic carcinoma），又称肉瘤样癌、癌肉瘤和梭形细胞癌等，是指一组有别于腺癌、具有异源性成分的乳腺癌，其特点是在浸润性癌中有占优势的鳞状细胞、梭形细胞和（或）间叶性化生的区域，也可完全是梭形细胞癌、鳞状细胞癌，而找不到任何腺癌成分。通常认为只有当化生成分超过肿瘤的50%时才能诊断化生性癌，当化生性成分较少时可诊断为"伴某种异源性成分的分化/化生"，如浸润性导管癌伴骨软骨肉瘤样分化/化生。化生性癌的组织学类型包括：鳞状细胞癌、伴梭形细胞化生的腺癌、腺鳞癌、低级别腺鳞癌、上皮/间叶混合型化生性癌（图4-70、图4-71）。

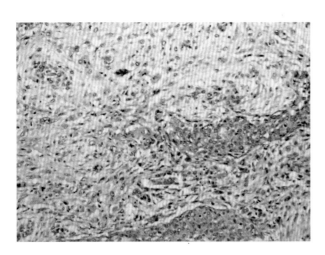

图4-70　化生性癌包括恶性上皮和间叶两种成分

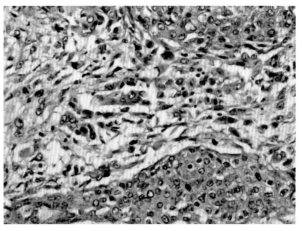

图4-71　化生性癌，恶性上皮成分和恶性间叶成分

十一、炎性癌

乳腺炎性癌（inflammatory carcinoma）是一种具有独特的临床表现（包括弥漫性红斑、水肿、假橘皮样变、触痛、硬结、肿热等）的进展期乳腺癌。意指因癌浸润导致淋巴堵塞和继发水肿所产生的

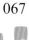

皮肤改变象炎症。组织学无特殊性，常为高级别浸润性导管癌，有明显的淋巴浆细胞浸润（图4-72、图4-73）。

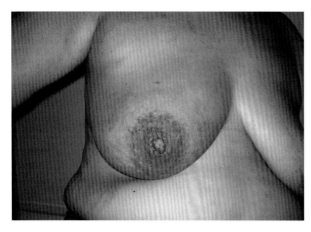

图4-72　乳腺炎性癌大体

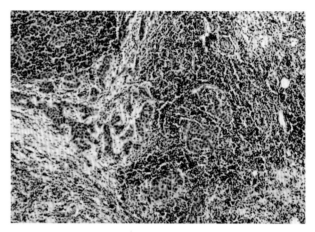

图4-73　乳腺炎性癌

十二、乳头Paget病

乳头Paget病是乳头区表皮内存有不典型性明显（胞质丰富、核仁明显）的大细胞的恶性腺上皮细胞病变。几乎所有病变均伴有病变下方的导管内癌。

1. 肉眼观察　乳头糜烂，湿疹样，表面可有痂或溃疡。

2. 镜下　表皮内可见Paget细胞，其体积大，圆形或卵圆形，胞界清楚，胞质丰富。Paget细胞散在或成群出现于表皮内各层面，可见病变深部的导管内癌，约1/3有浸润性癌（图4-74至图4-77）。

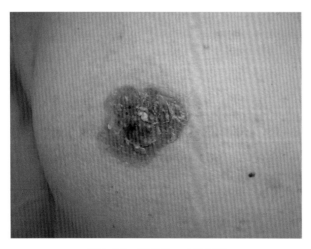

图4-74　乳头Paget病大体

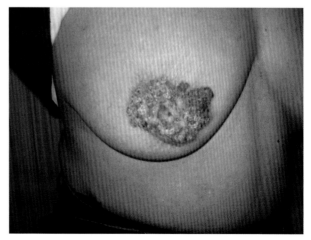

图4-75　乳头Paget病大体

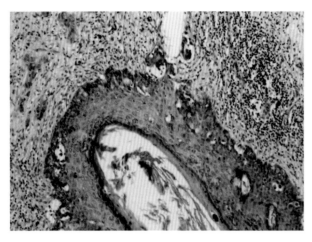

图4-76 乳头Paget病乳头表皮内见Paget细胞浸润

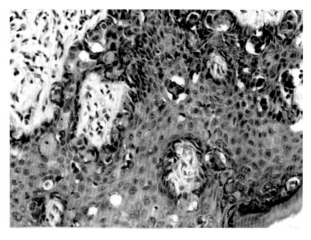

图4-77 乳头Paget病乳头表皮内见胞质丰富、淡染的 Paget细胞浸润

十三、富于脂质癌

富于脂质癌（lipid-rich carcinoma）是指肿瘤细胞胞浆内含有丰富的中性脂质的乳腺癌。

1. 肉眼观察　报道的富于脂质癌大小为1.2~1.5cm。

2. 镜下　富于脂质癌应与伴有空泡状、透明胞质的其他类型乳腺癌区分。如果在乳腺癌冰冻切片中实施组织化学方法检测，高达75%的病例含胞浆内脂滴。多数病例组织学显示为Ⅲ级浸润癌。瘤细胞大而透明、胞质泡沫状或空泡状。瘤细胞缺乏黏液。

十四、富于糖原透明细胞癌

富于糖原透明细胞癌（glycogen-rich clear cell carcinoma，GRCC）是指超过90%的肿瘤细胞具有富含糖原的透明胞浆。

1. 肉眼观察　GRCC与普通的浸润性或导管内癌难以区分。肿瘤大小为1~8cm。

2. 镜下　肿瘤细胞边界较清，呈多角形。透明或细颗粒胞质中含有PAS阳性糖原，可被淀粉酶消化。核深染，染色质呈团块状，核仁明显。

十五、乳腺癌的扩散与转移

1. 直接浸润　乳腺癌可直接侵入皮肤，导致局部破溃；亦可向深层浸润胸肌筋膜、胸肌等周围组织，导致部分患者出现链枷胸。

2. 淋巴转移　可经乳房淋巴液的各引流途径扩散。癌细胞经胸大肌外侧缘淋巴管侵入同侧腋窝淋巴结，进而侵入锁骨下淋巴结及锁骨上淋巴结。转移至锁骨上淋巴结的癌细胞，又可经胸导管（左）或右侧淋巴导管侵入静脉血流而向远处转移，这是乳腺癌淋巴转移的主要途径。癌细胞向内侧侵入胸骨旁淋巴结，继而达到锁骨上淋巴结，之后可经上述途径血行转移，此途径的转移虽较少，但一经发生则预后较差。据国内有关资料报道，腋窝淋巴结转移率约为60%，胸骨旁淋巴结转率为30%~35%。另外，乳癌原发部位与转移途径也有一定关系，一般说来，有腋窝淋巴结转移者，原发灶

069

大多（80%）在乳房的外侧象限；有胸骨旁淋巴结转移者，原发灶则大多（70%）在乳房内侧象限。

3. 远处转移　乳腺癌细胞经血液向远处转移者多发生在晚期，但基于对乳腺癌术后患者远期疗效的调查和统计，有学者认为乳癌的血行转移可能在早期即已发生，以微小癌灶的形式隐藏在体内，成为日后致命的隐患。乳腺癌细胞除可经淋巴途径进入静脉，也可直接侵入血液循环。乳腺癌患者一生中，肺转移发生率约为70%，骨转移约为60%，其中胸、腰椎和骨盆是乳腺癌骨转移最易发生的部位；肝转移约为60%，另有约15%患者出现脑转移。易于血行转移是乳腺癌突出的生物学特征，此为本病治疗失败的主要原因所在。

十六、乳腺癌的pTNM病理学分期

1. pT：原发肿瘤

pT_x　原发肿瘤在组织学上无法评估。

pT_0　无原发肿瘤的组织学证据。

pT_{is}　原位癌。

pT_{is}（DCIS）　导管原位癌。

pT_{is}（LCIS）　小叶原位癌。

pT_{is}（Paget）　乳头的Paget病与其深层实质中的侵袭性乳腺癌和（或）原位癌［DCIS和（或）LCIS］无关。与Paget病有关的乳腺实质的癌症应该按照大小和实质病变的特征进行分期，尽管仍然应该关注Paget病的存在。

pT_1　肿瘤最大直径≤2cm。

　pT_{1mi}　微浸润最大直径≤0.1cm[*]。

注：[*]微浸润是指癌细胞突破基底膜进入邻近组织的最大直径不超过0.1cm。多灶微浸润时，应以直径最大的微浸润灶作为分期的依据（不要采用所有单一浸润灶的总和）。应该像对待多灶微浸润癌一样，重视多灶微浸润。

　pT_{1a}　肿瘤最大直径>0.1cm，但≤0.5cm。

　pT_{1b}　肿瘤最大直径>0.5cm，但≤1cm。

　pT_{1c}　肿瘤最大直径>1cm，但≤2cm。

pT_2　肿瘤最大直径>2cm，但≤5cm。

pT_3　肿瘤最大直径>5cm。

pT_4　无论肿瘤多大，只要侵及胸壁和（或）皮肤（溃疡或皮肤结节）。

注：只侵及真皮并不一定是T_4。胸壁包括肋骨、肋间肌肉和前锯肌，但不包括胸肌。

　pT_{4a}　侵及胸壁（但不包括只侵及胸壁）。

　pT_{4b}　溃疡，同侧为卫星灶皮肤结节，或皮肤水肿（包括橘皮样变）。

　pT_{4c}　T_{4a}加T_{4b}。

　pT_{4d}　炎性乳癌。

注：1. 炎性乳癌以弥漫的皮肤组织发硬为特征，边缘类似丹毒，通常没有肿块。如果皮肤活检阴性，没有局部可测量的原发灶，对于临床炎性乳癌（T_{4d}）的病理T分期为pT_x。皮肤凹陷、乳头回缩或除了T_{4b}和T_{4d}以外的其他皮肤改变，可能是T_1、T_2或T_3，而不会影响分期。

2. 当进行pT分期的时候，肿瘤的大小为浸润部分的测量结果。如果有很大的原位部分（例如4cm）和少量浸润部分（例如0.5cm），则分期是pT_{1a}。

2. pN：区域淋巴结

pN$_x$　区域内淋巴结转移无法确定（如已经切除或切除后未行病理检查）。

pN$_0$　无区域淋巴结转移*。

注：*孤立肿瘤细胞（ITC）是指单个癌细胞或直径不超过0.2mm的癌细胞团，通常通过常规的H&E染色或免疫组化检测到。现在又提出了一个额外的标准：应该包括在单个组织学横切片中细胞数少于200个。只有ITC的淋巴结在N分期时不算在阳性淋巴结中，但应该包括在总淋巴结数中。

pN$_1$　微转移或1~3个同侧腋窝淋巴结转移；和（或）前哨淋巴结活检发现内乳淋巴结转移但没有临床发现**。

　　pN$_{1mi}$　微转移［直径>0.2mm和（或）>200个细胞，但直径≤2mm］。

　　pN$_{1a}$　1~3个腋窝淋巴结转移，至少有1个直径>2mm。

　　pN$_{1b}$　前哨淋巴结活检发现内乳淋巴结镜下或肉眼可见的转移，但临床检查阴性***。

　　pN$_{1c}$　1~3个腋窝淋巴结转移伴前哨淋巴结活检发现内乳淋巴结镜下或肉眼可见的转移，但临床检查阴性**。

pN$_2$　4~9个同侧腋窝淋巴结转移或临床发现的**同侧内乳淋巴结转移但无腋窝淋巴结转移。

　　pN$_{2a}$　4~9个腋窝淋巴结转移，至少有1个直径>2mm。

　　pN$_{2b}$　临床发现的**同侧内乳淋巴结转移但无腋窝淋巴结转移。

pN$_3$　转移如下所述：

　　pN$_{3a}$　10个或10个以上腋窝淋巴结转移（至少有1个直径>2mm）或锁骨下淋巴结转移。

　　pN$_{3b}$　临床发现的1同侧内乳淋巴结转移伴腋窝淋巴结转移；或3个以上腋窝淋巴结转移，同时通过前哨淋巴结活检发现内乳淋巴结镜下或肉眼可见的转移，但临床检查阴性***。

　　pN$_{3c}$　同侧锁骨上淋巴结转移。

注：**临床发现的定义为临床检查或影像学检查（除了淋巴显像）发现的并且高度可以恶性或基于细胞穿刺细胞学检查推断病理转移。

***临床检查阴性是指影像学检查（除了淋巴显像）或临床检查没有发现。

3. pM：远处转移

pM$_0$　无远处转移。

pM$_1$　镜下证实有远处转移。

表4-2　乳腺癌pTNM分期

分期	T	N	M
0期	T$_{is}$	N$_0$	M$_0$
I$_A$期	T$_1$*	N$_0$	M$_0$
I$_B$期	T$_0$，T$_1$*	N$_{1mi}$	M$_0$
II$_A$期	T$_0$，T$_1$*	N$_1$	M$_0$
	T$_2$	N$_0$	M$_0$
II$_B$期	T$_2$	N$_1$	M$_0$
	T$_3$	N$_0$	M$_0$
III$_A$期	T$_0$，T$_1$*，T$_2$	N$_2$	M$_0$
	T$_3$	N$_1$，N$_2$	M$_0$
III$_B$期	T$_4$	N$_0$，N$_1$，N$_2$	M$_0$
III$_C$期	任何T	N$_3$	M$_0$
IV期	任何T	任何N	M$_1$

注：*T$_1$包括T$_{1mi}$。

十七、乳腺其他肿瘤

乳腺其他肿瘤包括间叶性肿瘤、淋巴瘤和转移性肿瘤等。发生于乳腺的良恶性间叶性肿瘤，形态学类似于其他部位软组织同类肿瘤（图4-78至图4-81）。

乳腺恶性淋巴瘤可为原发性或继发性，但两者都少见，形态学无法区分。肉眼常表现为边缘清楚的肿瘤，切面灰白色，质软或硬，偶见出血或坏死（图4-82）。

乳腺转移性肿瘤占全部乳腺恶性肿瘤的0.5%~6%，除了淋巴瘤和白血病之外，恶性黑色素瘤是最常见的转移性肿瘤（图4-83、图4-84）。

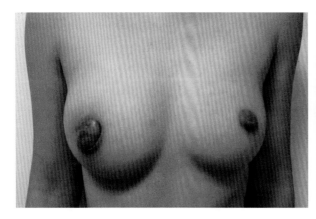

图4-78　右乳腺原发性横纹肌肉瘤，累及乳头（女，18岁）

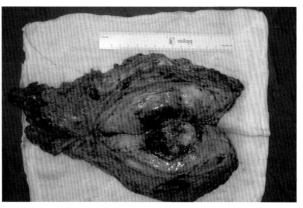

图4-79　右乳腺原发性横纹肌肉瘤大体（女，18岁）

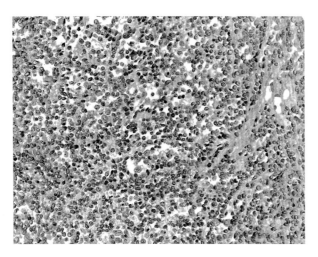

图4-80　乳腺原发性横纹肌肉瘤，可见胞浆丰富红染的细胞

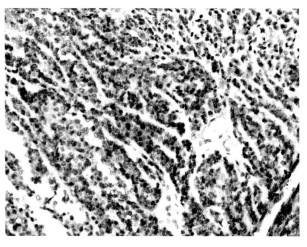

图4-81　乳腺原发性横纹肌肉瘤，横纹肌免疫组化标记弥漫强阳性

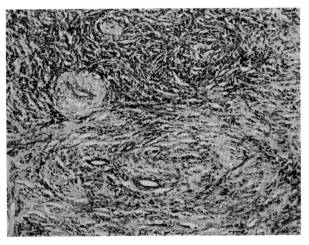

图4-82　乳腺继发性淋巴瘤，既往乳腺外淋巴瘤病史（女，56岁）

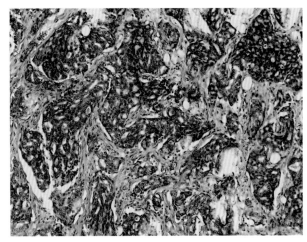

图4-83　左肺下叶腺癌（活检证实），右乳腺内上象限肺腺癌转移（女，45岁）

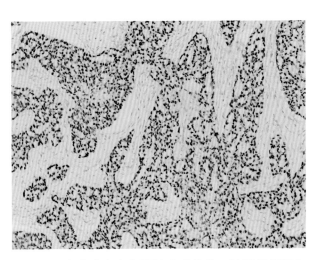

图4-84　右乳腺内上象限肺腺癌转移，肺腺癌标记物TTF-1强阳性（女，45岁）

十八、乳腺癌新辅助放、化疗病理形态学改变

2007年日本乳腺病理协会放、化疗反应判定标准。

（一）乳腺癌放、化疗后病理形态改变分期

Ⅰ期（退化变性期）表现为癌细胞不同程度变性。胞浆肿胀、疏松，出现大小不等的空泡，胞核也肿胀、破碎或固缩。

Ⅱ期（肉芽肿期）癌细胞进一步退变，甚至坏死，数量减少。退变癌巢周围有新生毛细血管和纤维组织，并有多量泡沫细胞和淋巴细胞浸润。

Ⅲ期（纤维化期）癌细胞高度退变或坏死，数量明显减少。间质纤维组织明显增生，并大量胶原化，甚至由胶原组织代替原癌灶区（图4-85、图4-86）。

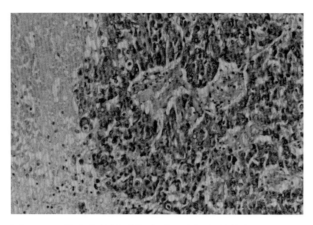

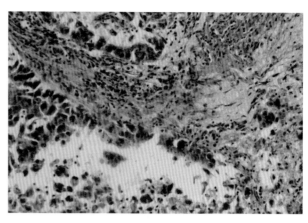

图4-85 乳腺癌新辅助化疗后，癌组织大片坏死，淋巴　　图4-86 乳腺癌新辅助化疗后，癌细胞坏死松散，纤维
细胞浸润　　　　　　　　　　　　　　　　　　　　　　　结缔组织增生

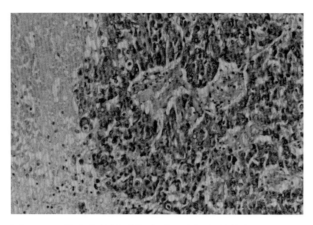位置左上

（二）乳腺癌放、化疗后病理形态改变分级

1级肿瘤切片中，1/3以下癌组织明显上述三期改变者。

2级肿瘤切片中，1/3～2/3癌组织明显上述三期改变者。

3级肿瘤切片中，2/3以上癌组织明显上述三期改变者。

（三）乳腺癌放、化疗疗效组织学评定

根据上述分期和分级，将乳腺癌放、化疗疗效分为（病理报告中提供临床）：

有效（轻度组织反应）：包括 I_1、I_2 和 II_1。

显效（中度组织反应）：包括 I_3、II_2 和 III_1。

特效（重度组织反应）：包括 II_3、III_2 和 III_3。

十九、男性乳腺癌

男性乳腺癌（breast carcinoma of male）极为罕见，占所有乳腺癌的<1%。组织学类型与女性相同。

（一）浸润性癌

通常为单侧，左乳常见。最常见的体征为乳晕下肿块，病理同女性乳腺癌（图4-87）。

（二）原位癌

乳头型DCIS是最常见类型，粉刺型罕见。

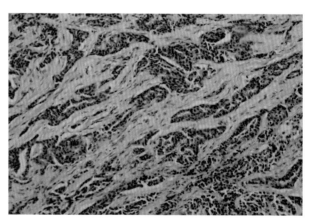

图4-87 男性浸润性乳腺癌

第七节　乳腺癌的分子分型

伴随着对人类疾病与基因表达关系研究的不断深入，2000年有研究采用基因芯片技术首次对人类乳腺组织标本进行基因表达谱分析，并利用聚类分析方法根据基因表达谱的差异进行了比较，将乳腺癌分为了5种亚型：管腔A型（luminal A）、管腔B型（luminal B）、正常乳腺样型（nomal breast-like）、HER-2过表达型和基底细胞样型，每一型都有独立的生物学行为和预后。这标志乳腺癌的现代临床病理学诊断已经从单纯的形态学转入形态学与分子表达特征相结合的诊断。

（一）分型

1. 两种主要类型　激素受体表达——阳性或阴性。

2. 5种亚型

（1）导管型luminal（ER/PR＋）：

1）导管A型 luminal A（ER/PR＋，HER-2－）。

2）导管B型 luminal B（ER/PR＋，HER-2＋）。

（2）HER-2＋（ER－，PR－，HER-2＋）。

（3）基底细胞样型 basal-like（ER－，PR－，HER-2－）。

（4）正常乳腺样型 nomal-like。

（二）各种亚型的特点

1. 导管A型　表达ER、PR、HER-2（－），此型预后好，可以用内分泌治疗配合化疗。

2. 导管B型　表达ER、PR、HER-2，预后较好，可以用内分泌加HER-2靶向治疗配合化疗。

3. HER-2阳性型　不表达ER、PR、HER-2（2+或3+），预后差，此时可用HER-2靶向药物治疗。

4. 基底细胞样型　ER、PR、HER-2均（－），而CK5/6（CK14、15、17）阳性，预后最差，一般只能化疗。

5. 正常乳腺样型　ER、PR、HER-2均（－），而CK5/6（CK14、15、17）也不表达，此型预后较好，化疗即可。

（三）基底细胞样乳腺癌

1. 定义　基底细胞样乳腺癌（basal-like breast carcinoma，BLBC）是指具有基底细胞基因表型并不同程度的表达基底细胞角蛋白和（或）上皮标记物的乳腺癌，具有独特的基因表型和形态特点（图4-88至图4-92）。

2. 临床特点　占所有乳腺癌的8%~20%，占高级别乳腺癌的25%。与BRCA-1基因突变相关，其明确的基因改变包括常有Tp53基因突变，c-kit表达增高；80%以上的患者表达高增值活性基因。

3. 镜下

（1）有膨胀性、推挤性的边缘，呈非浸润性生长，肿瘤与周围组织分界较清楚。

（2）肿瘤细胞呈巢状、片状排列，缺乏腺管样结构。

（3）伴缎带样肿瘤结构及地图样坏死。

（4）细胞呈合体细胞样，界限不清楚，可见巨核及奇异型核，核仁明显，组织学分级多为Ⅲ级。

（5）肿瘤周边或癌细胞间伴有不同程度的淋巴细胞浸润。

（6）肿瘤中心胶原化瘢痕或出现无细胞性纤维化区。

（7）可见透明细胞、梭形细胞及鳞状上皮分化。

（8）核分裂像多见，核浆比增大。

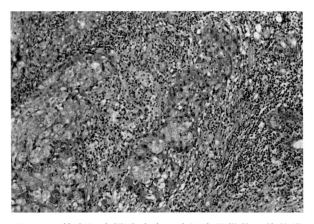

图4-88　基底细胞样乳腺癌，瘤细胞呈巢状、片状排列，间质淋巴细胞浸润

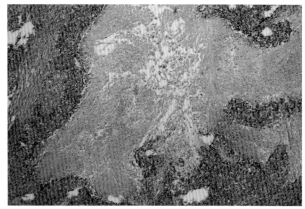

图4-89　基底细胞样乳腺癌，缎带样结构及地图状坏死

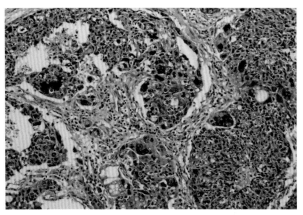

图4-90　基底细胞样乳腺癌，合体样细胞及怪异核

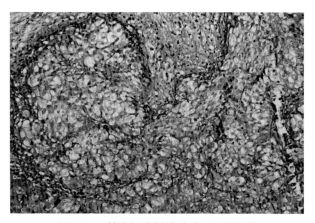

图4-91　基底细胞样乳腺癌，透明细胞

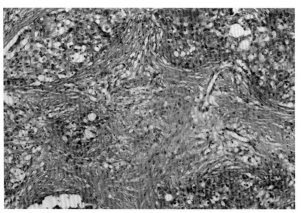

图4-92　基底细胞样乳腺癌，肿瘤中心胶原化瘢痕，出现无细胞性纤维化区

以上特征并非存在于每个病例内。有研究报道，高组织学分级、地图样坏死、肿瘤中央瘢痕、梭形细胞与鳞状上皮分化等多与基底细胞角蛋白表达密切相关。

4. 免疫表型 ER（−）、PR（−）、HER-2（−）

基底细胞角蛋白高表达，包括CK5/6、CK14、CK15、CK17，EGFR大多数（＋）（图4-93）。

5. 基因表型 基底细胞样型乳腺癌常出现17p、20p、20q的扩增及4q、7q、8q、13q、14q、16p、17q及Xp的缺失，尤其是特征性16p、17q、19q的缺失。

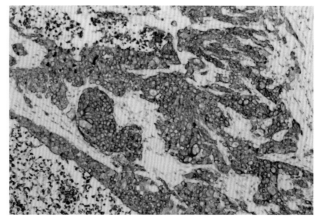

图4-93 基底细胞样乳腺癌，免疫组化CK5/6阳性

尽管基因表型是鉴定BLBC的金标准，但鉴定成本昂贵，对标本质量要求较高，难以在临床工作中被常规使用。因此，寻找到能够替代基因表型分型的免疫组化标记物便成为诊断BLBC最好的途径之一。

有报道发现大约42%的三阴性的导管原位癌内表达基底细胞角蛋白，提示三阴性乳腺癌和基底细胞样型乳腺癌存在着原位病变，浸润性的三阴性乳腺癌和基底细胞样型乳腺癌是从具有基底细胞表型的导管原位癌发展而来。

6. 预后 BLBC的临床行为具有高度的侵袭性，在年龄、淋巴结状态和组织学分级一致的情况下，更易复发和转移，其总生存期明显缩短。复发率高，复发高峰期为治疗后1~3年，大多数患者死于治疗的最初5年。容易转移，骨和腋窝淋巴结转移率低，而内脏转移率高，且肺转移发生较早。

7. 治疗 这类患者对内分泌治疗不敏感，同时又没有相应的靶向治疗方法，这使得系统性化疗成为唯一的可能治疗方案。目前有研究发现，部分BLBC患者可能会从系统的化疗中收益，高剂量强度的化疗可能使化疗敏感型BLBC患者受益最大。

8. 几种肿瘤亚型与BLBC的关系

（1）髓样癌：形态学上，髓样癌与BLBC有很多相同之处，如推挤性边缘、淋巴细胞浸润、肿瘤细胞呈合体细胞样等，基因表达谱和免疫组化研究表明绝大多数髓样癌或伴有髓样癌特征的浸润性导管癌也具有基底细胞样的表型，两者都具有高频率的染色体获得和丢失区域。然而部分报道声明：典型的髓样癌预后较好，不能简单地将髓样癌等同于预后差的BLBC。

（2）化生性癌及肌上皮起源的癌：大多数的化生性癌和肌上皮起源的癌如果根据其免疫表型，都可归入BLBC，如肌上皮癌、腺样囊性癌、黏液表皮样癌、低级别腺鳞癌、鳞状细胞癌等。然而其中低级别梭形细胞癌、伴肌上皮分化的肿瘤和低级别腺鳞癌的恶性程度较低，即使肿瘤呈侵袭性生长，也很少发生远处转移。所以这些预后较好的肿瘤与预后差的BLBC之间的关系尚不明确。

第八节 乳腺癌的免疫组织化学

免疫组织化学在乳腺疾病病理诊断中的应用主要有以下几个方面：①区分乳腺原位癌和浸润癌；②区分导管和小叶性肿瘤；③鉴别普通导管/小叶增生和导管/小叶原位癌；④乳腺梭形细胞肿瘤的鉴

别；⑤转移性乳腺癌与乳腺转移性腺癌的鉴别；⑥前哨淋巴结的评估；⑦与乳腺癌治疗和预后评估相关的免疫组化检测。本节主要讨论与乳腺癌治疗和预后评估相关的免疫组化检测。

目前与乳腺癌治疗和预后评估相关的标记物研究较多，涌现出许多新的标记抗体。常用的与乳腺癌治疗和预后评估相关的抗体主要有以下几类。

一、雌激素、孕激素受体

检查乳腺癌组织中是否有雌激素、孕激素受体（ER、PR）的表达与临床进行内分泌治疗密切相关，已成为乳腺癌病理检查不可缺少的项目。ER、PR核染色为阳性，胞浆染色不能判断为阳性。这种技术可以预示对内分泌治疗的反应，ER+/PR+肿瘤比ER+/PR-对内分泌治疗反应更明显。而PR阳性患者比PR阴性患者的无病生存率要高得多（图4-94、图4-95）。

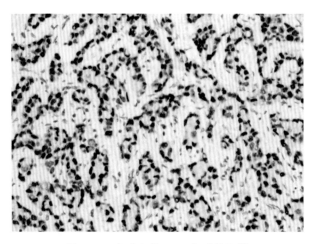
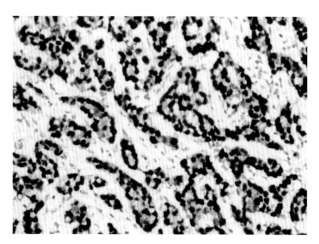

图4-94　免疫组化：ER 细胞核阳性　　　　　　图4-95　免疫组化：PR 核阳性

二、生长因子受体HER-2

HER-2基因又称Neu或CerbB-2，是人表皮生长因子受体家族成员之一，属于酪氨酸激酶受体家族。HER-2基因的过表达与肿瘤的发生和发展有关，与患者的预后和临床治疗效果的关系也极为密切。大约30%的乳腺癌有此基因的扩增，可预示对人HER-2单克隆抗体有反应，具有治疗意义。具有HER-2基因过表达的患者总生存期和无病生存期较短，且患者就诊时的肿瘤负荷更大，淋巴结转移几率更高，激素受体阴性的比例更高，组织学分级更差，肿瘤的增殖指数更高。由于2002年美国FDA批准的一种新药herceptin/trastuzamab即针对HER-2的人源化单抗的问世，使对HER-2的检测成为常规病检不可缺少的项目。对HER-2的免疫组化结果判定标准较严格，目前采用美国临床肿瘤协会（ASCO）和美国病理学家协会（CAP）制定的《乳腺癌HER-2基因临床检测指南》评分标准判定，将HER-2的结果评分分为0、1+、2+、3+共4个等级：3+为完全强膜阳性细胞>10%，可进行靶抗体治疗；2+为>10%，但＜30%的肿瘤细胞呈弱-中度完全膜阳性，需进一步用原位杂交检测是否有基因扩增；1+为不完全膜阳性细胞>10%，0为无胞膜着色或<10%的肿瘤细胞呈弱阳性或不完全膜阳性（图4-96至图4-98）。

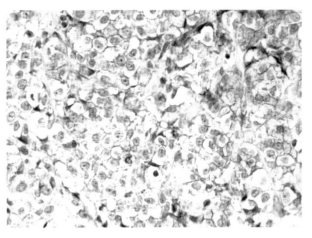
图4-96　乳腺癌免疫组化 CerbB-2（1+）

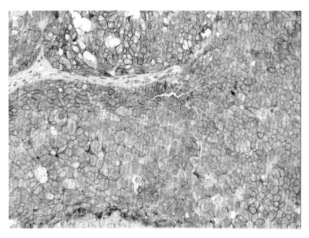
图4-97　乳腺癌免疫组化 CerbB-2（2+）

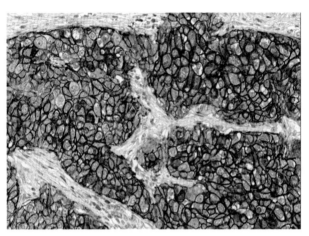
图4-98　乳腺癌免疫组化 CerbB-2（3+）

三、其他受体

Ki-67是一种核蛋白，与细胞的有丝分裂周期密切相关，可准确地反映细胞增殖状态，而细胞增殖状态与组织学分级和生存期有关，高增殖率显示肿瘤增长快，组织分级高，预后差。p53是一种核磷酸蛋白。p53蛋白是细胞生长重要的负调节因子，亦是引起细胞程序性死亡的重要原因。p53阳性的浸润性乳腺癌与高病理分级、ER阴性、CerbB-2过表达和EGFR表达有关系，并且有明显的预后意义，阳性者预后差。基底细胞样型乳腺癌中通常ER、PR及CerbB-2阴性或无过表达，而基底细胞型角蛋白CK5/6/14/17、34βE12中至少一项阳性。此种类型对辅助化疗不敏感，术后易复发，常发生内脏器官和淋巴结转移，生存期短，预后不好。

四、GCDFP-15

Gross cystic disease fluid protein 15，GCDFP-15：最初此蛋白在乳腺囊肿液及乳腺癌患者的血清中发现。此蛋白家族成员按照其分子量命名。乳腺囊肿液中主要成分是GCDFP-15、GCDFP-25（又称为apolipoprotien－D）和GCDFPO-44（又称为锌α$_2$-糖蛋白）。GCDFP-15是乳腺癌中最具再现性的，它由泌乳素刺激产生。与催乳素诱导蛋白有相同的氨基酸片段，可在任何具有大汗腺特征的细胞中表达，在乳腺大汗腺癌中呈弥漫表达，并同时可表达于正常乳腺小叶、导管原位癌、浸润性导管癌及浸润性小叶癌。皮肤附属器和涎腺发生的导管癌与乳腺具有同源性，可表达GCDFP-15。但其他器官组织的癌很少表达GCDFP-15，因此它可作为转移性癌的鉴别诊断抗体。

五、CA153

CA153：20世纪80年代，专家利用杂交瘤技术获得了能识别肿瘤特异性大分子糖蛋白抗原（carbohydrate antigen，CA），并研制了单克隆抗体识别系统。CA是肿瘤细胞的相关抗原。常用的CA系列有CA 125（卵巢癌相关抗原）、CA 19-9（胰腺、肠癌相关抗原）、CA 15-3（乳腺癌相关抗原）。

CA153是一种乳腺癌相关抗原，对乳腺癌的诊断和术后随访有一定的价值。乳腺癌常有CA153升高，在乳腺癌初期敏感性较低，约60%。转移性乳腺癌的阳性率可达80%。在欧洲，CA153常用来作为乳腺癌辅助诊断指标，也是用于术后随访，监测肿瘤复发、转移的指标。其他肿瘤如肺癌、肾癌、结肠癌、胰腺癌、卵巢癌、肝癌等也可能有不同程度的升高。但是在这些肿瘤中CA153的意义不大。

六、三阴乳腺癌（TNBC）

所谓的三阴乳腺癌（TNBC）是指ER、PR、HER-2表达同时阴性的一组乳腺癌，是早已广泛认识、具有特殊免疫表型的一类。需要指出的是TNBC一般使用免疫组化方法鉴别出来的。

三阴乳腺癌占所有浸润性乳腺癌的10%~15%，占高级别肿瘤的25%以上。主要发生在女性，多为绝经前年轻女性，尤其是非洲裔美国妇女，研究表明，50岁以下非洲裔美国妇女的发病率甚至可达39%。是BRCA-1相关肿瘤。

1. 临床特点　是一种快速生长和进展的肿瘤，与肿瘤的大小和淋巴结转移关系不密切，倾向于内脏转移，包括脊髓、脑膜、脑、肝、肺等器官。

2. 组织学　最常见的组织学类型是非特殊类型导管癌（80%），化生性癌和髓样癌，很少与导管原位癌有关。细胞学分级多为Ⅲ级，细胞增殖比例较高。

3. 免疫组化　ER、PR、HER-2均为阴性，c-kit、p53、表皮生长因子受体表达多为阳性。

4. 治疗与预后　与其他亚型乳腺癌相比，部分三阴乳腺癌患者往往对化疗有更深刻的最初反应，尽管总生存率更差。由于缺乏有效的靶标，所以治疗比较困难，一般按乳腺癌常规标准治疗进行。具有高复发危险性，1~3年为复发高峰期。局部复发多于远处转移，一旦发生远处转移，则死亡快速进展。

5. BLBC和TNBC的讨论　三阴乳腺癌的一些临床特征直接或间接来源于基底样乳腺癌。有人认为三阴乳腺癌是基底样乳腺癌的一个亚型，两者不完全同义，不能完全互换。

从概念上，BLBC是依据基因谱鉴定出得一种乳腺癌亚型，它们具有相同或类似的基因表达谱，是乳腺癌基因分型的一个亚型；而TNBC则是在免疫组化染色上具有共同特征的一组乳腺癌。

BLBC的组织学类型包括浸润性导管癌、髓样癌、化生性癌、神经内分泌癌、小叶癌；TNBC的组织学类型更为复杂，除包括上述组织学类型外，还包括临床预后较好的小管癌、黏液腺癌。根据基因表达谱的研究，大部分BLBC的ER、PR、HER-2的表达均阴性，也就是说，大部分的BLBC隶属于

TNBC，但是在TNBC中，仅有80%的病例表达基底细胞型角蛋白和（或）EGFR。分子分型中正常乳腺样型乳腺癌同样表现为三联阴性，但并不表达BLBC特征性标记物，其预后也比BLBC要好，而且对新辅助化疗不敏感。因此TNBC是一组异质性乳腺癌，除了BLBC之外，部分正常乳腺样型乳腺癌也属于TNBC。

　　然而，不是所有的BLBC均属于TNBC，有研究证明，经过基因谱证实为BLBC的，发现5%~45%的BLBC还表达HER-2。

（王成勤　朱易凡）

第五章
腹 部 损 伤

第一节 腹部实质性脏器损伤

一、脾破裂

脾是腹部内脏最容易受损的器官。按病理解剖脾破裂可分为中央型破裂（脾实质深部破裂）、被膜下破裂（脾实质周边部分破裂）和真性破裂（破损累及被膜）3种。破裂口大多位于膈面包膜，呈线状撕裂，少数在脾门处呈粉碎性破裂，光镜下可见撕裂缘有白细胞浸润。发生在包膜下实质的破裂，包膜完整，血液积聚在包膜下形成张力性血肿。血肿小者可被吸收形成假性囊肿，也可经过一段时间因患者活动或用力过度，再发生包膜破裂出血，称"迟发性脾破裂"（图5-1）。

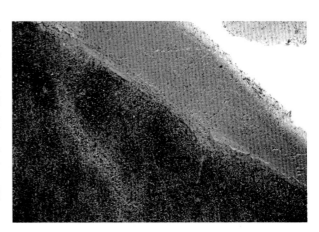

图5-1 脾破裂，被膜下血肿

二、肝破裂

肝破裂以右肝破裂较左肝为多。肝破裂无论在致伤因素、病理类型和临床表现方面都和脾破裂极为相似，表现为破裂处的炎细胞浸润和血肿形成，中央型肝破裂可发展为继发性肝脓肿（图5-2、图5-3）。

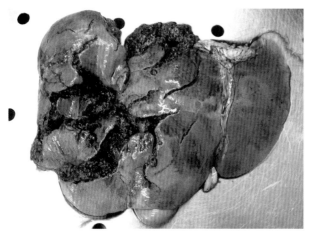

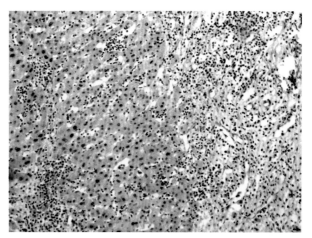

图5-2　肝破裂（高坠伤）大体　　　　　　图5-3　肝破裂肝细胞索内中性粒细胞浸润

三、胰腺损伤

胰腺损伤常是上腹部强力挤压暴力直接作用于脊柱所致，损伤常在胰腺的颈、体部，损伤后常并发胰液瘘或胰瘘，形成周围脂肪组织皂化灶，部分病例渗液被局限在网膜囊内，最终形成胰腺的假性囊肿（图5-4、图5-5）。

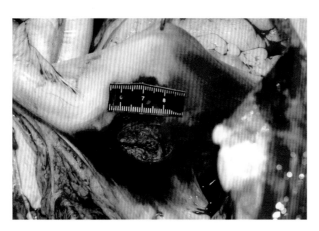

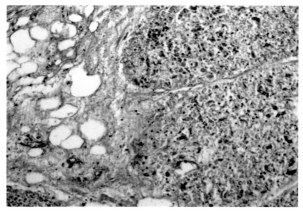

图5-4　胰腺损伤（锐器伤）大体　　　　图5-5　胰腺损伤，胰腺组织结构坏死消失，周围脂肪
　　　　　　　　　　　　　　　　　　　　　　　组织坏死伴皂化灶形成

第二节　腹部空腔脏器损伤

一、胃和十二指肠损伤

胃的损伤只在胃膨胀时偶可发生，损伤可波及胃壁全层或部分（如浆膜或浆肌层裂伤、黏膜裂伤），光镜下表现为裂伤处炎细胞浸润。十二指肠损伤较少见，可同时伴有胰腺及大血管的损伤，破裂后胰液和胆汁流入腹腔引起腹膜炎（图5-6、图5-7）。

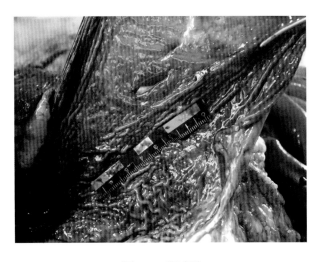

图5-6　胃破裂

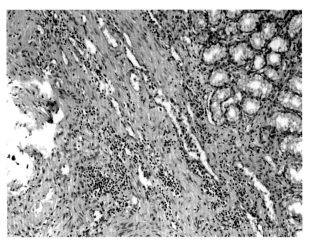

图5-7　胃破裂，胃壁肌层内见炎细胞浸润

二、小肠破裂

　　小肠破裂主要表现在破裂处肠壁的炎细胞浸润，若伴有肠系膜损伤影响肠壁血液循环者可导致肠缺血性坏死，镜下表现为出血性梗死改变（图5-8、图5-9）。

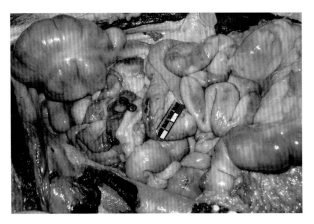

图5-8　小肠破裂

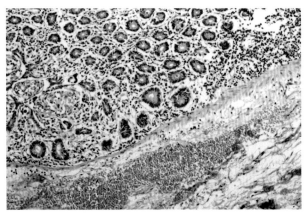

图5-9　小肠破裂，肠壁肌层内见炎细胞浸润伴血肿形成

三、结肠破裂

　　结肠破裂发病率较小肠为低，镜下病理改变同小肠破裂（图5-10）。

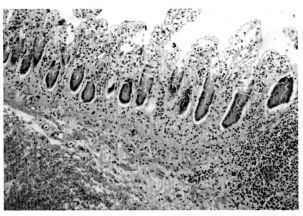

图5-10　结肠破裂，肠壁肌层内见炎细胞浸润伴血肿形成

四、直肠破裂

直肠上段在腹膜反折之上，损伤后临床表现和病理改变与结肠破裂是基本相同的；直肠下端在腹膜反折之下，损伤后引起严重的直肠周围感染，病理主要表现为化脓性炎症改变。

（赵　鹏　牛兆健）

第六章
腹膜、腹壁、肠系膜疾病

第一节　急性腹膜炎

　　急性腹膜炎是常见的外科急腹症，其病理基础是腹膜壁层和脏层因各种原因受到刺激或损害发生的急性炎性反应，多由细菌感染引起或继发于腹腔脏器的感染、坏死、穿孔等。典型临床表现为腹膜炎三联征——腹部压痛、腹肌紧张和反跳痛，以及腹痛、恶心、呕吐、发烧、白细胞升高等，可致血压下降和全身中毒性反应。

一、细菌性腹膜炎

（一）局限性腹膜炎

　　常发生于腹膜腔器官的急性炎症，最常见的是由急性化脓性阑尾炎引起。

（二）弥漫性腹膜炎

　　常发生于腹腔脏器穿孔引起细菌感染，镜下腹膜明显充血水肿，可见大量变性坏死的中性粒细胞浸润，伴有不同程度的组织坏死及纤维蛋白渗出，形成脓液。部分患者可并发盆腔脓肿、肠间脓肿、膈下脓肿及粘连性肠梗阻等并发症（图6-1、图6-2）。

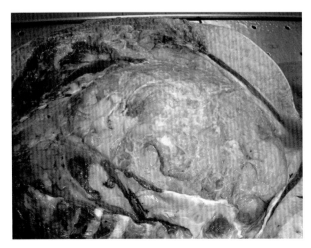

图6-1　弥漫性腹膜炎

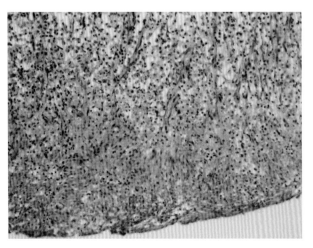

图6-2　急性腹膜炎，血管充血，中性粒细胞及纤维素性渗出物

二、化学性腹膜炎

多由胃、胆汁、胰液、十二指肠等创伤或疾病引起。胰液引起的腹膜炎可发生脂肪坏死，形成钙盐沉积，从而引起低血钙症。

三、腹膜的异物反应

异物可来源于：①外源性，外科手套的滑石粉等。②自身疾病，卵巢畸胎瘤破裂，油脂、毛发等物质流入腹腔。

肉眼观察可见腹膜上多个小结节，疑似结核或转移癌结节，镜下为异物肉芽肿，内有大量多核异物巨细胞聚集。

第二节　腹腔脓肿

脓液在腹腔内积聚，由肠袢、内脏、肠壁、网膜或肠系膜等粘连包围，与游离腹腔隔离，形成腹腔脓肿。腹腔脓肿可分为膈下脓肿、盆腔脓肿、肠间隙脓肿。一般均继发于急性腹膜炎或腹腔内手术，原发性感染少见。

一、膈下脓肿

若脓性坏死物在膈肌下与横结肠及其系膜的间隙内积聚，即为膈下脓肿，多由胃肠穿孔、化脓性感染等引起，少数是手术后的并发症。脓液主要由变性坏死的中性粒细胞、坏死物及纤维蛋白构成（图6-3）。

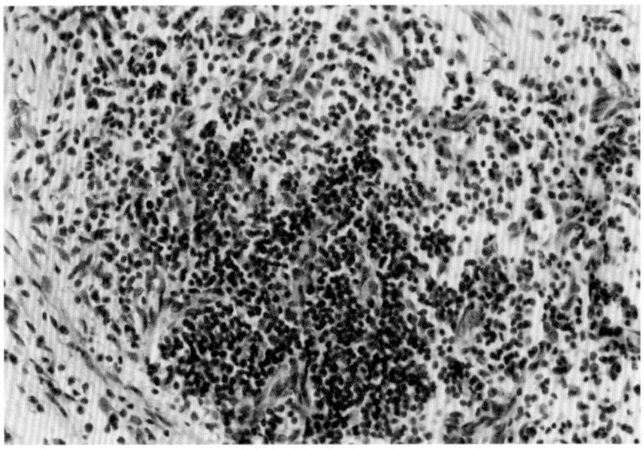

二、盆腔脓肿

腹腔最低位的脓性渗出物积聚，即为盆腔脓肿，多由阑尾穿孔或结直肠术后感染、急性盆腔结缔组织炎未得到及时治疗等引起。脓液主要由变性坏死的中性粒细胞、纤维蛋白等炎性渗出物构成。脓肿可局限于子宫的一侧或双侧，脓液可流入盆腔深部，甚至到达直肠阴道膈，输卵管积脓、卵巢脓肿也包括在其中（图6-4）。

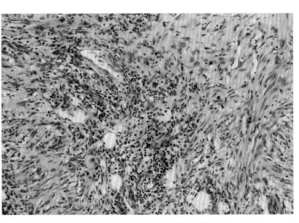

图6-3　膈下脓肿，大量变性坏死的中性粒细胞浸润形成脓肿

图6-4　盆腔脓肿，大量变性坏死的中性粒细胞浸润形成脓肿

三、肠间脓肿

肠间脓肿是脓液被包围在肠管、肠系膜与网膜之间，可形成单个或多个大小不等的脓肿。脓液主要由变性坏死的中性粒细胞、纤维蛋白等炎性渗出物构成。常伴发不同程度的粘连性肠梗阻，如脓肿穿入肠管或膀胱，则形成内瘘，脓液即随大小便排出（图6-5、图6-6）。

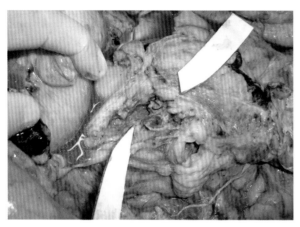

图6-5 肠吻合口破裂致肠间脓肿

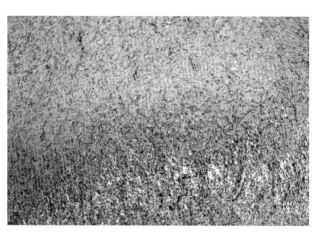

图6-6 肠间脓肿，肠壁肌层内见大量变性坏死的中性粒细胞及脓性坏死物

第三节 腹壁纤维瘤病

腹壁纤维瘤病是纤维母细胞克隆性增生性病变，位于深部软组织，以浸润性生长和易于局部复发为特征，但不转移。大多数的软组织纤维瘤病都与骨骼肌密切相关，腹壁纤维瘤病常发生在肌肉的筋膜内，它们的体积一般都较大，质硬、色灰白，切面境界不清，并呈一种不规则的漩涡状排列（图6-7）。光镜下，肿瘤细胞具有介于纤维母细胞和平滑肌细胞之间的特点。病变的血管周围常可见到不同程度的淋巴细胞浸润，这使得厚壁的血管轮廓更加清晰。有时还可见到有营养不良性钙化和化生性的骨化（图6-8）。临床上该肿瘤局部侵袭浸润性生长，可破坏周围组织，一般不经血管或淋巴管转移，手术切除后易复发。

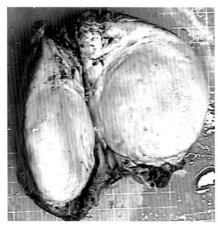

图6-7 腹壁纤维瘤病，切面灰白色

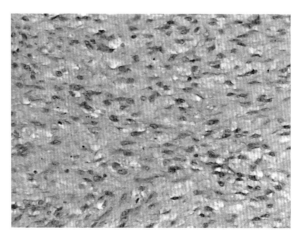

图6-8 腹壁纤维瘤病肿瘤细胞具有平滑肌细胞和纤维母细胞特点

第四节　腹膜间皮瘤

腹膜间皮瘤多表现为孤立良性的或是弥漫恶性的肿瘤，少数也可表现为孤立恶性或是弥漫良性的情况。腹膜良性间皮瘤通常表现为孤立性小乳头结构，多为剖腹术中偶然发现。现在认为多数腹膜良性间皮瘤是反应性病变而不是真正的肿瘤。腹腔良性多囊性间皮瘤是一种罕见肿瘤，Mennemeyer于1979年首次报道该肿瘤，2010年，Pitta综合文献报道也仅有约130例。肿瘤起源于盆腔或腹膜腔，以前者多见。确切病因未明，具体发病率亦不详。好发于青年至中年女性，平均年龄37岁。患者多有盆腔手术、子宫内膜异位或盆腔感染病史。临床多表现为腹痛、腹胀及肿物，尚可见性交困难、便秘、小便困难或尿频。就诊时平均直径为13cm，并可表现为多灶性或游离漂浮的囊肿。术前B超、CT扫描及MRI检查难以确诊。完整手术切除是唯一可能根治的治疗手段，大约有50%的患者在术后1～27年内复发，但即使复发肿瘤恶性转化者罕见，因此预后较好，但术后应密切随访。

大体上，腹膜恶性间皮瘤通常表现为脏层和壁层腹膜的散在或多发性斑块和结节，可以伴有腹腔内粘连和腹水。恶性间皮瘤镜下形态极其多样，最常见的是被覆非典型间皮细胞的乳头状或管状结构，乳头状结构具有纤维血管轴心，其中可能含有沙粒体；另外还可见间皮样细胞与肉瘤样梭形细胞混合存在，肿瘤呈双向分化。肿瘤细胞通常相当一致，胞浆嗜酸或空泡状，核大呈空泡状或深染。有些肿瘤细胞空泡明显甚至完全透明，有些细胞呈泡沫状。

腹膜恶性间皮瘤主要应与反应性间皮增生进行鉴别，鉴别点主要靠形态学特点，特殊染色或免疫组化作用不大。有人认为脂肪或器官的浸润是最可靠的恶性指标；密集排列的间皮细胞出现在腹膜腔无很大意义，但如果出现在间质中则是恶性的特征。腹膜间皮瘤主要应与原发性浆液性乳头状癌鉴别，形态学上，支持间皮瘤的表现为明显的管-乳头结构，多角细胞胞浆嗜酸，缺少明显的核多形性（图6-9至图6-13）。

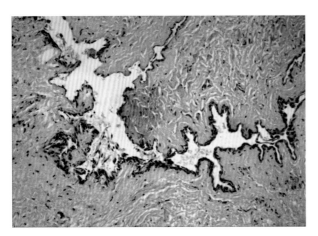

图6-9　腹膜良性多囊性间皮瘤，单层的间皮细胞形成乳头状结构

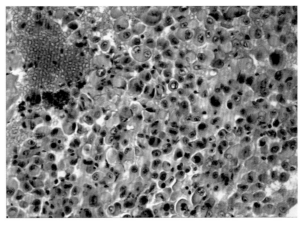

图6-10　腹膜恶性间皮瘤，该例肿瘤细胞表现出弥漫浸润生长的方式

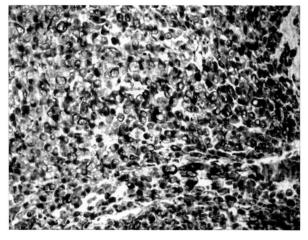

图6-11 间皮瘤Vimentin表达强阳性

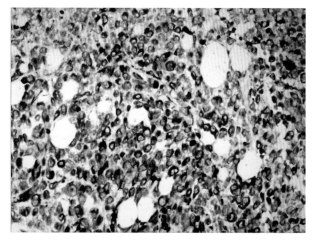

图6-12 间皮瘤CK表达强阳性

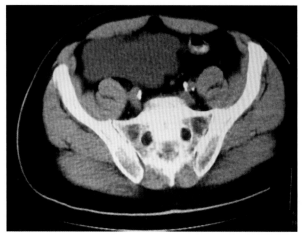

图6-13A CT平扫

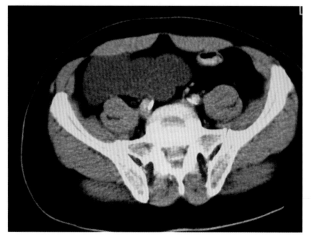

图6-13B 强化CT

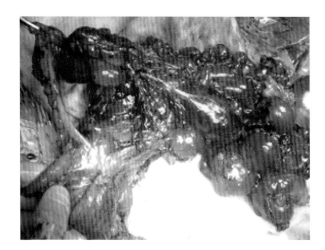

图6-13C 术中所见

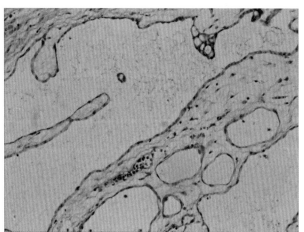

图6-13D HE染色

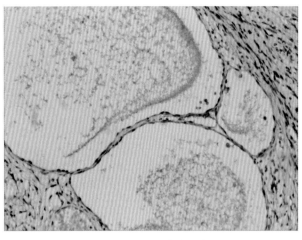

图6-13E　MC表达阳性

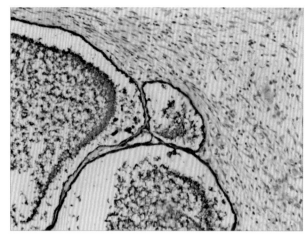

图6-13F　CR表达阳性

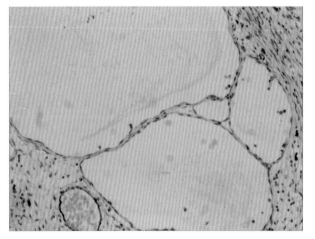

图6-13G　CD31表达阴性

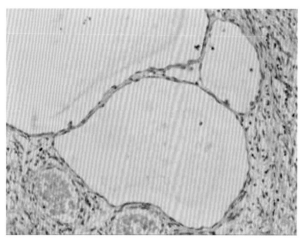

图6-13H　CD34表达阴性

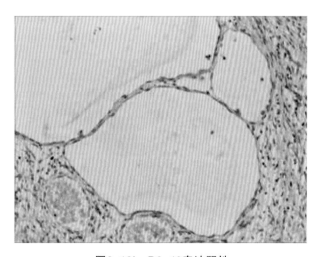

图6-13I　D2-40表达阴性

　　图6-13中，患者右下腹部肿块2年，伴右下腹隐痛不适1周；查体右下腹触及大小约20cm×18cm×10cm固定压痛肿物。强化CT扫描见右下腹不规则囊性肿物，未见明确包膜，部分沿肠管间隙生长，与肠管关系密切。术中见：肿瘤呈聚集为一体的多囊性病变，囊内为浆液性液体，上达十二指肠，下达盆腔，形成大小约18cm×16cm×6cm肿物，与右下腹壁、阑尾及盲肠粘连，将肿瘤连同回盲部结肠一并切除。术后病理：肿瘤呈多囊性，囊壁为纤维组织，被覆单层上皮，免疫组化显示间皮细胞（mesothelial cell, MC）及钙视网膜蛋白（calretinin, CR）表达阳性，淋巴管内皮标记蛋白CD31、CD34及D2-40表达阴性，诊为腹腔良性多囊性间皮瘤。

第五节　腹膜假性黏液瘤

腹膜假性黏液瘤是肿瘤种植的一种特殊形式，表现为腹腔内含有大量的黏液物质。肠受累相对少见。一般认为其原发病变可以是阑尾、卵巢或胰腺的交界性或恶性肿瘤。镜下可见大黏液池伴有血管充血和慢性炎细胞浸润，必须在黏液中找到明确的腺上皮细胞才能诊断腹膜假性黏液瘤。在组织学和细胞学上，这些细胞通常看似良性的形态，并且没有浸润（图6-14）。腹膜假性黏液瘤以缓慢但持续的临床过程为特征伴复发性腹水，最终导致大肿块。现行的治疗方法是尽可能的手术切除。

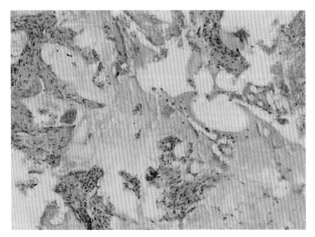

图6-14　腹膜假性黏液瘤黏液样基质中可见上皮样细胞

第六节　肠系膜囊肿和肿瘤

一、肠系膜囊肿

大体上肠系膜囊肿呈圆形，表面光滑，囊壁薄，内含类似血浆的浆液或乳白色液体，尤其是位于空肠附近时，后者被称为乳糜淋巴管。这些囊肿大部分起源于淋巴管，被覆内皮细胞。当囊肿体积较大，呈多房性或囊壁上有平滑肌组织时，称为囊性淋巴管瘤。其他类型的肠系膜囊肿也可以发生。一种是肠重复囊肿，其囊壁被覆肠黏膜并有一层平滑肌组织，与肠壁的平滑肌及血供系统在解剖学上有联系。另一种肠系膜囊肿内衬间皮细胞，是所谓的良性间皮瘤。还有一种肠系膜囊肿被覆输卵管样上皮，其形态与盆腔的同类囊肿类似。另外一些见于过去有盆腔手术史的女性患者，其肠系膜囊肿被覆黄素化细胞，囊壁内见卵巢间质，这样的囊肿称为卵巢残余综合征或肠系膜囊肿-卵巢种植综合征（图6-15）。

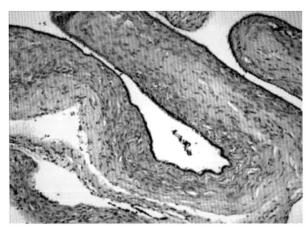

图6-15　肠系膜囊肿囊壁构成于纤维组织，内衬单层或复层立方上皮

二、肠系膜肿瘤

转移癌是最常见的肠系膜实性肿瘤。肠系膜原发性实性肿瘤可以表现为各种组织学形态，其中大多数是间叶起源。包括胃肠道间质瘤、肠系膜纤维瘤病、脂肪组织肿瘤、恶性纤维组织细胞瘤、血管肿瘤、外周神经肿瘤。其他原发肠系膜肿瘤包括类癌、滤泡性树突细胞肿瘤、副神经节细胞瘤和生殖细胞肿瘤（图6-16）。

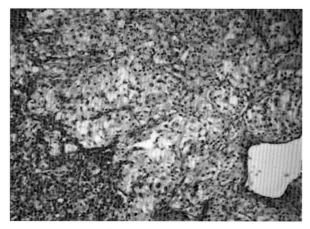

图6-16 副神经节细胞瘤肿瘤位于肠系膜内，呈器官样排列

第七节　腹膜后肿瘤

腹膜后原发肿瘤种类繁多，一般起源于肾、肾上腺和腹膜后淋巴结。

一、软组织肿瘤

脂肪组织肿瘤是腹膜后最常见的原发性软组织肿瘤。它们特别容易发生在肾周部位。发现时肿瘤往往很大，完整或尽可能完整的手术切除加上术后放射治疗是治愈肿瘤的最好办法。绝大多数腹膜后脂肪肉瘤是高分化型脂肪肉瘤或多形性脂肪肉瘤。这个部位的黏液型脂肪肉瘤实际上是不存在的，常常为非典型脂肪肉瘤继发黏液变性。腹膜后真正的良性肿瘤非常少见。它们在诊断时体积很大，并且可以是多发性的。任何伴有非典型特征的腹膜后间隙脂肪组织肿瘤都应该被诊断为非典型脂肪瘤，不管这一特征有多么局限，因为其人多易于复发且远期预后差（图6-17）。

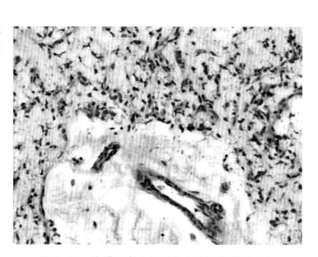

图6-17 腹膜后高分化脂肪肉瘤伴有黏液变性

恶性纤维组织细胞瘤是腹膜后第二常见的肿瘤。恶性纤维组织细胞瘤的各种形态在这个部位均可见到。不管其组织学形态多好，将发生于这个深在部位的肿瘤视为良性的肿瘤是不恰当的，这个部位的一些看似良性的病例将会出现反复复发，甚至转移（图6-18、图6-19）。

平滑肌肉瘤是腹膜后第三常见的肉瘤。腹膜后平滑肌肉瘤有明显囊性变的倾向。当腹膜后平滑肌肿瘤组织中每50个高倍视野含有5个或5个以上核分裂像时，应诊断为平滑肌肉瘤。肿瘤细胞坏死或肿瘤大小＞10cm，即使核分裂像少，也高度提示为恶性。实际上，几乎所有的平滑肌肿瘤都属于平滑肌肉瘤。

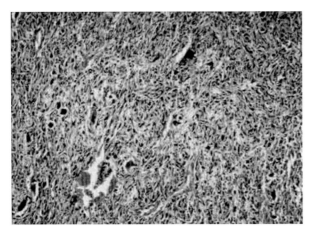

图6-18 腹膜后多形性恶性纤维组织细胞瘤/未分化多形
性肉瘤，该病例肿瘤侵犯肾组织

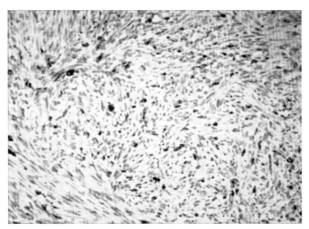

图6-19 恶性纤维组织细胞瘤CD68染色阳性

　　原发于腹膜后的平滑肌瘤十分罕见。在腹膜后遇见一个具有平滑肌表现的肿瘤时，应当考虑到子宫平滑肌瘤向后延伸，另外需同高分化平滑肌肉瘤、胃肠道间质瘤、淋巴管肌瘤以及血管平滑肌脂肪瘤等相鉴别（图6-20至图6-22）。

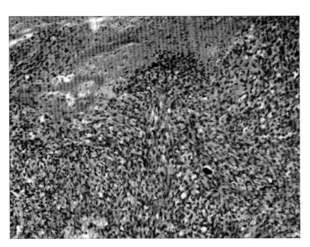

图6-20 腹膜后平滑肌肉瘤，该例是子宫平滑肌肉瘤侵
及腹膜后

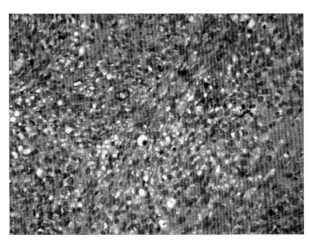

图6-21 腹膜后平滑肌肉瘤，该例是子宫平滑肌肉瘤侵
及腹膜后，肿瘤细胞明显异型

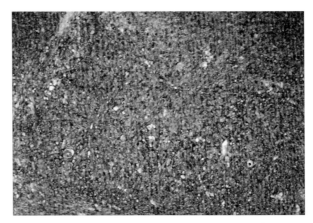

图6-22 腹膜后平滑肌肉瘤SMA表达强阳性

肾血管平滑肌脂肪瘤是腹膜后良性肿瘤，由于其平滑肌细胞常见非典型性，在活检标本中易与平滑肌肉瘤相混淆。原发于肾内，混有成熟脂肪和厚壁血管，以及HMB-45染色阳性支持本病的诊断（图6-23至图6-28）。

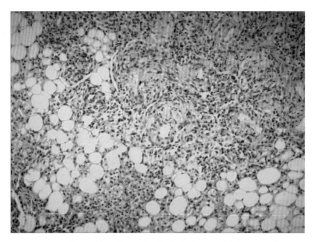

图6-23 肾血管平滑肌脂肪瘤肿瘤组织构成于厚壁血管、脂肪及典型或非典型的平滑肌

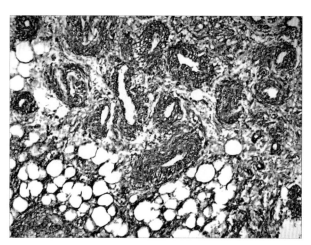

图6-24 肾血管平滑肌脂肪瘤，SMA表达阳性

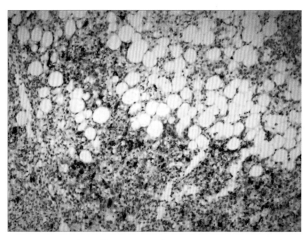

图6-25 肾血管平滑肌脂肪瘤，HMB-45表达阳性

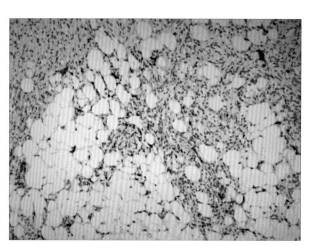

图6-26 肾血管平滑肌脂肪瘤，s-100蛋白表达阳性

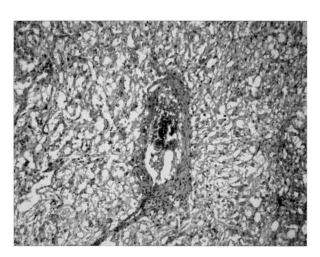

图6-27 肾上皮样血管平滑肌脂肪瘤无典型脂肪成分

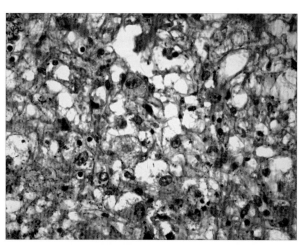

图6-28 肾上皮样血管平滑肌脂肪瘤肿瘤细胞胞浆可呈嗜酸性或透明

横纹肌肉瘤限于婴儿和儿童，组织学上通常为胚胎型，很少为腺泡型，其远期预后较差。儿童的腹膜后横纹肌肉瘤的鉴别诊断包括恶性淋巴瘤，各种表现的Ewing肉瘤或PNET，以及促纤维组织增生性小圆细胞肿瘤。腹膜后几乎没有横纹肌瘤（图6-29）。

腹膜后纤维瘤病也可以发生，有时累及纵隔。与特发性腹膜后纤维化不同，纤维瘤病除了病变边缘的血管周围有淋巴细胞浸润以外，缺乏明显的炎症成分。

纤维肉瘤是腹膜后最罕见的肿瘤之一，有人认为文献中这样命名的多数病例应该是脂肪肉瘤、平滑肌肉瘤或恶性纤维组织细胞瘤（图6-30、图6-31）。

孤立性纤维性肿瘤可以表现为原发性腹膜后包块，有时伴低血糖症（图6-32至图6-34）。

脉管肿瘤可以发生几种类型，包括血管瘤、血管外皮细胞瘤、淋巴管瘤、淋巴管肌瘤和血管肉瘤。血管肉瘤可呈现上皮样改变，肿瘤细胞胞浆内可见明显嗜酸性球形小体（图6-35、图6-36）。

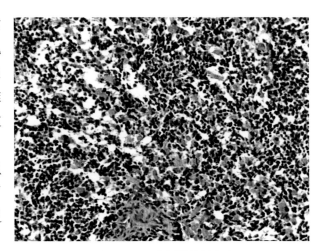

图6-29　胚胎型横纹肌肉瘤

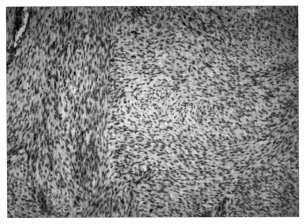

图6-30　纤维肉瘤肿瘤细胞呈编织状排列，核分裂像易见

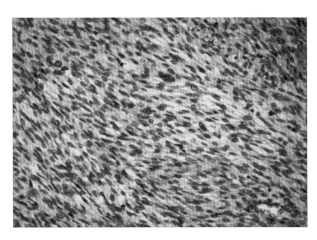

图6-31　纤维肉瘤肿瘤细胞长梭形，有异型性

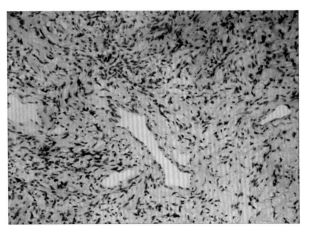

图6-32　腹膜后孤立性纤维性肿瘤可见特征性的"鹿角形"血管

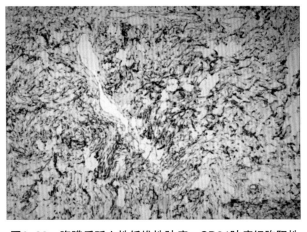

图6-33　腹膜后孤立性纤维性肿瘤，CD34肿瘤细胞阳性

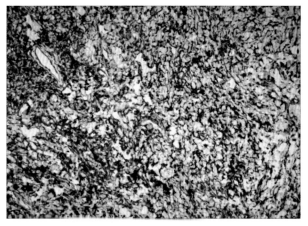

图6-34　腹膜后孤立性纤维性肿瘤，CD99肿瘤细胞弥漫强阳性

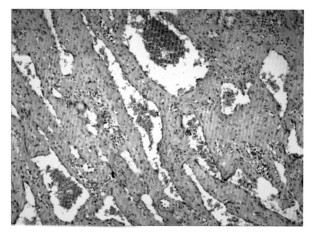

图6-35　腹膜后血管瘤

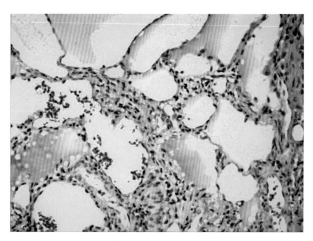

图6-36　腹膜后脉管瘤同时有血管和淋巴管

　　周围神经肿瘤在腹膜后相对少见。良性肿瘤有神经鞘瘤、神经纤维瘤和周围神经瘤。恶性周围神经鞘瘤通常形成脊柱旁肿块，生物学行为呈进展性，它们可以直接侵犯骨和远处转移，其中一些由腹膜后节细胞神经瘤发生，另一些有恶性周围神经瘤的表型特征。其他一些类型的肿瘤还有滑膜肉瘤、腺泡状软组织肉瘤、骨外骨肉瘤和子宫内膜间质肉瘤（图6-37、图6-38）。

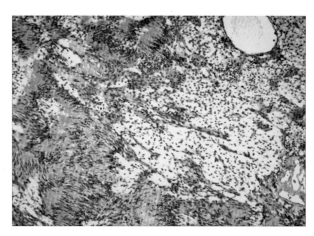

图6-37　腹膜后神经鞘瘤由细胞丰富的束状区（Antoni A区）和疏松黏液样的网状区（Antoni B区）组成

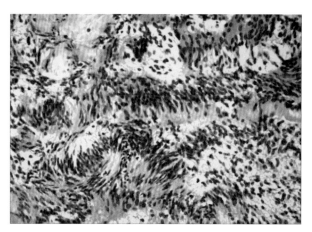

图6-38　腹膜后神经鞘瘤可见典型的栅栏状排列

二、生殖细胞肿瘤

儿童腹膜后生殖细胞肿瘤表现为成熟性和未成熟性畸胎瘤、胚胎癌和卵黄囊瘤。成人腹膜后生殖细胞肿瘤理论上是可以原发的，也可以由性腺转移而来。肿瘤的组织学形态包括精原细胞瘤、胚胎癌、畸胎瘤、卵黄囊瘤及绒毛膜癌。一般而言，原发性生殖细胞肿瘤形成单个包块，由睾丸转移而来的肿瘤形成几个结节，常位于腹膜两边。另外，精原细胞瘤原发的可能性较非精原性生殖细胞肿瘤大（图6-39至图6-42）。

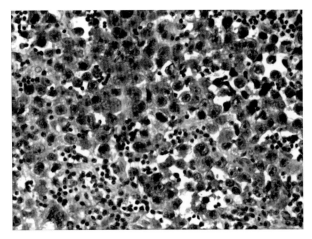

图6-39 精原细胞瘤肿瘤细胞弥漫排列，具有明显大核仁

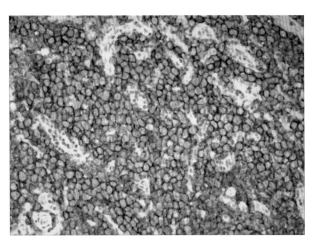

图6-40 精原细胞瘤PLAP表达阳性

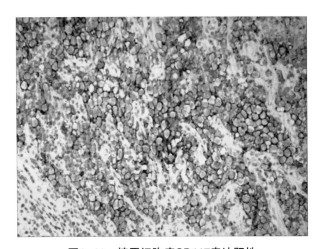

图6-41 精原细胞瘤CD117表达阳性

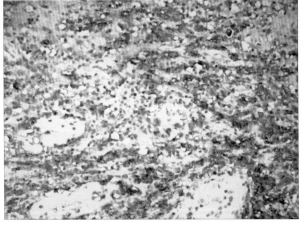

图6-42 精原细胞瘤D2-40表达阳性

三、其他肿瘤

其他原发肿瘤和瘤样病变包括交感神经组织肿瘤、副节瘤、髓脂肪瘤、类癌、Muller型肿瘤、Wilms肿瘤、肌上皮瘤等。另外还有转移性肿瘤等。

（王继纲 王文宏 赵 鹏 刘大伟）

第七章
胃十二指肠疾病病理诊断

第一节 消化性溃疡

消化性溃疡是发生于胃和十二指肠的溃疡，指黏膜坏死脱落后形成的深达黏膜下层或以下的组织缺损。溃疡呈急性或慢性过程，以慢性最多见，故又称慢性消化性溃疡。胃溃疡较十二指肠溃疡发病年龄晚约10年，十二指肠溃疡明显多于胃溃疡，胃和十二指肠均有溃疡者，称为复合性溃疡。目前认为胃肠黏膜防御屏障的破坏是导致酸性和酶性消化而形成溃疡的主要原因，如HP感染、胃酸分泌过多、胃排空延缓和胆汁反流、服用损伤性药物、吸烟及不良饮食习惯等。

一、胃溃疡

胃溃疡多见于胃小弯侧，越靠近幽门部越多见，胃窦部尤为多见。溃疡通常体积较小，直径多在2.5cm以内，边缘整齐，底部平坦，深浅不一，浅者仅累及黏膜下层，深者可达肌层或浆膜层；溃疡表面常覆以纤维素性膜或伴化脓而呈灰白色或灰黄色，周边黏膜水肿，皱襞呈轮辐状向溃疡中心聚集（图7-1、图7-2）。镜下活动性溃疡从表层到深层可分为4层：①炎症渗出层：以中性粒细胞为主的炎症细胞浸润和渗出的纤维素为主；②坏死层：主要由坏死的细胞、组织碎片组成；③肉芽组织层：主要为新生的毛细血管、纤维母细胞及炎细胞组成；④瘢痕层：肉芽组织老化，纤维胶原增多，血管

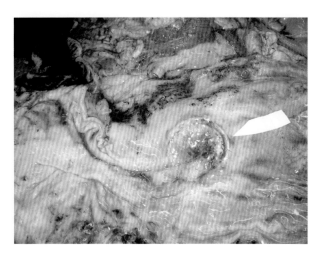
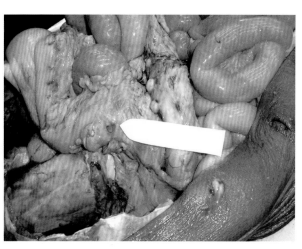

图7-1 胃溃疡合并出血　　　　图7-2 胃溃疡合并穿孔

099

减少，形成均质红染的瘢痕组织。瘢痕组织中的小动脉因增殖性内膜炎可导致管腔狭窄、闭塞，可防止出血，但不利于组织再生及溃疡的修复。另可见神经节细胞和神经纤维变性或增生，有时可形成创伤性神经瘤。溃疡壁可见黏膜肌层及肌层的粘连或融合（图7-3、图7-4）。上腹部长期性、周期性和节律性疼痛是溃疡病的主要临床特征，可呈钝痛、烧灼痛等，剧痛常提示穿孔。活动期溃疡易发生出血、穿孔，可引起上消化道出血、急性腹膜炎等严重并发症。愈合期溃疡可并发幽门梗阻、狭窄，出现胃潴留、呕吐等导致水电解质代谢紊乱。约1%的胃溃疡可发生癌变。

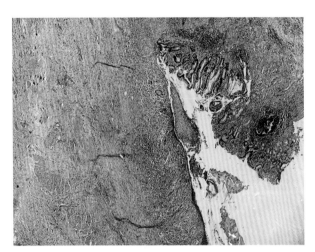

图7-3　胃溃疡，可见表面坏死及炎性渗出，深部肉芽组织层及纤维瘢痕层

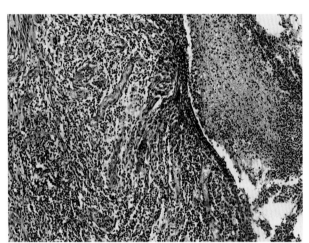

图7-4　胃溃疡，右上角为炎性坏死及渗出，其余为肉芽组织，见薄壁毛细血管及大量炎细胞

二、十二指肠溃疡

多发生于十二指肠球部前壁或后壁。溃疡一般较小，直径多在1cm以内，几乎不发生恶变，一般无需手术治疗，镜下形态类似于胃溃疡（图7-5）。

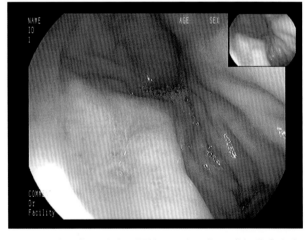

图7-5　十二指肠溃疡，胃镜下见十二指肠球部黏膜溃疡

第二节　残　胃　癌

残胃癌的概念现分为狭义和广义两种，前者指胃良性病变行胃大部切除术后5年以上在残胃上发生的癌；后者还包括首次手术时即是癌，行胃癌术后10年以上，在残胃上新发生的癌。其常见病理学类

型与胃癌类型相同，以腺癌最多见，常常分化较低（图7-6）。

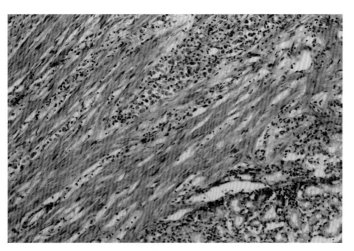

图7-6 残胃癌，癌细胞侵犯肌层

第三节 胃 肿 瘤

一、胃癌

胃癌是一种恶性上皮性肿瘤，病因多种多样，长期慢性萎缩性胃炎是最常见的原因之一。胃癌分早期胃癌和进展期胃癌。

（一）早期胃癌（early gastric cancer）

早期胃癌是指癌组织仅限于黏膜层或黏膜层和黏膜下层，不管淋巴结是否转移。直径＜1cm的早期胃癌称为小胃癌。微小胃癌是指直径＜0.5cm的早期胃癌。胃活检确诊为癌而手术标本未发现癌灶者称为超微癌：一点癌。对无症状患者进行胃癌筛查的国家，其早期胃癌的发生率为30%～50%。

1. 肉眼观察 早期胃癌的大体形态学的分类与内镜下所见相同，按生长方式分为：浅表癌Ⅰ型隆起型，Ⅱ型表浅隆起型、平坦型、表浅凹陷型，Ⅲ型凹陷型。

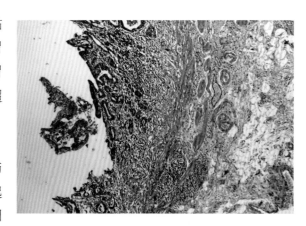

图7-7 早期胃癌，癌组织局限于黏膜层内

2. 镜下 组织形态多种多样，呈单一或混合性，多为高到中分化腺管状或乳头状，并且局限于黏膜层或黏膜层和黏膜下层（图7-7）。

（二）进展期胃癌（advanced gastric cancer）

早期胃癌继续发展，癌组织浸润超过黏膜下层进入肌层后成为进展期胃癌，预后不如早期胃癌。

1. 肉眼观察　现仍采用较早的（Borrmann，1926年）分类，是基于肿瘤的大体表现。确定了4种生长方式：息肉样（BorrmannⅠ型）、蕈状（BorrmannⅡ型）、溃疡性（BorrmannⅢ型）、浸润性（BorrmannⅣ型）。

2. 镜下　胃癌的组织形态学多种多样，有多种分类，常用的是WHO分类和Lanrén分类。

（1）WHO分类：尽管肿瘤的组织学各异，但常为4种主要方式中的一种，诊断基于占优势的组织学形态。包括管状腺癌、乳头状腺癌、黏液腺癌、印戒细胞癌。

①管状腺癌：由显著扩张或裂隙样和分枝状的导管构成，管腔大小不等，也存在腺泡样结构，分化低时导管样结构减少或消失呈实体状。根据分化的程度可分为高分化型、中分化型和低分化型，也可分为低度恶性（高分化型）和高度恶性（中分化型和低分化型）。

a. 高分化管状腺癌：具有规则的腺体结构，可见基底膜，常与化生的肠上皮极为相似。癌细胞高柱状或立方状，核深染，有异型性，部分细胞核上移。

b. 中分化管状腺癌：管状结构不如高分化型规则，大小差异明显，排列紊乱，相邻的腺管可相互融合，基底膜不明显，细胞脱离腺管基底，相互挤压，核深染（图7-8）。

c. 低分化管状腺癌：腺体难以辨认或高度不规则；或单个细胞孤立排列或多个细胞呈大小不等实性条索状，其中可见黏液分泌或形成腺泡结构（图7-9）。

d. 鉴别诊断：

肠化生伴有异型增生：其特点为在有杯状细胞和非典型性腺体的背景中含有复层多形性、核深染细胞。但缺乏单个细胞浸润，缺乏明显恶性的细胞、浸润的腺体以及间质的纤维组织增生。

溃疡：溃疡具有特征性4层结构，溃疡边缘的上皮细胞有再生性改变。可见泡沫样组织细胞，没有恶性印戒细胞、恶性腺体及纤维组织增生性间质。

类癌：低分化腺癌镜下多呈小腺管、小梁状或实性巢样结构，需要与类癌鉴别。低分化腺癌细胞大小差异较明显，染色质粗，分裂像多见。

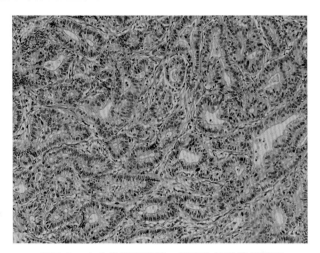

图7-8　中分化管状腺癌，癌细胞呈腺管状排列

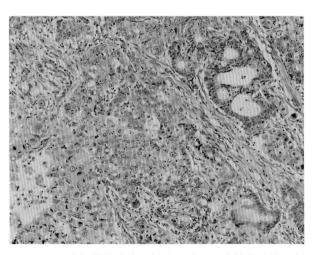

图7-9　低分化管状腺癌，部分区域可见腺管状结构，部分区域分化较差，呈实体状

除巢团样结构之外，还具有弥漫浸润成分，并常见脉管内癌栓。而类癌癌细胞排列呈梁索状、巢状或腺样，但细胞形态大小一致，核分裂少见。免疫组化染色低分化腺癌呈上皮性抗原表达，CK（+）、EMA（+）；类癌为NSE（+）、CgA（+）、Syn（+）。

②乳头状腺癌：为高分化的外生性癌，具有伸长的指状突起，突起表面被覆圆柱状或立方状细胞，轴心为纤维血管结缔组织。部分肿瘤显示管状分化（乳头状管状结构）。极少数情况下有微乳头结构。核分裂指数和细胞异型性不同病例差异较大，细胞核可见重度非典型性。肿瘤的浸润边界与周

围组织有明显的边界（图7-10、图7-11）。

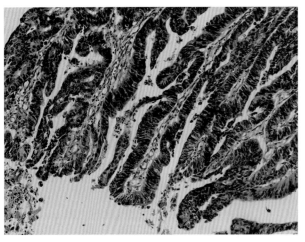
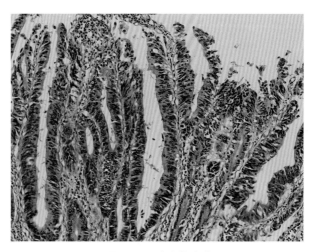

图7-10 乳头状腺癌，肿瘤细胞呈乳头状排列，乳头
中央可见纤维血管轴心

图7-11 乳头状腺癌

鉴别诊断：与乳头状腺瘤相鉴别，癌性乳头表面被覆上皮细胞可有复层排列，核密集相互拥挤、核增大、染色质粗、核异型性明显，癌性乳头间质少，局部可有腺管融合，并同有蒂部浸润。乳头状腺瘤乳头被覆上皮细胞有极性，细胞异型性不明显。

③黏液腺癌：肿瘤细胞外黏液池50%以上，有两种生长方式：一种腺体由柱状上皮构成，此细胞能分泌黏液，间质存在大量的黏液；另一种细胞呈条索状或巢状散在漂浮于黏液湖内，有时存在少量的印戒细胞（图7-12、图7-13）。

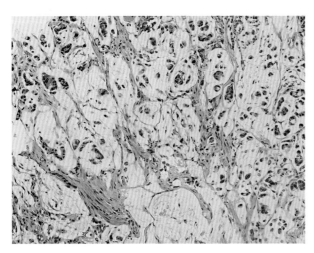
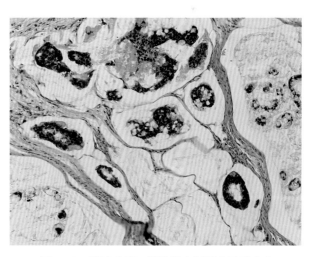

图7-12 黏液腺癌，大片细胞外黏液构成黏液湖，黏液
内见小簇或单个癌细胞漂浮

图7-13 黏液腺癌，黏液湖内漂浮有腺癌成分

④印戒细胞癌：主要成分（超过肿瘤的50%）是由孤立的或巢状包含细胞内黏液的恶性肿瘤细胞构成的，细胞分散排列于固有层中，使胃小凹与腺体之间的距离增宽，细胞胞质丰富，淡红染或呈空泡状，压迫胞核偏向一则呈印戒状（图7-14、图7-15）。

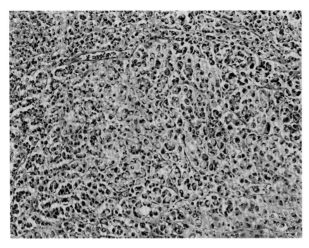

图7-14 印戒细胞癌，肿瘤全部由印戒样细胞构成

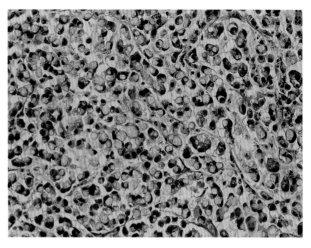

图7-15 印戒细胞癌，肿瘤细胞见胞浆内黏液，细胞核被挤压至一旁，呈印戒样

（2）Lanrén分类：此种分类被证实对评估胃癌的自然病史有用，尤其是关于它与环境因素、发生趋势及前驱病变的关系。肿瘤分为两种主要类型：肠型和弥漫型，肠型和弥漫型比例大致相等的称作混合性癌。

①肠型胃癌：较常发生于老年，见于胃癌高危险性的国家，有癌前病变，肿瘤内的腺体结构可以辨认，从高分化到中分化，有时在扩展区边缘可见低分化癌，典型者发生在肠上皮化生的背景中，这些癌的黏液表型有肠型、胃型及胃肠型。

②弥漫型胃癌：较常见于年轻的女患者，没有国家及环境的高危险因素，没有癌前病变。由黏附力差的细胞弥漫地浸润胃壁构成，可见少量腺体或无腺体形成。细胞常呈小圆形或印戒细胞形态，或有条索状或巢状结构，类似WHO分类中的印戒细胞癌。

（3）罕见亚型：有鳞状细胞癌、腺鳞癌、胃肝样腺癌、绒癌、伴淋巴间质的胃癌、未分化癌，不包括在WHO分类或Lanrén分类中。

①鳞状细胞癌：肿瘤主要局限于贲门部，可累及胃底，直径2～11cm，通常有溃疡形成，边缘隆起。镜下可呈各种分化的鳞状细胞癌，癌灶周围是胃黏膜，通常有少量腺癌成分。需要与食管鳞癌浸润至胃鉴别。有时很难区分。胃贲门部的鳞癌一律划分为食管下端的鳞癌浸润。只有胃内与食管贲门部鳞状上皮不衔接的鳞癌才严格定义为胃的鳞癌。

②腺鳞癌：同一肿瘤中有腺癌与鳞癌两种成分，两者所占的比例相近，而且都是明确的癌。需要与腺癌中出现小灶鳞化相区别（图7-16）。

③胃肝样腺癌：癌细胞较大，为多角形，胞浆丰富，嗜酸性，核大而核仁明显，甚至有些癌细胞中可见胆汁残留，形态如肝细胞肝癌。癌细胞排列呈腺样、梁状或弥漫成片。免疫组化AFP阳性。

④绒癌：极少见。细胞较大，核深染，肿瘤

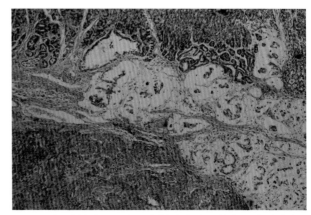

图7-16 胃腺鳞癌，图左下方鳞癌成分，右上黏液腺癌成分

细胞似滋养叶细胞，异型性明显。细胞大小不一，核大、染色质粗，合体细胞染色深、形态不规则，核结构不清。可见多核细胞，形态同绒毛膜细胞癌。免疫组化HCG阳性。

⑤伴淋巴间质的胃癌：也称为淋巴上皮瘤样癌或髓样癌。特点是未分化癌伴有大量淋巴细胞浸润。本型与两种病变有关：EBV感染和微卫星不稳定性。现已明确，5%~15%胃癌含EBV DNA。这些癌具有特殊的临床病理学特征。最常见于男性，发生于胃体，但也可发生在胃的其他部位。大体上，多表现为溃疡性斑片样病变，也可出现乳头状结构。镜下可有两种类型：一种淋巴细胞浸润极为密集，最好通过CK来识别肿瘤性上皮细胞；另一种由细长的相互交错的腺体构成，以纤细的间质作为依托，即所谓花边样结构。两种结构可同时出现在同一肿瘤中。花边样结构在肿瘤表浅部位易见。

⑥未分化癌：组织分化很差，形态和功能上缺乏分化特征。肿瘤细胞常呈巢团状结构，细胞小，胞浆少，较大的异性细胞偶尔可见。免疫组化CK、EMA阳性，CEA部分病例阳性。Vimentin、LCA、NSE均为阴性（图7-17）。

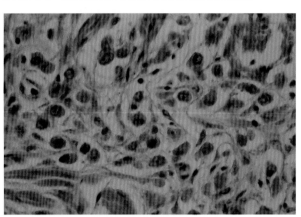

图7-17 胃未分化癌

鉴别诊断：

低分化癌：部分肿瘤组织可见形成腺管的倾向，部分细胞可显示黏液分泌。而未分化癌缺乏这种分化。

胃淋巴瘤：两者大体均可呈溃疡及结节型。未分化癌总能找到实性和团巢状的区域。淋巴瘤缺乏巢状结构，排列彼此不黏附，弥散浸润。免疫组化，未分化癌CK、EMA阳性，而淋巴瘤LCA阳性，表达B细胞或T细胞标记。

小细胞癌：未分化癌与小细胞癌相似，细胞均较小，胞浆少，缺乏分化特征。免疫组化，小细胞癌具有神经内分泌表达，NSE、Syn、CgA阳性，而未分化癌均为阴性。

3. 组织化学及免疫组化 CK（细胞角蛋白）、CEA（癌胚抗原）能标记胃腺体之间或溃疡底部、边缘的难以鉴别的低分化癌细胞巢或印戒细胞癌，黏液染色（PAS、奥新蓝、黏液卡红）能显示细胞胞质内黏液。发生于胃黏膜的恶性上皮性肿瘤。主要组织学类型为腺癌，依据其形态，可分为管状腺癌、乳头状腺癌、黏液腺癌及印戒细胞癌等，罕见的病理学类型有鳞状细胞癌、腺鳞癌等。

管状腺癌中存在大小各异的管腔，具有不同的分化程度。乳头状腺癌具有乳头状的突起，乳头中央为纤维血管轴心，表面被覆异型的腺上皮细胞。黏液腺癌中细胞外黏液成分>50%。印戒细胞癌指>50%的癌细胞含有细胞内黏液，典型者细胞内黏液将胞核挤到胞浆一旁，似印戒样。

4. 胃癌的pTNM分期 2009年第7版UICC pTNM分期。T分期如下：T_x，原发肿瘤无法评估；T_{is}，上皮内癌，未侵及固有层；T_{1a}，侵犯固有层或黏膜肌层；T_{1b}，侵犯黏膜下层；T_2，侵犯固有肌层；T_3，穿透浆膜下结缔组织，未侵犯浆膜或邻近结构；T_{4a}，侵犯浆膜；T_{4b}，侵犯邻近结构。淋巴结转移分期（LNM分期）：N_x，区域淋巴结无法评估；N_0，区域淋巴结无转移；N_1，1~2个LNM；N_2，3~6个LNM；N_3，7个以上LNM；N_{3a}，7~15个LNM；N_{3b}，16个以上LNM。远处转移（M）分期：M_0，无远处转移；M_1，有远处转移。组织学分级：G_1，高分化；G_2，中分化；G_3，低分化；G_4，未分化。新的UICC pTNM见表7-1。

表7-1　NCCN的pTNM分期

分期	T	N	M
0期	T_{is}	N_0	M_0
I_A期	T_1	N_0	M_0
I_B期	T_2	N_0	M_0
	T_1	N_1	M_0
II_A期	T_3	N_0	M_0
	T_2	N_1	M_0
	T_1	N_2	M_0
II_B期	T_{4a}	N_0	M_0
	T_3	N_1	M_0
	T_2	N_2	M_0
	T_1	N_3	M_0
III_A期	T_{4a}	N_1	M_0
	T_3	N_2	M_0
	T_2	N_3	M_0
III_B期	T_{4b}	N_0	M_0
	T_{4b}	N_1	M_0
	T_{4a}	N_2	M_0
	T_3	N_3	M_0
III_C期	T_{4b}	N_2	M_0
	T_{4b}	N_3	M_0
	T_{4a}	N_3	M_0
IV期	任何T	任何N	M_1

二、胃淋巴瘤

起源于胃及邻近淋巴结的淋巴瘤。常见类型有黏膜相关淋巴组织结外边缘区B细胞淋巴瘤（MALT淋巴瘤）、弥漫性大B细胞淋巴瘤等。

1. 黏膜相关淋巴组织结外边缘区B细胞淋巴瘤（MALT）　是一种由形态学表现各异的小B细胞构成的结外淋巴瘤，包括边缘区细胞、单核样细胞、小淋巴细胞以及散在分布的免疫母细胞和中心母细胞样细胞。部分病例中可见浆细胞分化。在胃黏膜中典型者可见肿瘤细胞侵犯上皮形成淋巴上皮病

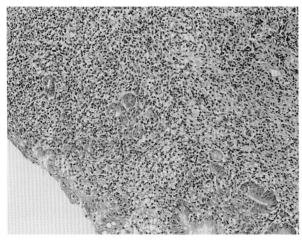

图7-18　黏膜相关淋巴组织结外边缘区B细胞淋巴瘤，胃黏膜腺体大部分萎缩消失，固有层内多量小淋巴样细胞浸润，成分较复杂

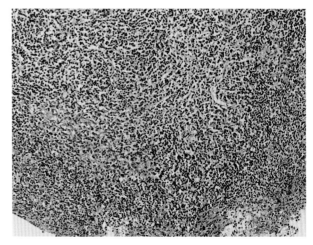

图7-19　黏膜相关淋巴组织结外边缘区B细胞淋巴瘤，胃黏膜见弥漫淋巴样细胞浸润，细胞体积小，可见淋巴上皮病变

变（图7-18、图7-19）。

2. 弥漫性大B细胞淋巴瘤　弥漫性大B细胞淋巴瘤由弥漫增生的大B淋巴样细胞构成，肿瘤细胞核同于或略大于正常巨噬细胞核，或为正常淋巴细胞核的2倍多（图7-20、图7-21）。

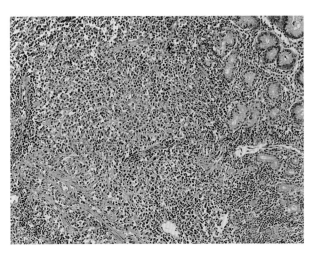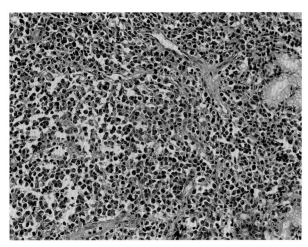

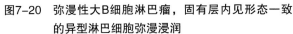

图7-20　弥漫性大B细胞淋巴瘤，固有层内见形态一致　　　图7-21　弥漫性大B细胞淋巴瘤，胃黏膜间弥漫性体积
　　　　的异型淋巴细胞弥漫浸润　　　　　　　　　　　　　　　　　较大淋巴样细胞浸润，右上角见残留胃腺体

3. 胃原发性恶性淋巴瘤的分期　胃原发性恶性淋巴瘤的分期通常采用Musshoff 改良的Ann Arbor结外淋巴瘤分期系统（表7-2）。

表7-2　胃肠道淋巴瘤的分期

分期	累及部位
I_E期	仅限于胃壁或肠壁
II_{1E}期	同时伴有与原发部位相连区域淋巴结受累
II_{2E}期	伴有不与原发部位相连区域淋巴结受累
III期	横隔淋巴结受累
III_S期	脾受累
III_{E+S}期	横隔淋巴结和脾同时受累
IV期	肿瘤播散累及骨髓或其他非淋巴脏器

注：E是指淋巴结外。

三、胃肠道间质瘤

大部分胃肠道间叶源性肿瘤是胃肠道间质瘤或平滑肌瘤，其余少见的类型有神经鞘瘤、脂肪瘤、平滑肌肉瘤等。胃肠道间质瘤（gastrointestinal stromal tumors，GIST）起源于Cajal细胞，是胃肠道最常见的间叶源性肿瘤。组织学上由梭形细胞、上皮样细胞，偶尔有多形性细胞排列成束状或弥漫状图像，免疫表型上大部分表达c-kit基因蛋白产物CD117。大约30%的GIST临床表现为恶性，典型的恶性GIST在腹腔内扩散，形成多发性肿瘤结节，最常见的远处转移是肝。而对于局限性的GIST，宜用危险程度代替良恶性，目前采用Fletcher方案或Miettinen和Lasota方案评估危险程度。传统放疗和化疗对GIST几乎无效。酪氨酸激酶抑制剂甲磺酸伊马替尼的临床应用使GIST的治疗发生了重大的改变，为部分晚期GIST患者带来了延长生存期的疗效。同时由于对GIST基因突变认识的进一步提高，使GIST的诊断率显著提高。为了规范GIST的诊断和临床治疗，建立包括病理科、放射科、胃肠外科和肿瘤内科医师的多学科合作网络，乃至建立GIST治疗中心是必要的。

1. GIST的病理诊断依据　GIST的病理诊断必须依据大体病理学、组织病理学和免疫组织化学检测结果做出。免疫组织化学染色CD117（阳性率约95%）、CD34（阳性率约70%）、平滑肌肌动蛋白（SMA，阳性率约40%）、S-100蛋白（阳性率约5%）和结蛋白（阳性率约2%）对GIST的辅助诊断十分有用。组织学符合典型GIST、CD117阳性的病例可做出GIST的诊断，CD117阳性表达应定位在肿瘤细胞膜和细胞质。大约有5%组织形态学可疑的GIST免疫组织化学染色CD117呈阴性，推荐应用免疫组织化学检测DOG1和（或）nestin及血小板源生长因子受体（PDGFRA）的表达进行诊断。应用分子生物学手段检测c-kit和PDGFRA基因的突变情况来辅助诊断。对疑难病例需要病理专家做出最终诊断（图7-22）。

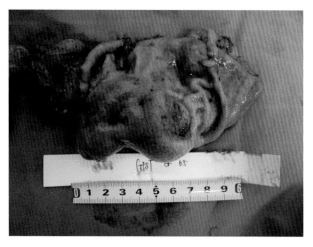

图7-22　胃间质瘤大体

（1）组织形态：GIST 的形态变化多样，基本形态为梭形细胞和上皮样细胞，瘤细胞胞质淡染，轻度嗜伊红或略嗜碱，细胞核呈长梭形、短梭形或胖梭形至卵圆形，可见核仁。部分病例胞质呈空泡状，位于核的一端形成核端空泡细胞，或将细胞核推挤至一侧形成印戒样细胞。依据梭形和上皮样细胞的比例可分为上皮样细胞型、梭形细胞型和混合细胞型。GIST排列结构多样，除常见的交叉束状和弥漫片状排列外，可出现栅栏状、片巢状、花瓣样、器官样、血管外皮瘤样等。上皮样细胞多呈弥漫片状、小巢状排列，梭形细胞多呈交叉束状、栅栏状排列。GIST间质可出现明显的出血、囊性变、胶原化、黏液变和团丝样纤维，后者为间质内团块状嗜伊红性物，电镜下其横切面呈纱线团样。核端空泡视为"平滑肌母细胞"的特征，且主要发生于胃（约14%），其他部位偶见。栅栏状排列被视为神经鞘瘤的一个特点，实际上发生于消化道的神经鞘瘤恰恰不易出现栅栏状排列。但约有18%的GIST出现栅栏状排列（图7-23、图7-24）。

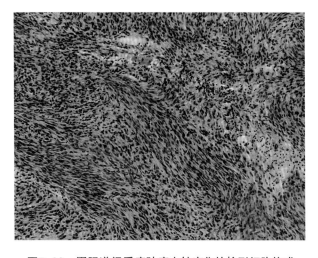

图7-23　胃肠道间质瘤肿瘤由较密集的梭形细胞构成

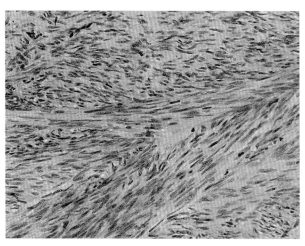

图7-24　胃肠道间质瘤肿瘤由较密集的梭形细胞构成

（2）免疫表型：虽然GIST细胞形态多变，排列结构多样，但其免疫表型完全一致，除波形蛋白阳性外，CD117阳性率接近100%，且大多数为弥漫强表达，无部位及良恶性的差异。约70%的GIST

表达CD34，多为弥漫强表达，CD34阳性的病例大多数CD117亦阳性，偶尔有CD34阳性CD117阴性者。研究发现，CD34的表达与部位有关，小肠GIST阳性率为42.9%，而胃及直肠阳性率分别为88%及100%。最近又报道GIST表达巢蛋白（nestin），这可能在鉴别诊断及探讨其分化上有一定的作用。此外，GIST亦可有肌源性或神经源性标记的表达，如SMA、肌特异性肌动蛋白（MSA）、S-100蛋白和PGP9.5等。但这些标记物大多呈局灶弱阳性，而结蛋白几乎均为阴性。SMA、MSA，特别是结蛋白，在平滑肌瘤则是弥漫强阳性，S-100蛋白在神经鞘瘤弥漫强阳性。研究中还观察到一个有趣的现象，即SMA、MSA、S-100蛋白、PGP9.5与CD34的表达相反，与其他部位相比，小肠表达CD34最低，而其他标记物阳性率最高，因此在小肠不能轻易将CD34阴性而SMA阳性的GIST诊断为平滑肌肿瘤（图7-25、图7-26）。

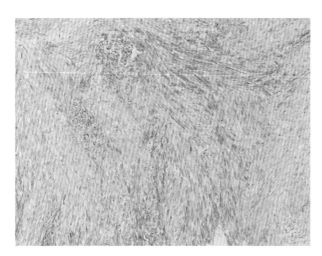

图7-25 胃肠道间质瘤免疫组化CD117阳性

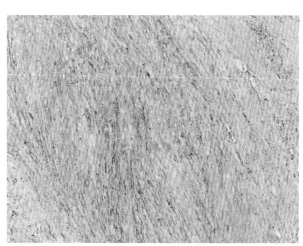

图7-26 胃肠道间质瘤免疫组化CD34阳性

2. 对CD117阴性病例的处理

（1）组织学表现符合典型GIST、CD117阴性病例的处理：对于组织学符合典型GIST、CD117阴性的肿瘤，应交由符合资质的分子生物学实验室检测存在c-kit或PDGFRA基因的突变，以辅助诊断。检测基因突变的位点至少应包括c-kit基因第9、11、13和17号外显子以及PDGFRA基因第12和18号外显子。由于大多数GIST（65%~85%）的基因突变发生在c-kit基因第11号外显子或第9号外显子，因此可优先检测这两个外显子。对于以上6个突变常见的外显子的检测，推荐采用PCR扩增-直接测序的方法。

（2）组织学表现符合典型GIST、CD117阴性，且无基因突变的病例之处理：对组织学符合典型GIST、但CD117阴性、且无突变的病例，应检测DOG-1，阳性者即可确诊；如DOG-1表达阴性，在排除其他肿瘤（如平滑肌肿瘤、纤维瘤病和神经源性肿瘤等）后也可做出GIST的诊断（图7-27）。

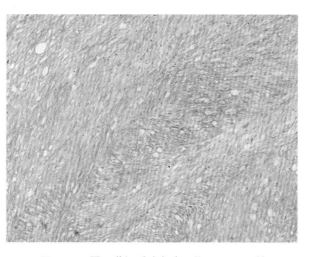

图7-27 胃肠道间质瘤免疫组化DOG-1阳性

3. 基因检测　基因突变检测有助于一些疑难病例的诊断、预测靶向治疗药物的疗效和指导临床治疗。专家组推荐以下情况进行突变分析：所有复发性、转移性和耐药性GIST；原发可切除GIST，生物学行为呈中-高度危险性，考虑甲磺酸伊马替尼辅助治疗者；需要用基因突变检测确定或排除GIST诊断者；鉴别儿童的、家族性和NF1相关的GIST。

4. 原发完全切除GIST的危险度评估　局限性GIST危险度的评估应该包括：肿瘤大小、核分裂像数、原发肿瘤的部位及肿瘤是否发生破裂。既往应用的美国国立卫生研究院（NIH）危险度分级包括肿瘤的大小和每50个高倍视野下（必需计数核分裂像较丰富的50个高倍视野）的核分裂像数。多项回顾性研究证实这两项指标与GIST的预后明显相关，然而研究中同时发现，除依赖这两项指标外，预测GIST患者的预后还补充了肿瘤原发部位和肿瘤的完整性。Miettinen和Lasota对1 684例GIST患者进行长期随访后，根据生存的数据将GIST的危险程度分为8级。这项新的GIST危险程度分级方案整合了肿瘤大小、核分裂像以及肿瘤发生部位。这项大样本的研究证实原发于小肠的GIST预后比原发于胃的差。由于肿瘤破裂导致的腹腔内污染是一项更有价值的临床预后指标，因此无论是自发性破裂或者手术中发生的破裂，均需记录在案。

5. GIST危险程度划分标准见表7-3。

表7-3　GIST危险程度划分标准

危险程度	肿瘤最大直径（cm）	核有丝分裂像（50HPF）
极低危	< 2	< 5
低危	2 ~ 5	< 5
低危	< 5	5 ~ 10
	5 ~ 10	< 5
高危	> 5	> 5
	> 10	> 5
	任何大小	> 10

6. 胃肠道间质瘤的pTNM分期

美国癌症分期联合委员会（AJCC）对胃肠道间质瘤等软组织肉瘤分期（2010年第7版）如下（表7-4）。

T：原发肿瘤

T_x　原发肿瘤无法评价。

T_0　无原发肿瘤证据。

T_1　肿瘤最大径≤5cm。

　T_{1a}　表浅肿瘤。

　T_{1b}　深部肿瘤。

T_2　肿瘤 > 5cm直径。

　T_{2a}　表浅肿瘤。

　T_{2b}　深在肿瘤。

注：表浅肿瘤指肿瘤位于深筋膜浅层且未侵犯深筋膜层；深部肿瘤指肿瘤位于深筋膜层、肿瘤位于深筋膜浅层但已经侵犯深筋膜或肿瘤同时位于深筋膜浅层及深层。

N：区域淋巴结

N_x　局部淋巴结无法评价。

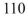

N_0　无局部淋巴结转移。

N_1　局部淋巴结转移。

注：存在淋巴结转移（N_1）、无远处转移（M_0）者，诊断为Ⅲ期。

M：远处转移

M_0　无远处转移。

M_1　有远处转移。

G：病理分级

G_x　病理分级无法评价。

G_1　1级。

G_2　2级。

G_3　3级。

表7—4　胃肠道间质瘤的pTNM分期

分期	T	N	M	G
I_A期	T_{1a}	N_0	M_0	G_1，G_x
	T_{1b}	N_0	M_0	G_1，G_x
I_B期	T_{2a}	N_0	M_0	G_1，G_x
	T_{2b}	N_0	M_0	G_1，G_x
II_A期	T_{1a}	N_0	M_0	G_2，G_3
	T_{1b}	N_0	M_0	G_2，G_3
II_B期	T_{2a}	N_0	M_0	G_2
	T_{2b}	N_0	M_0	G_2
Ⅲ期	T_{2a}，T_{2b}	N_0	M_0	G_3
	任何T	N_1	M_0	任何G
Ⅳ期	任何T	任何N	M_1	任何G

四、脂肪瘤

来源于胃间质组织，由成熟脂肪构成的包膜完整的良性肿瘤，较少见（图7-28、图7-29）。

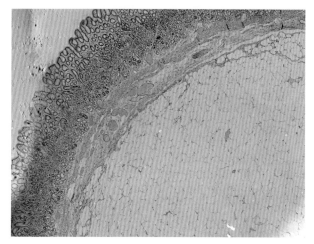

图7-28　脂肪瘤，胃黏膜下见成熟脂肪组织构成的边界清楚的脂肪瘤

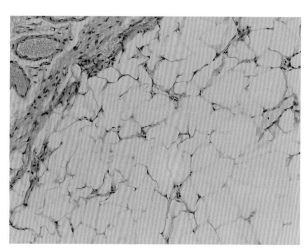

图7-29　脂肪瘤，高倍镜见肿瘤由成熟脂肪构成，左上角见薄层包膜

五、平滑肌瘤

源自平滑肌组织的良性肿瘤，肿瘤体积一般较小，大多＜6cm，偶有体积较大者。边界清楚，但无包膜，质韧。镜下平滑肌瘤由分化成熟的平滑肌细胞构成，瘤细胞呈梭形，核呈棒状，胞浆较丰富，嗜酸性，细胞呈束状，编织排列，部分病例细胞较密集，但细胞无异型，核分裂像少见（图7-30、图7-31）。

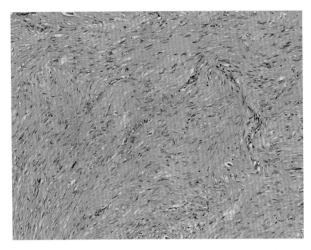

图7-30 平滑肌瘤细胞呈梭形，束状排列，细胞无明显异型

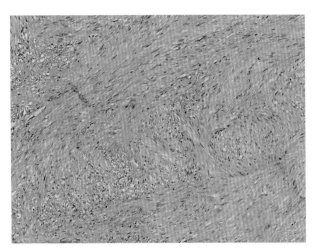

图7-31 平滑肌瘤细胞密度小，无异型，编织排列

六、平滑肌肉瘤

来源于平滑肌组织的恶性肿瘤，体积较大，一般直径＞6cm，切面灰红质脆软，鱼肉状，可伴坏死出血或囊性变。镜下肿瘤细胞丰富，有不同程度异型，核分裂多见，可见坏死。平滑肌瘤和平滑肌肉瘤免疫组织化学肌源性标记物SMA、desmin、actin等阳性，可与胃肠道间质瘤、胃肠道雪旺细胞瘤、恶性外周神经鞘瘤等其他梭形细胞肿瘤鉴别（图7-32至图7-35）。

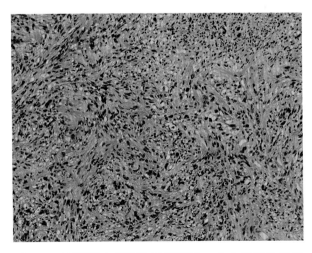

图7-32 平滑肌肉瘤细胞异型明显，右上角见片状坏死，可见较多核分裂像

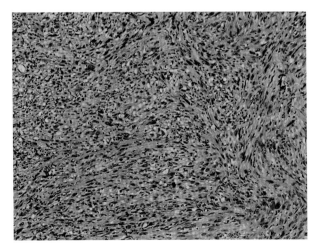

图7-33 平滑肌肉瘤细胞丰富，异型明显

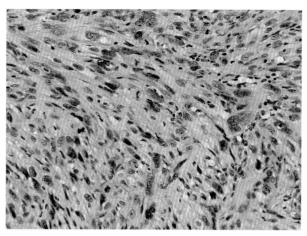
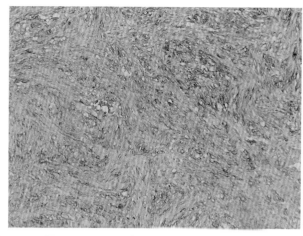

图7-34 平滑肌肉瘤高倍镜见细胞异型显著，核分裂像多见　　图7-35 平滑肌肉瘤免疫组织化学SMA阳性

七、神经鞘瘤

胃肠道神经鞘瘤又称为胃肠道型神经鞘瘤或胃肠道雪旺细胞瘤，是一种较罕见的胃肠道间叶源性肿瘤。肿瘤一般边界清楚，无真正包膜，肿瘤外周可见淋巴细胞套。肿瘤细胞呈梭形，束状排列。核分裂像少见。免疫组化S-100阳性（图7-36至图7-38）。

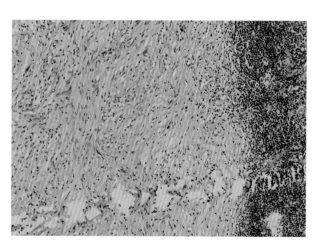
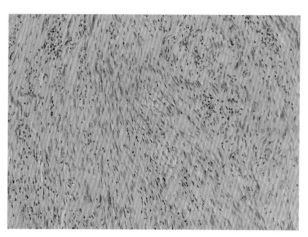

图7-36 神经鞘瘤肿瘤细胞呈梭形，无明显异型，周围见　　图7-37 神经鞘瘤细胞呈梭形，束状排列，可见少量胶原
　　　　 淋巴细胞套

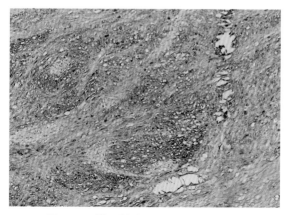

图7-38 神经鞘瘤免疫组化S-100阳性

第四节 贲 门 癌

　　发生于胃贲门的癌，大多为腺癌。由于不同的分类系统对于胃贲门癌的界定不同，导致疾病研究群体的不一致。目前，有关胃食管交界（GEJ）癌的分类标准较多，并不统一，但多以肿瘤肿块中心和肿瘤主体的具体位置来明确是食管癌还是胃癌。2010年版消化系统肿瘤WHO分类胃食管交界腺癌定义为横跨胃食管交界线，肿块完全位于胃食管交界线以上的腺癌为食管腺癌，肿块完全位于胃食管交界线以下的腺癌则为胃起源。并且对于后者，不赞成使用"胃贲门癌"一词，而是采用"近端胃癌"。欧美学者研究发现，胃食管交界腺癌与下段食管起源的腺癌在流行病学、临床肿瘤学、组织病理学、分子病理学等均与食管下段Barrett食管基础上发生的腺癌相似，以此认为胃食管交界腺癌均与Barrett食管腺癌有关，是同一类型腺癌。这一观点被2009年第7版UICC/AJCC肿瘤分类指南采纳，将胃贲门癌从胃癌章节移至食管癌章节中，并要求临床病理医师、肿瘤学医师按食管腺癌的规定对胃贲门癌进行分期和治疗。但UICC/AJCC的依据主要来源于西方国家的研究结果，是否适合于中国人还有待于研究。国内不同研究组对中国人群胃食管交界腺癌的研究数据提示：中国人群胃食管交界腺癌具有明显的组织学异质性，病理类型并不局限于腺癌，且并没显示食管腺癌的一些特征，如食管腺癌相关性病变Barrett食管不常见；胃食管交界腺癌临床病理学特征与食管腺癌有较大差别；胃食管交界腺癌按胃癌分期比按食管腺癌分期更合适；胃食管交界腺癌预后因素与食管腺癌不同。国内樊祥山等人最近研究结果提示中国部分地区胃食管交界腺癌绝大多数为近端胃癌，不同于食管下端腺癌（图7-39、图7-40）。

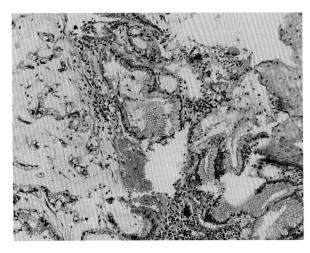

图7-39　贲门癌右侧可见鳞状上皮及柱状上皮交界，左侧为黏液腺癌

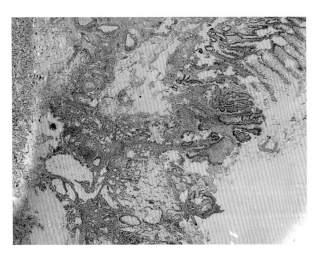

图7-40　贲门腺癌可见食道鳞状上皮及胃黏膜上皮交界处

第五节 十二指肠憩室

十二指肠憩室是由于先天发育不佳或某些疾病（如十二指肠溃疡瘢痕牵拉）造成十二指肠肠壁局限性向外呈囊性突出。憩室可被覆十二指肠黏膜，有时可见移位的胰腺组织（图7-41、图7-42）。

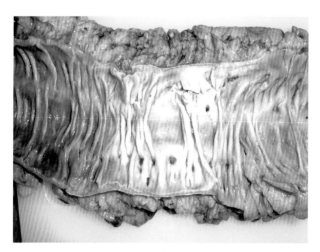

图7-41 十二指肠憩室大体

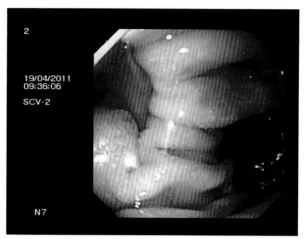

图7-42 胃镜下十二指肠憩室，右侧为十二指肠腔，左侧为憩室

第六节 原发性十二指肠癌

相比于其他部位，十二指肠发生的腺癌和神经内分泌肿瘤少见，腺癌可由腺瘤或溃疡恶变而来，多发生于降部乳头周围，约占60%，其次为壶腹下段，球部最少见。神经内分泌肿瘤目前认为是起源于肠道的Kultschitzsky细胞。

1. 肉眼观察 十二指肠腺癌大体形态可分为息肉型、溃疡型和弥漫浸润型。其中息肉型最多见，约占60%，溃疡型次之。息肉状肿块质地柔软，大的呈菜花状，也可能来自腺瘤性息肉或绒毛状腺瘤恶变。肿瘤边缘呈堤状隆起，较硬，肿瘤呈浸润性生长时，可阻塞十二指肠腔致十二指肠腔发生狭窄和梗阻。在乳头部发生者以息肉菜花型多见，其他部位发生者，如乳头下部或乳头上部以溃疡型或浸润型多见。十二指肠神经内分泌肿瘤为微黄色硬结状肿瘤，位于黏膜下，肿瘤直径一般≤2cm。

2. 镜下

（1）同其他部位的消化道腺癌一样，十二指肠腺癌也可分为管状腺癌、乳头状腺癌、黏液腺癌、印戒细胞癌等（图7-43至图7-46）。

（2）神经内分泌肿瘤：通常是腺状、实质性、岛状及少见的小梁状结构的混合型。肿瘤细胞异型性小，染色质细腻。根据核分裂像和Ki-67指数可分为Grade1、Grade2、Grade3三级（分类方法同消化道其他部位神经内分泌肿瘤）。

115

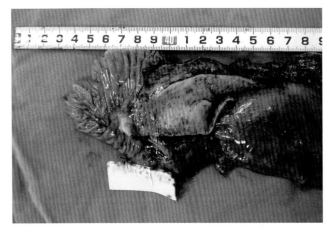

图7-43 十二指肠壶腹癌大体

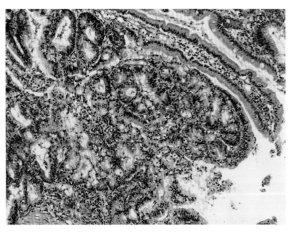

图7-44 原发性十二指肠腺癌，右上可见十二指肠绒毛，其余为腺癌

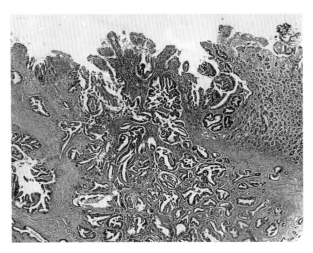

图7-45 十二指肠乳头部位腺癌黏膜固有层、黏膜下层及深部见腺癌浸润

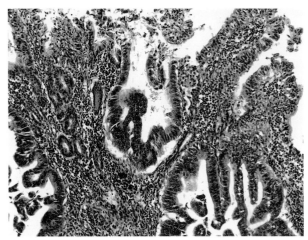

图7-46 上图放大，左上及右上可见十二指肠绒毛

　　3. 十二指肠癌的扩散与转移　十二指肠癌的扩散和转移以胰头浸润和胰头十二指肠周围淋巴结为主，其他易转移至肝脏和肠系膜淋巴结、腹主动脉旁淋巴结。十二指肠类癌一般属于低度恶性肿瘤，生长缓慢，较少转移。类癌可经淋巴或血行转移，亦可穿透浆膜直接浸润至周围组织内。常见转移部位是淋巴结和肝，少数转移至肠系膜和肺。肿瘤浸及肌层，瘤体>2cm及存在分裂像，是发生转移的危险征象。

　　4. 十二指肠腺癌的pTNM分期

　　pT：原发肿瘤

　　pT$_x$　原发肿瘤在组织学上无法评价。

　　pT$_0$　没有原发肿瘤的组织学证据。

　　pT$_1$　肿瘤侵犯黏膜固有层或侵犯黏膜下层但肿瘤≤1cm。

　　pT$_2$　肿瘤侵犯肌固有层或肿瘤＞1cm。

　　pT$_3$　空、回肠肿瘤侵及浆膜下；壶腹、十二指肠肿瘤侵及胰腺或腹膜后。

　　pT$_4$　肿瘤侵透脏层腹膜（浆膜层）或者侵及其他器官或邻近结构。

注：对于壶腹部神经节细胞副神经节瘤，肿瘤局限于乏特壶腹。无论肿瘤大小，如果是多发肿瘤，则加（m）。

pN：区域淋巴结

　　pN$_x$　区域淋巴结转移无法确定。

　　pN$_0$　无区域淋巴结转移。

　　pN$_1$　有区域淋巴结转移。

pM：远处转移

　　pM$_0$　无远处转移。

　　pM$_1$　镜下证实有远处转移。

表7-5　十二指肠癌的pTNM分期

分期	T	N	M
Ⅰ期	T$_1$	N$_0$	M$_0$
Ⅱ$_A$期	T$_2$	N$_0$	M$_0$
Ⅱ$_B$期	T$_3$	N$_0$	M$_0$
Ⅲ$_A$期	T$_4$	N$_0$	M$_0$
Ⅲ$_B$期	任何T	N$_1$	M$_0$
Ⅳ期	任何T	任何N	M$_1$

（孙玲玲　李玉军　刘大伟）

第八章
小 肠 疾 病

第一节　小肠梅克尔憩室

梅克尔憩室是卵黄肠近端的残留物，位于回盲瓣近端大约80cm处，多发生在肠系膜的对侧，长2～8cm，盲端通常游离；镜下见内衬上皮主要为小肠黏膜上皮，有时也可以见到胃、十二指肠或结肠黏膜，胰腺组织也可以出现易位（图8-1至图8-3）。

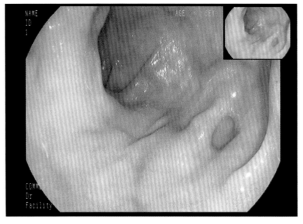

图8-1　梅克尔憩室

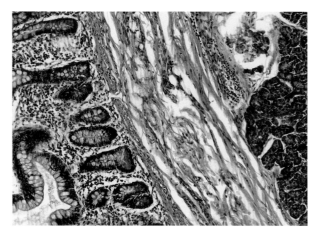

图8-2　梅克尔憩室，憩室含正常小肠4层结构，有时可见胰腺异位

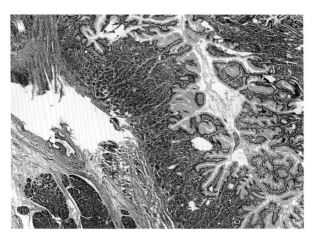

图8-3　梅克尔憩室，有时可见胰腺异位

第二节　小肠炎症

一、克罗恩病

克罗恩病（Crohn's disease，CD）是一种消化道的慢性、反复发作和非特异性的透壁性炎症，病变呈节段性分布，可累及消化道任何部位，其中以末端回肠最为常见，结肠和肛门病变也较多。

1. 肉眼观察　其典型表现是肠管节段性受累、铺路石样改变，肠黏膜溃疡、充血水肿和脓苔等改变，如果是手术后病情复发，常表现为肠吻合口溃疡。内镜下的三大特征为血管纹、黏膜皱折与结肠袋形消失等慢性隐窝破坏性结肠炎。尚可见到黏膜增厚、卵石征、假性息肉与黏膜桥形成、肠腔狭窄与变形以及肠壁增厚感与回盲瓣变形。早期血管减少，甚至消失；黏膜苍白、浅表、针尖样或小圆形口疮样（阿弗他）溃疡，周围充血；溃疡呈跳跃性分布，进一步进展溃疡变大变深，成为圆形或卵圆形状，表面覆盖黄白苔状物，边界清晰，周围黏膜大致正常。严重时，溃疡增大加深，呈匍行状，纵长形，边缘增厚；黏膜水肿区域不规则。这种裂隙状溃疡使黏膜分隔，以及水肿使正常黏膜抬起，呈低平隆起，顶面圆钝，侧面呈半球形，周围有溃疡包绕，呈现结节隆起，大小不等，呈所谓"卵石征"。上述侵袭与破坏性病变在修复与增殖期中，可分别形成假息肉或黏膜桥。后期肠壁广泛纤维化，造成节段性狭窄，回盲瓣变形。

2. 镜下　病理上见纵行排列的多发小溃疡、小糜烂，并伴有非干酪性类上皮样肉芽肿。克罗恩病患者黏膜活检组织学表现缺乏特异性，以病灶处淋巴细胞浸润与聚集较为突出；肉芽肿对诊断克罗恩病虽有一定的特征性意义，但并非仅在找到肉芽肿后才能作出诊断，仅约半数或更少的患者可找到局灶性肉芽肿，其余患者可能仅见到界限较明确的淋巴样聚集。此外，克罗恩病主要是以黏膜下层病变为其特点，因水肿、淋巴管与血管扩张、细胞浸润与纤维化等而使黏膜下层高度增宽（肠结核时以黏膜下层闭锁及黏膜肌层破坏更常见）。由于结肠镜下活检标本较浅，黏膜下层增宽的检出率较低，低于手术标本检出率。因此，有的医师往往因结肠镜下活检取材较小或较浅，不能反映克罗恩病肠道病理改变的全貌，而认为结肠镜活检诊断价值有限，甚至不做活检。但是如果采取正确的活检策略（多部位取材、多次阅片），综合活检各种特点，结合临床病史，可提高确诊率（图8-4、图8-5）。

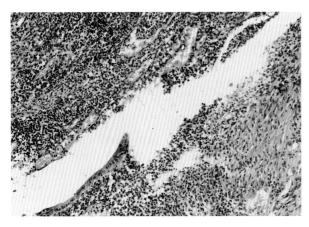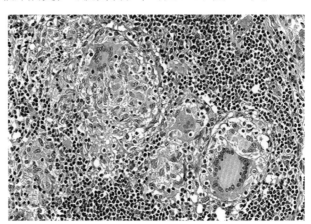

图8-4　裂隙状溃疡，肠壁全层大量淋巴细胞、浆细胞　　图8-5　非干酪样坏死的肉芽肿形成，间质炎细胞浸润
　　　　和单核细胞浸润

119

二、出血坏死性肠炎

出血坏死性肠炎是一种好发于小肠的局限性急性出血坏死性炎症，病变主要在空肠或回肠，偶尔也可累及结肠。病变肠管常呈节段性肠壁充血、水肿、炎性细胞浸润、广泛出血、坏死和溃疡形成，甚至穿孔。肠管扩张，肠腔内充满暗红色的血性液和坏死物（图8-6、图8-7）。

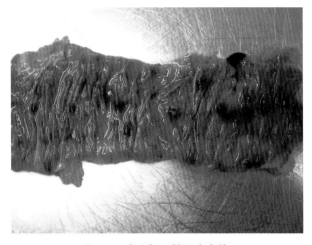

图8-6 出血坏死性肠炎大体

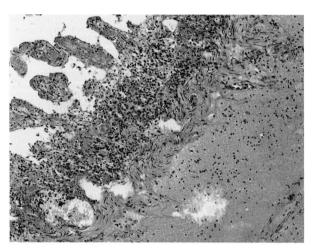

图8-7 肠壁可见广泛出血、坏死及炎细胞浸润

三、肠结核

肠结核是结核杆菌侵犯肠道引起的慢性特异性感染，可分为原发和继发两型，原发较少见，多为小儿，常为食用了带结核杆菌的食物（如奶制品）而感染；绝大多数为继发型，常继发于活动性空洞型肺结核，好发部位为回肠末端和回盲部，在病理形态上可表现为溃疡型结核和增生型结核两类，也可两种病变并存。溃疡型较多见，病变可沿淋巴管扩散，典型的肠结核溃疡多呈环形，其长轴与肠管长轴垂直。增生型较少见，以肠壁大量结核性肉芽组织形成和纤维组织增生为其病变特征，肠壁高度肥厚，肠腔狭窄（图8-8至图8-10）。

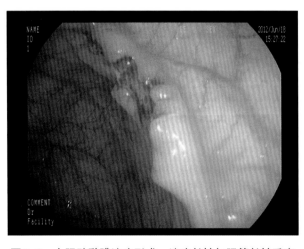

图8-8 小肠壁黏膜溃疡形成，溃疡长轴与肠管长轴垂直

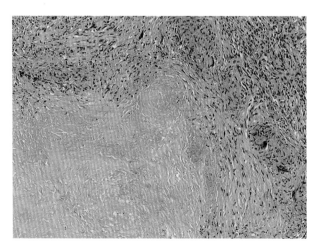

图8-9 结核结节，主要构成于上皮样细胞、朗格汉斯细胞及边缘聚集的淋巴细胞，中央可见干酪样坏死，部分结核结节可见融合

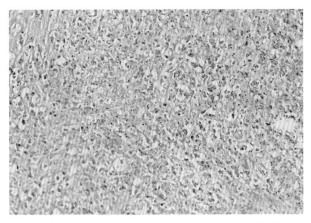

图8-10　特殊染色：抗酸染色，示结核杆菌（＋）

四、肠伤寒

伤寒是指由伤寒杆菌引起的急性全身传染性疾病，以全身单核巨噬细胞系统细胞增生为特征，伤寒肠道病变以回肠下段集合和孤立淋巴小结最为常见和明显，临床上主要表现为持续发热、神经系统中毒症状或消化道症状、相对脉缓、脾肿大、皮肤玫瑰疹等，按病变发展过程可分为4期，分别为髓样肿胀期、坏死期、溃疡期和愈合期。肠伤寒患者可出现肠出血、肠穿孔及支气管肺炎等严重并发症，如无并发症，一般经4~5周可痊愈（图8-11至图8-13）。

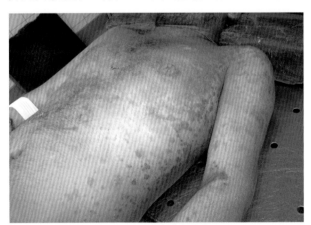

图8-11　伤寒皮肤玫瑰疹

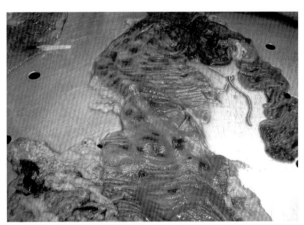

图8-12　黏膜脱落形成溃疡，溃疡长轴与肠管长轴平行

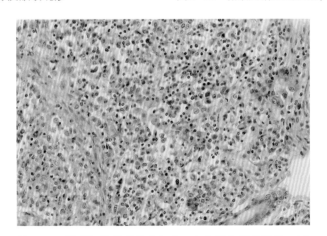

图8-13　巨噬细胞吞噬伤寒杆菌、红细胞和细胞碎片，形成伤寒细胞，伤寒细胞聚集成团形成伤寒肉芽肿

第三节　Peutz-Jeghers综合征

Peutz-Jeghers（P-J）综合征是一种常染色体显性遗传病，又称黑斑息肉病。多见于儿童及青少年，临床上表现为唇、口腔黏膜及手指、足趾黑色素沉着，息肉多见于小肠，也可见于胃及大肠，常为多发，大小不一，大者直径可达5cm。镜下主要表现为肿瘤组织内黏膜肌层呈树枝样结构增生，其上被覆消化道正常黏膜上皮、腺体及固有层。少数P-J息肉可发生癌变并转移至局部淋巴结，有报道消化道其他部位的癌、宫颈恶性腺瘤、卵巢黏液性肿瘤及乳腺癌可伴发P-J息肉（图8-14至图8-16）。

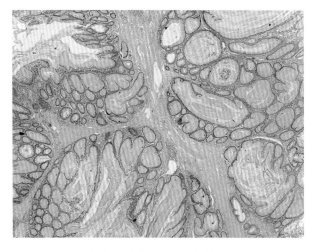

图8-14　P-J息肉由黏膜肌层的肌纤维增生形成树枝样结构，其上被覆息肉所在部位消化道正常黏膜上皮、腺体和固有膜

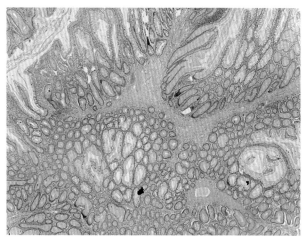

图8-15　P-J息肉

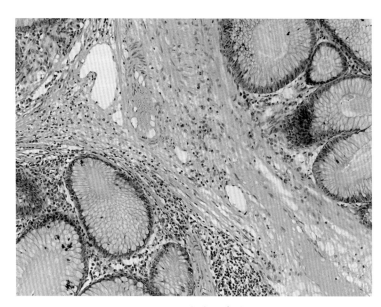

图8-16　P-J息肉，高倍镜观

第四节　原发性小肠肿瘤

小肠肿瘤发病率较胃肠道其他部位低，可分为上皮性肿瘤（包括腺瘤、癌等）、神经内分泌肿瘤、间叶性肿瘤（包括平滑肌瘤、血管瘤、脂肪瘤、胃肠道间质瘤、血管肉瘤、Kaposi肉瘤、平滑肌肉瘤等）、恶性淋巴瘤及继发性肿瘤等。

一、腺癌

从小肠腺体、导管或分泌性上皮发生的恶性肿瘤，大多数小肠癌为环腔狭窄型，少数为隆起型或息肉型。空、回肠癌通常体积相对较大，环腔、缩窄，伴环腔肠壁浸润，大部分可浸润肌层并累及浆膜。组织学上小肠癌与结直肠癌类似，但小肠低分化癌的比例更高。根据形态学的不同，可分管状腺癌、乳头状腺癌及黏液癌等。小肠癌的扩散与大肠癌相似，肿瘤可直接扩散引起腹腔邻近器官粘连，淋巴结扩散至区域淋巴结常见，血行转移和体腔转移也可发生。小肠癌的分级与大肠癌标准一致，可分为高、中、低分化，或高级别、低级别（图8-17至图8-20）。

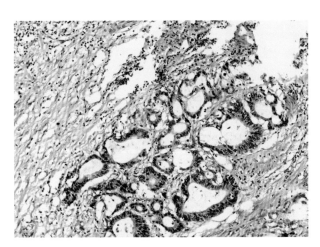

图8-17　小肠管状腺癌，肿瘤细胞呈腺管状结构排列

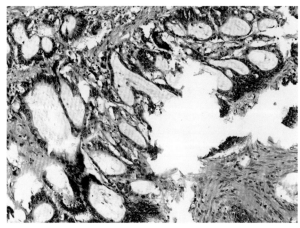

图8-18　小肠管状腺癌

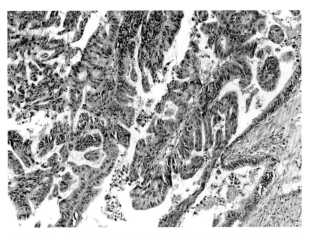

图8-19　小肠乳头状腺癌，肿瘤细胞呈乳头状结构排列

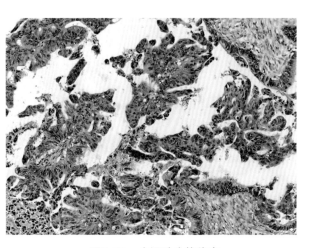

图8-20　小肠乳头状腺癌

123

小肠腺癌pTNM分期（表8-1）。

小肠腺癌的TMN分类：

T：原发肿瘤

T_x　原发肿瘤无法评估。

T_0　无原发肿瘤的证据。

T_{is}　原位癌。

T_1　肿瘤浸润固有层、黏膜肌层或黏膜下层。

　T_{1a}　肿瘤浸润固有层或黏膜肌层。

　T_{1b}　肿瘤浸润黏膜下层。

T_2　肿瘤浸润肌层。

T_3　肿瘤浸润浆膜下或非腹膜性肌肉旁组织（肠系膜或腹膜后腔）范围＜2cm。

T_4　肿瘤穿透脏层腹膜或直接侵及其他器官或结构（包括其他小肠环，肠系膜或腹膜后腔＞2cm 以及由浆膜侵及腹壁；对于十二指肠，为侵及胰腺）。

N：区域淋巴结

N_x　区域淋巴结无法评估。

N_0　无区域淋巴结转移。

N_1　1~3枚区域淋巴结转移。

N_2　≥4枚区域淋巴结转移。

M：远处转移

M_0　无远处转移。

M_1　有远处转移。

表8-1　小肠腺癌的pTNM分期

分期	T	N	M
0期	T_{is}	N_0	M_0
Ⅰ期	T_1，T_2	N_0	M_0
Ⅱ$_A$期	T_3	N_0	M_0
Ⅱ$_B$期	T_4	N_0	M_0
Ⅲ$_A$期	任何T	N_1	M_0
Ⅲ$_B$期	任何T	N_2	M_0
Ⅳ期	任何T	任何N	M_1

注：对于空肠和回肠，非腹膜性肌肉旁组织部分是肠系膜。

二、胃肠道神经内分泌肿瘤

神经内分泌肿瘤（neuroendocrine neoplasm）是一组起源于肽能神经元和神经内分泌细胞的异质性肿瘤，肿瘤细胞Syn、CgA、CD56表达阳性，而CK7、CK20、TTF-1表达阴性。胃肠胰神经内分泌肿瘤（gastroenteropancreatie neoplasm，GEP-NEN）最常见，占所有神经内分泌肿瘤的55%～70%。GEP-

NEN的病理诊断名称、分类和分级等方面也很不统一。2010年第4版WHO消化系统肿瘤分类也对神经内分泌肿瘤的命名和分类以及分级标准作了修订（表8-2、表8-3），所有神经内分泌肿瘤（NENs）都具有恶性潜能，神经内分泌肿瘤的分级并不代表肿瘤的良恶性。肿瘤的良恶性取决于肿瘤的临床分期，后者与肿瘤的大小、部位等有关。为避免混淆，"类癌"一词在修改后的分类中未完全被摒弃。

表8-2　GEP-NEN分类标准（2010年 WHO）

神经内分泌瘤（neuroendocrine tumor， NET）

　　NET 1级（类癌，carcinoid）

　　NET 2级

神经内分泌癌（neuroendocrine carcinoma，NEC）

　　大细胞NEC

　　小细胞NEC

混合腺神经内分泌癌（mixed adenoendocrine carcinoma，MANEC）

部位性、特异性和功能性神经内分泌肿瘤

　　EC细胞，产生5-羟色胺NET

　　产生胃泌素NET

　　节细胞副神经节瘤

　　L细胞，产生高血糖素样肽和产生PP/PYY NET

　　产生生长抑素NET

　　杯状细胞类癌

　　小管状类癌

　　胃泌素瘤

　　高血糖素瘤

　　胰岛素瘤

　　生长抑素瘤

　　血管活性肠肽瘤

表8-3　胃肠胰神经内分泌肿瘤的分级标准

分级	核分裂像数（10HPF[1]）	Ki-67（％）[2]
G$_1$，低级别	1	≤2
G$_2$，中级别	2～20	3～20
G$_3$，高级别	>20	>20

注：1. 10HPF=2mm^2（视野直径0.5mm，单个视野面积0.196mm^2），于核分裂活跃区至少计数50个高倍视野。

2. 用MIB-1抗体，在该标记最强区域计数500～2 000个细胞的阳性百分比。

（一）神经内分泌瘤（neuroendocrine tumor，NET）

NET是一种高分化NENs，低度恶性肿瘤，细胞核呈轻–中度异型，核分裂像少（常＜20/10HPF）。根据增殖指数和组织学特征分为1级和2级，分别相当于以前的类癌和非典型类癌（图8-21至图8-35）。

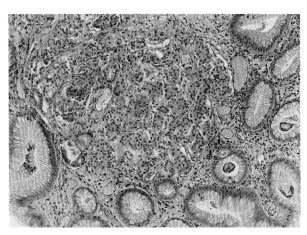

图8-21　胃神经内分泌肿瘤G₁级，肿瘤细胞大小一致，呈器官样排列，细胞异型小，分裂像及坏死少见

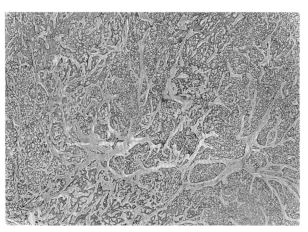

图8-22　小肠神经内分泌瘤G₁级（类癌），肿瘤细胞大小、形态十分一致，核仁不明显，核分裂像罕见，细胞呈器官样、条索状或小梁状排列

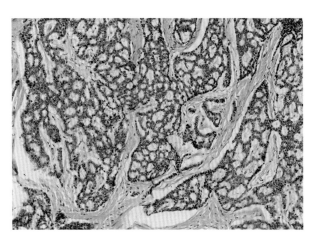

图8-23　小肠神经内分泌瘤G₁级（类癌）

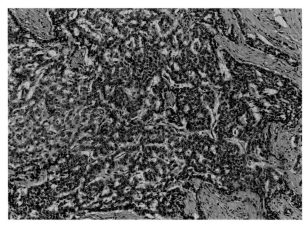

图8-24　小肠神经内分泌瘤G₂级，肿瘤细胞形态及排列较一致，较G₁级异型明显，核分裂像多见（2~20/10HPF）

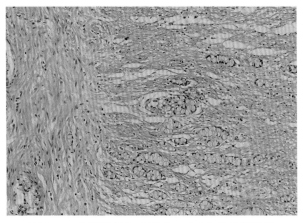

图8-25　阑尾杯状细胞类癌，肿瘤细胞弥漫浸润

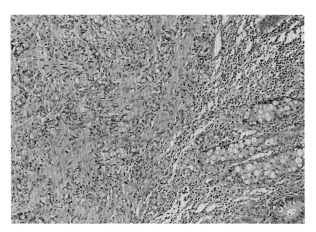

图8-26　阑尾杯状细胞类癌，由小而一致的印戒细胞巢构成，黏膜不受侵犯

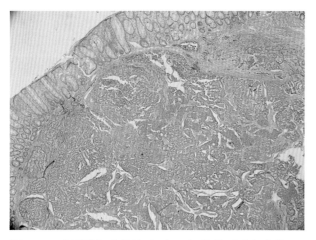

图8-27 直肠神经内分泌瘤1级，细胞排列成条索状、小腺样结构，细胞核轻度异型，染色质细腻，分裂像罕见

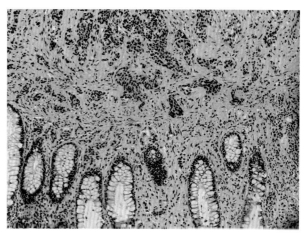

图8-28 直肠神经内分泌肿瘤1级，肿瘤细胞呈巢状侵犯黏膜

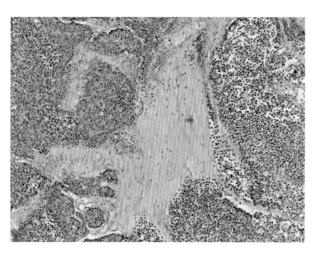

图8-29 直肠神经内分泌肿瘤2级，细胞呈轻-中度异型，分裂像＞2/10HPF，可见灶性坏死

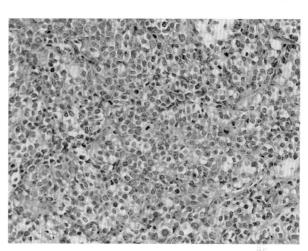

图8-30 直肠大细胞神经内分泌癌3级，细胞体积大，有类似器官样结构，核异型明显，核分裂像易见

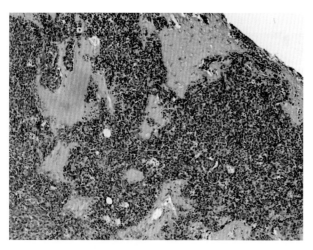

图8-31 直肠小细胞神经内分泌癌3级

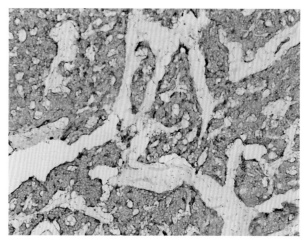

图8-32 神经内分泌肿瘤G_1级，免疫组化示CgA（＋）

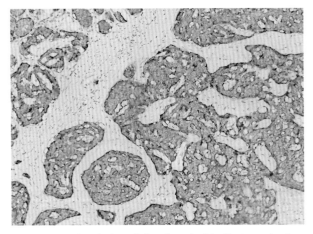

图8-33 神经内分泌肿瘤G₁级，免疫组化示Syn（＋）

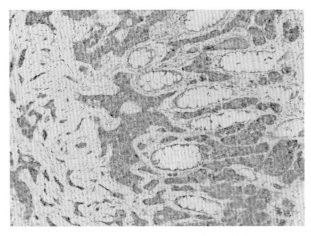

图8-34 Syn（＋），显示肿瘤细胞巢

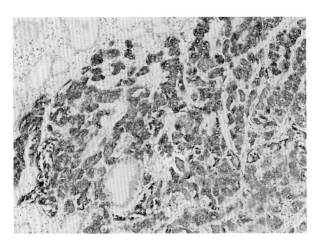

图8-35 胃神经内分泌肿瘤G₁级，免疫组化示Syn（＋）

（二）神经内分泌癌（neuroendocrine carcinoma，NEC）

NEC是一种低分化NENs，高级别恶性肿瘤，由小细胞或中–大细胞构成，细胞异型明显，可见多灶坏死，核分裂像活跃（＜20/10HPF）按其增殖指数和组织学归为3级。相当于以前的小细胞癌、大细胞神经内分泌癌（图8-36至图8-38）。

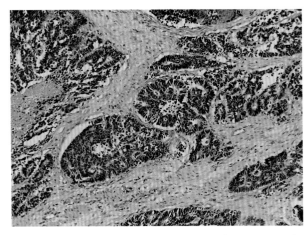

图8-36 胃神经内分泌癌G₃级，肿瘤细胞异型明显，部分区域呈菊形团样排列，可见坏死

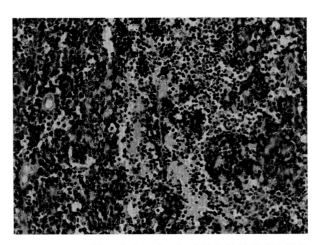

图8-37 小肠神经内分泌癌，细胞呈实性片状或弥漫分布，核深染，异型明显，分裂像多见，可见坏死

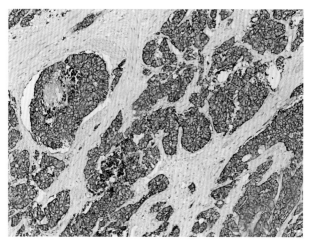

图8-38　胃神经内分泌癌G₃级，免疫组化示Syn（＋）

（三）混合性腺神经内分泌癌（mixed adenoendocrine carcinoma，MANEC）

MANEC可见腺上皮和神经内分泌成分，每种成分均要＞30%（图8-39至图8-42）。

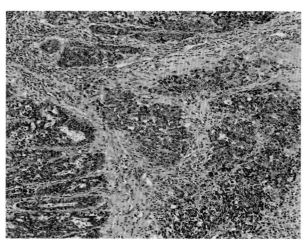

图8-39　混合性腺神经内分泌癌，左侧为腺癌，可见腺管结构，右侧实性区域为神经内分泌癌

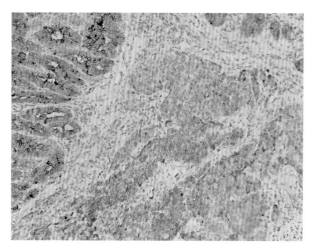

图8-40　免疫组织化学CK20，腺样区域阳性，实性区域阴性

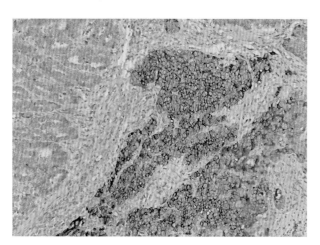

图8-41　免疫组织化学Syn，腺样区域阴性，实性区域阳性

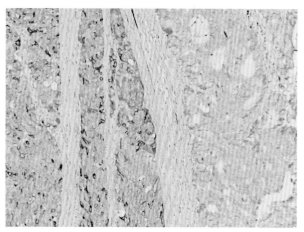

图8-42　直肠混合性腺神经内分泌癌，可见形态学上明显可识别的腺上皮及神经内分泌细胞2种成分，其任何一种至少占30%。Syn（＋）区域显示神经内分泌成分

129

（四）胃肠道神经内分泌肿瘤的pTNM分期

发生在不同部位的胃肠胰神经内分泌肿瘤在生物学行为方面有所不同，因此要求对不同部位肿瘤采取不同的分期标准。推荐使用2010年WHO分类的pTNM分期系统，以指导临床作出最佳治疗的选择和预后判断。胃、小肠、阑尾和结直肠的神经内分泌肿瘤分期不同于相同部位癌的pTNM分期（表8-4至表8-7），而壶腹部、胆囊和肝外胆管、胆管以及胰腺的神经内分泌肿瘤分期与相应部位癌的pTNM分期相同。

1. 胃类癌（胃肠道神经内分泌肿瘤）TNM分类

T：原发肿瘤

T_x　原发肿瘤无法评估。

T_0　无原发肿瘤的证据。

T_{is}　原位类癌/非典型增生（肿瘤 < 0.5cm，局限于黏膜内）。

T_1　肿瘤局限于黏膜并且 ≥ 0.5cm，但 < 1cm，或浸润黏膜下层并且 < 1cm。

T_2　肿瘤浸润肌层，或 > 1cm。

T_3　肿瘤浸润浆膜下。

T_4　肿瘤穿透脏层腹膜（浆膜层）或浸润邻近结构。

N：区域淋巴结

N_x　区域淋巴结无法评估。

N_0　无区域淋巴结转移。

N_1　区域淋巴结转移。

M：远处转移

M_0　无远处转移。

M_1　有远处转移。

表8-4　胃类癌（胃肠道神经内分泌肿瘤）pTNM分期

分期	T	N	M
0期	T_{is}	N_0	M_0
Ⅰ期	T_1	N_0	M_0
Ⅱ$_A$期	T_2	N_0	M_0
Ⅱ$_B$期	T_3	N_0	M_0
Ⅲ$_A$期	T_4	N_0	M_0
Ⅲ$_B$期	任何T	N_1	M_0
Ⅳ期	任何T	任何N	M_1

注：1. 神经内分泌肿瘤（NET）或分化好的神经内分泌肿瘤/癌。

　　2. 任何T都以多发肿瘤的累计计算。

2. 小肠类癌（胃肠道神经内分泌肿瘤）TNM分类

T：原发肿瘤

T_x　原发肿瘤无法评估。

T_0　无原发肿瘤的证据。

T_1　肿瘤浸润固有层或黏膜下层，并且大小<1cm。

T_2　肿瘤浸润肌层，或大小>1cm。

T_3　空肠或回肠肿瘤浸润浆膜下；壶腹部或十二指肠肿瘤浸润胰腺或腹膜后。

T_4　肿瘤穿透脏层腹膜（浆膜）或浸润其他器官或邻近结构。

N：区域淋巴结

N_x　区域淋巴结无法评估。

N_0　无区域淋巴结转移。

N_1　区域淋巴结转移。

M：远处转移

M_0　无远处转移。

M_1　有远处转移。

表8-5　小肠类癌（胃肠道神经内分泌肿瘤）pTNM分期

分期	T	N	M
Ⅰ期	T_1	N_0	M_0
Ⅱ$_A$期	T_2	N_0	M_0
Ⅱ$_B$期	T_3	N_0	M_0
Ⅲ$_A$期	T_4	N_0	M_0
Ⅲ$_B$期	任何T	N_1	M_0
Ⅳ期	任何T	任何N	M_1

注：1. 神经内分泌肿瘤（NET）：分化好的神经内分泌肿瘤/癌。

　　2. 任何T都以多个肿瘤的累计计算。

　　3. 壶腹部神经节或细胞副神经节瘤局限在壶腹部。

3. 阑尾类癌（胃肠道神经内分泌肿瘤）TNM分类

T：原发肿瘤

T_x　原发肿瘤无法评估。

T_0　无原发肿瘤的证据。

T_1　肿瘤最大径≤2cm。

　T_{1a}　肿瘤最大径≤1cm。

　T_{1b}　肿瘤大小>1cm，但≤2cm。

T_2　肿瘤大小>2cm，但≤4cm，或浸润至盲肠。

T_3　肿瘤大小>4cm或浸润至回肠。

T_4　肿瘤穿透脏层腹膜或浸润其他邻近器官或结构，例如腹壁和骨骼肌。

N：区域淋巴结

N_x　区域淋巴结无法评估。

N_0　无区域淋巴结转移。

N_1　区域淋巴结转移。

M：远处转移

M_0　无远处转移。

M_1　有远处转移。

表8-6　阑尾类癌（胃肠道神经内分泌肿瘤）pTNM分期

分期	T	N	M
Ⅰ期	T_1	N_0	M_0
Ⅱ期	T_2，T_3	N_0	M_0
Ⅲ期	T_4	N_0	M_0
	任何T	N_1	M_0
Ⅳ期	任何T	任何N	M_1

注：1. 神经内分泌肿瘤（NET）；高分化神经内分泌肿瘤/类癌。

　　2. 杯状细胞类癌的分类依据癌的分类。

4. 结直肠类癌（胃肠道神经内分泌肿瘤）TNM分类

T：原发肿瘤

T_x　原发肿瘤无法评估。

T_0　无原发肿瘤的证据。

T_1　肿瘤浸润固有层或黏膜下层，并且≤2cm。

　T_{1a}　肿瘤<1cm。

　T_{1b}　肿瘤1～2cm。

T_2　肿瘤浸润肌层，或>2cm。

T_3　肿瘤浸润浆膜下，或浸润无腹膜覆盖的结直肠周围组织。

T_4　肿瘤穿透脏层腹膜或浸润邻近结构。

N：区域淋巴结

N_x　区域淋巴结无法评估。

N_0　无区域淋巴结转移。

N_1　区域淋巴结转移。

M：远处转移

M_0　无远处转移。

M_1　有远处转移。

表8-7　结直肠类癌（胃肠道神经内分泌肿瘤）pTNM分期

分期	T	N	M
I 期	T_1	N_0	M_0
II_A期	T_2	N_0	M_0
II_B期	T_3	N_0	M_0
III_A期	T_4	N_0	M_0
III_B期	任何T	N_1	M_0
IV 期	任何T	任何N	M_1

注：1. 神经内分泌肿瘤（NET）：分化好的神经内分泌肿瘤/类癌。

　　2. "原位癌"一词在诊断实践中一向不用。上皮内病变被包括在非典型增生/上皮内肿瘤，高级别；当出现黏膜内浸润，称为"黏膜内类癌"。

三、小肠恶性淋巴瘤

小肠原发淋巴瘤是指发生于小肠结外的淋巴瘤，在小肠恶性肿瘤中占有很大比例（30%～50%），常为全身淋巴瘤的一部分，主要包括小肠B细胞淋巴瘤（弥漫性大B细胞淋巴瘤、Burkitt淋巴瘤、MALT淋巴瘤、滤泡性淋巴瘤、套细胞淋巴瘤等）和T细胞淋巴瘤（肠病相关性T细胞淋巴瘤、外周非特殊性T细胞淋巴瘤等）等，在北美、欧洲及亚洲国家，小肠弥漫性大B细胞淋巴瘤最为常见，占40%～60%，MALT淋巴瘤在小肠及直肠亦常见。结外NK/T细胞淋巴瘤也可发生在小肠（图8-43至8-53）。

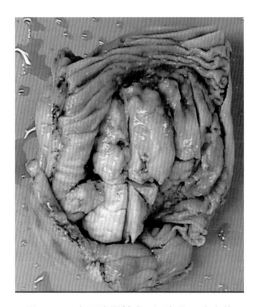

图8-43　小肠弥漫性大B细胞淋巴瘤大体

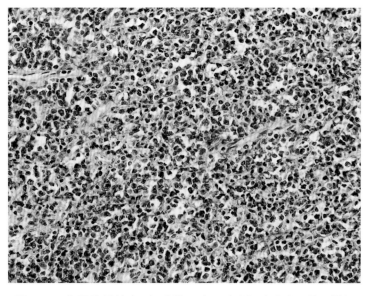

图8-44　小肠弥漫性大B细胞淋巴瘤，肿瘤细胞为大B淋巴样细胞，弥漫增生，形态多样

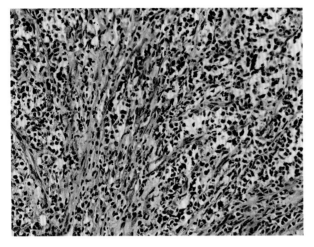

图8-45　小肠弥漫性大B细胞淋巴瘤

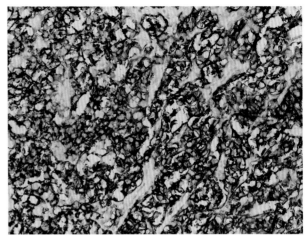

图8-46　小肠弥漫性大B细胞淋巴瘤，免疫组化示
　　　　CD20（＋）

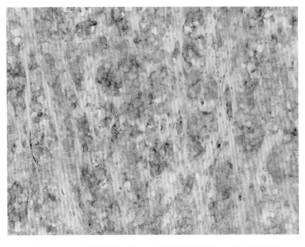

图8-47　小肠弥漫性大B细胞淋巴瘤，免疫组化
　　　　示CD10（＋）

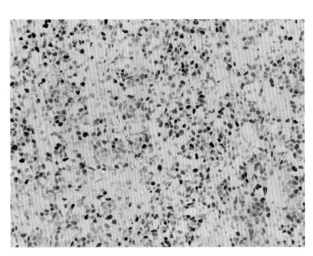

图8-48　小肠弥漫性大B细胞淋巴瘤，免疫组化
　　　　示Bcl-6（＋）

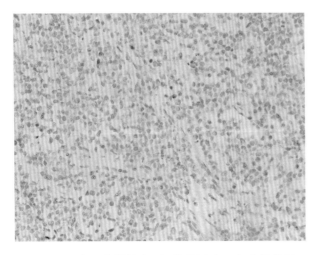

图8-49　小肠弥漫性大B细胞淋巴瘤，免疫组化示
　　　　CD3（-）

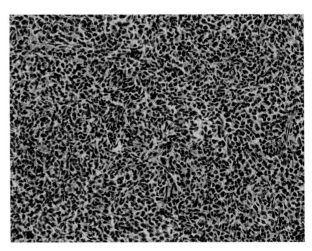

图8-50　小肠外周T细胞淋巴瘤，非特殊，肿瘤细胞异型性
　　　　明显，核形多样，以扭曲核多见，核分裂像易找到

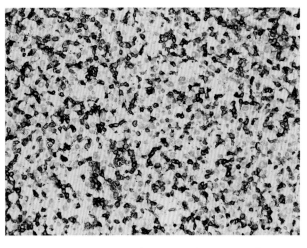

图8-51 小肠外周T细胞淋巴瘤，非特殊，免疫组化示CD3（+）

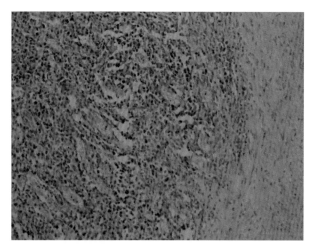

图8-52 小肠NK/T细胞淋巴瘤

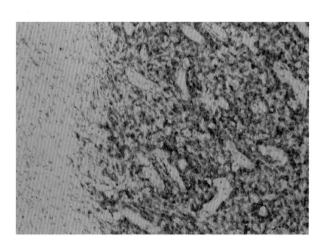

图8-53 小肠NK/T细胞淋巴瘤，免疫组化示CD56（+）

四、小肠平滑肌肉瘤

小肠平滑肌肉瘤可发生于肠腔和肠系膜，但远不如胃肠道间质瘤（GISTs）常见。平滑肌肉瘤发生在老年人，尤其是血管性平滑肌肉瘤。

（一）肉眼观察

大体表现与恶性GISTs相同，常常向腔内生长。较小的肿物位于肠壁内，较大时形成溃疡型息肉样肿物，并侵犯周围组织。病变可为分叶状、灰褐色，伴有质软的红褐色和绿色坏死区。肿瘤大小10～23cm，也可为多发性。某些肿瘤可能比较大，伴有浸润性破坏性外观。

（二）镜下

肿瘤类似软组织平滑肌肉瘤。常常为结节状生长方式，伴有浸润性结构。分化较好和分化中等的平滑肌肉瘤主要由平行束状或交织束状排列的嗜伊红色梭形细胞构成。细胞长形或椭圆形，常为两端钝圆（雪茄形）的非典型性核和嗜酸性胞浆。部分瘤细胞核的一端可见空泡，常形成压陷性压迹，曾

135

被认为是平滑肌肉瘤的诊断形态之一；但这种形态也可出现在胃肠道间质瘤中。所有的肿瘤都有核的多形性，而且多形性非常广泛，这一点和GISTs不同。核分裂数很高（有时可>50/50HPF）。凝固性坏死常见。间质有玻璃样变及黏液变。平滑肌肉瘤的诊断标准至今尚有争议，大多数学者认为以下标准可作为恶性的重要参考：①瘤细胞核分裂数在3/10HPF以上；②肿瘤细胞密集，异型性明显；③肿瘤≥6cm；④瘤细胞侵犯周围组织；⑤出现出血、坏死及囊性变。

（三）免疫组化

瘤细胞弥漫强表达SMA（平滑肌肌动蛋白）、MSA（平滑肌特异蛋白）、h-caldesmon和calponin。70%～80%病例表达desmin（结蛋白）。可以有灶性CK18阳性，而CK19阴性。不表达CD117、CD34、S-100、GFAP和其他神经标记。平滑肌肉瘤缺乏c-kit基因突变。

（四）鉴别诊断

1. 胃肠道间质瘤　平滑肌肉瘤单纯向平滑肌分化，瘤细胞弥漫强表达SMA、MSA、h-caldesmon和calponin。70%～80%病例表达desmin，不表达CD117、CD34，缺乏c-kit基因突变。

2. 纤维肉瘤　纤维肉瘤细胞核两端尖，而平滑肌肉瘤细胞核两端钝圆，胞浆红染，免疫组化SMA、desmin阳性。电镜检查亦有助于鉴别。

3. 恶性神经鞘瘤　平滑肌肉瘤细胞核两端钝圆，胞浆红染，可见肌丝。而恶性神经鞘瘤核扭曲，呈梭形，间质疏松，可见黏液变。免疫组化S-100（+），不表达肌抗原。

（五）小肠平滑肌肉瘤的扩散与转移

1. 直接浸润　小肠平滑肌肉瘤起源于肠壁肌层、黏膜肌层或血管壁平滑肌，虽无包膜，但境界清楚。向腔外生长多见，其次为腔内突出，也可在肠壁内扩张，甚至在肠内外均明显突起。向腔外生长的平滑肌肉瘤可与周围脏器粘连，甚至穿透至其他脏器，发生率约18.3%，手术时应将受累脏器一并切除，减少术后复发的可能性。

2. 淋巴转移　淋巴结转移少见，文献报道104例胃肠平滑肌肉瘤术中发现肿瘤周围淋巴结肿大20例（19.2%），但仅1例病理证实为淋巴结转移（1%）。Lee YT统计淋巴结转移率术时为5%，术后为9%，因此，手术应切除远近至少10cm肠管和相应的系膜组织，以免遗漏潜在的转移灶，而且此范围手术并不增加术后死亡率。

3. 远处转移　Lee YT报道胃肠平滑肌肉瘤约1/3发生转移，其中90%位于腹腔内，与其他部位的软组织肿瘤最多出现转移肺和骨转移不同，小肠平滑肌肉瘤易于出现肝转移，发生率7%～14.4%，其次腹腔种植率10%～15%，尚可发生其他部位如鼻前庭转移。腹腔种植灶往往有完整包膜，术时应彻底检查腹腔，将种植灶完整切除。

（六）小肠平滑肌肉瘤的pTNM分期

小肠平滑肌肉瘤的pTNM分期采用软组织肉瘤分期，TMN分类如下：

T：原发肿瘤

T_x　原发肿瘤无法评估。

T_0　无原发肿瘤的证据。

T_1　肿瘤最大径≤5cm。

T_{1a}　表浅肿瘤。

T_{1b}　深在肿瘤。

T_2　肿瘤最大径 > 5cm。

　　T_{2a}　表浅肿瘤。

　　T_{2b}　深在肿瘤。

N：区域淋巴结

N_x　区域淋巴结无法评估。

N_0　无区域淋巴结转移。

N_1　区域淋巴结转移。

M：远处转移

M_0　无远处转移。

M_1　有远处转移。

G：组织学分级

G_x　组织学分级无法评估。

G_1　1级。

G_2　2级。

G_3　3级。

表8-8　小肠平滑肌肉瘤的pTNM分期

分期	T	N	M	G
I$_A$期	T_{1a}	N_0	M_0	G_1、G_x
	T_{1b}	N_0	M_0	G_1、G_x
I$_B$期	T_{2a}	N_0	M_0	G_1、G_x
	T_{2b}	N_0	M_0	G_1、G_x
II$_A$期	T_{1a}	N_0	M_0	G_2、G_3
	T_{1b}	N_0	M_0	G_2、G_3
II$_B$期	T_{2a}	N_0	M_0	G_2
	T_{2b}	N_0	M_0	G_2
III期	T_{2a}、T_{2b}	N_0	M_0	G_3
	任何T	N_1	M_0	任何G
IV期	任何T	任何N	M_1	任何G

第五节　小肠缺血和梗死

一、粘连性肠梗阻

粘连性肠梗阻是指肠粘连或腹腔内粘连所致的肠梗阻（图8-54）。

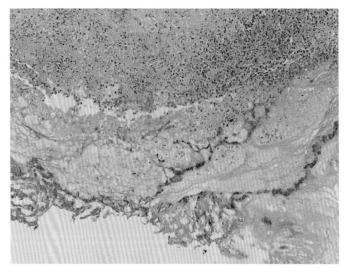

图8-54　肠壁水肿、炎细胞浸润伴坏死，浆膜面可见大量纤维素性渗出

二、肠扭转

肠扭转是指一段肠袢沿其系膜长轴旋转而造成的闭袢型肠梗阻，同时系膜血管受压，也属绞窄性肠梗阻（图8-55、图8-56）。

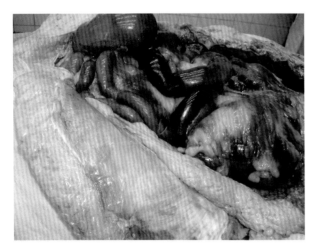

图8-55　肠扭转出血坏死

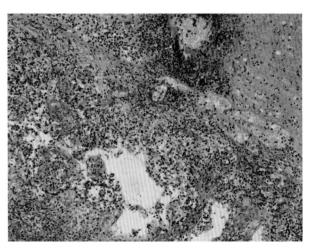

图8-56　肠壁血管扩张充血伴坏死及大量炎细胞浸润

三、肠套叠

一段肠管套入其相连的肠管腔内称为肠套叠（图8-57、图8-58）。

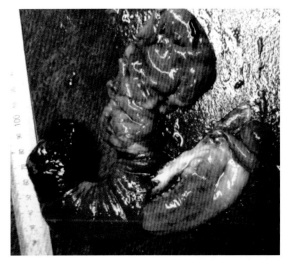

图8-57　肠套叠，一段肠管套入其相连的肠管腔内

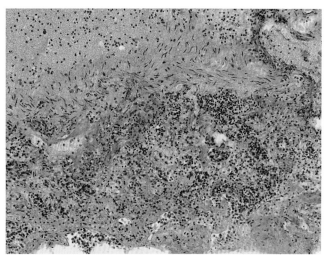

图8-58　肠壁广泛淤血、水肿，部分区域见全层坏死，大量炎细胞浸润

第六节　肠系膜血管栓塞及血栓形成

一、急性肠系膜动脉栓塞及血栓形成

栓子常来自心脏，栓塞多发生在肠系膜上动脉出口处及远处较窄处，患者往往有心脏病病史，如心脏瓣膜病、心肌梗死和细菌性心内膜炎等。

二、肠系膜上静脉血栓形成

常继发于腹腔感染、肝硬化门静脉高压致血流淤滞、真性红细胞增多症等（图8-59）。

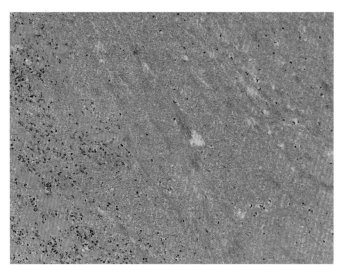

图8-59　混合性血栓形成

第七节 小 肠 瘘

　　肠道与其他空腔脏器或与体表间存在异常通道称之为肠瘘，发生于小肠的为小肠瘘，根据部位不同，又可分为空肠瘘和回肠瘘（图8-60）。

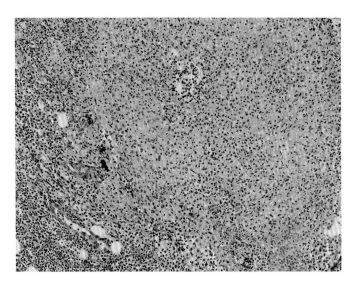

图8-60　肠壁全层呈慢性化脓性炎，伴坏死、肉芽组织增生及纤维化

（侯　峰　刘大伟）

第九章
阑 尾 疾 病

阑尾是附属于盲肠的一段肠管，其长度因人而异，一般长6～8cm，短者仅为1cm，长者可达30cm。阑尾根部较固定，连于盲肠后内侧壁，并经阑尾孔通盲肠腔；阑尾尖端为游离的盲端，位置不固定；阑尾的外径为0.5～1.0cm，管腔狭小，排空欠佳；阑尾系膜呈三角形，较阑尾短，内含血管、淋巴管和神经，致使阑尾缩曲呈袢状或半圆弧形，这些都是易患阑尾炎的形态基础。

阑尾炎可发生于各种年龄，20～30岁为高发年龄，急性阑尾炎的典型临床症状为脐周腹痛伴恶心呕吐，随后出现转移性右下腹痛，并出现麦氏点压痛，外周血白细胞增多。慢性阑尾炎可有阑尾炎反复发作病史，但症状不典型。由于阑尾位置差异较大，毗邻关系各异，故阑尾发炎可能出现不同的症状和体征，这给阑尾炎的诊断和治疗增加了复杂性。

阑尾炎病因主要是由于阑尾腔阻塞合并细菌感染所致。引起阑尾腔阻塞的原因主要是粪石阻塞，粪石的出现主要是由于食物残渣进入阑尾腔，渐渐出现钙盐沉积而形成；其次是寄生虫、较大的食物残渣等进入阑尾腔可造成机械性阻塞而致管腔阻塞。阻塞后阑尾腔内压力增高，阑尾供血障碍，黏膜损伤，从而有利于细菌入侵，导致阑尾炎。

阑尾炎最常见的并发症是穿孔，穿孔率可达25%，阑尾穿孔可引起局限性腹膜炎、弥漫性腹膜炎或阑尾周围脓肿。脓肿还能穿破相邻肠壁，进入盲肠、回肠或直肠，在右下腹或髂窝部形成较大的炎症肿块，临床上可误诊为肿瘤。阑尾穿孔外溢的脓液亦可沿升结肠系膜上升，形成膈下脓肿。阑尾系膜的化脓性静脉炎还可逐渐蔓延至较大的肠系膜静脉进而累及门静脉，或因脓性血栓脱落进入门静脉引起肝脓肿。

第一节　急性阑尾炎

一、急性单纯性阑尾炎

阑尾轻度肿胀，浆膜面充血，失去正常光泽。病变以阑尾黏膜或黏膜下层较重，局部黏膜隐窝处上皮脱落、糜烂，中性粒细胞浸润和纤维蛋白渗出（图9-1）。

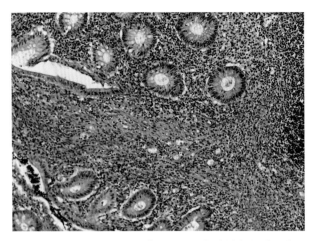

图9-1　急性单纯性阑尾炎，可见局灶中性粒细胞浸润

二、急性蜂窝织炎性阑尾炎

又称急性化脓性阑尾炎，阑尾高度肿胀、增粗，浆膜明显充血并有脓苔附着。病变深达肌层和浆膜层，阑尾壁各层见大量中性粒细胞为主的炎细胞浸润。浆膜面附脓苔，即有阑尾周围炎及局限性腹膜炎的表现（图9-2、图9-3）。

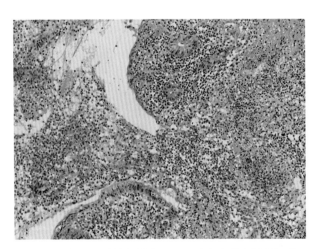

图9-2　急性化脓性阑尾炎，可见腔内充满中性粒细胞

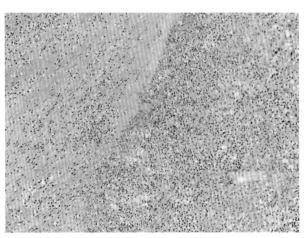

图9-3　急性阑尾周围炎，浆膜面大量脓性渗出物覆盖

三、急性坏疽性阑尾炎

阑尾因内腔阻塞、积脓、腔内压力增高、阑尾系膜静脉受炎症波及而发生血栓性静脉炎等均可引起阑尾壁血液循环障碍，导致阑尾发生坏死。阑尾呈暗红色或黑色，常出现穿孔，引起弥漫性腹膜炎或阑尾周围脓肿（图9-4）。

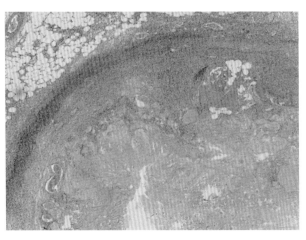

图9-4　急性坏疽性阑尾炎，大量中性粒细胞聚集并坏死

四、特殊类型阑尾炎

1. 阑尾结核、结节病和耶尔森菌感染　阑尾结核可继发于肺结核、腹膜结核或回盲部结核，在阑尾壁内形成干酪样坏死结核结节。结节病可累及阑尾，但罕见。耶尔森菌感染时可形成耶尔森假结核结节，结节中心坏死，形成小脓肿。

2. 阑尾Croun病及溃疡性结肠炎菌可累及阑尾，病变同其他部位相同。

3. 阑尾寄生虫感染　常见的寄生虫感染有蛲虫、血吸虫和蛔虫等。血吸虫感染后阑尾各层有大量血吸虫虫卵沉积伴嗜酸性粒细胞浸润、嗜酸性脓肿和假结核结节形成。蛔虫引起的急性阑尾炎与一般急性阑尾炎相似，有时在阑尾腔内的粪便中或阑尾壁内可见到蛔虫卵，其周围可出现数量不等的嗜酸性粒细胞浸润。

4. 放线菌病　阑尾放线菌病罕见。一般呈化脓性炎，有大量纤维组织形成，并可形成窦道通过腹壁开口于皮肤。

5. 病毒感染　各种病毒感染如麻疹、传染性单核细胞增多症、HIV等均可能累及阑尾，引起阑尾黏膜损伤及淋巴组织增生。由于病变轻微并缺少特异性，故常规病理诊断中很难发现或诊断。

第二节　慢性阑尾炎

多为急性阑尾炎未愈后转变而来，也可开始即呈慢性过程。病变见阑尾壁内淋巴细胞、浆细胞为主的炎细胞浸润，伴阑尾各层不同程度纤维组织增生（图9-5）。

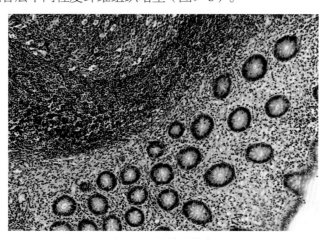

图9-5　慢性阑尾炎

第三节　阑尾肿瘤

一、阑尾黏液性肿瘤

黏液性肿瘤在第4版WHO分为低级别（包括阑尾低级别黏液性肿瘤与低级别腹膜假黏液瘤）与高

级别（黏液腺癌与高级别腹膜假黏液瘤）。

（一）阑尾低级别黏液性肿瘤（LAMN）

LAMN具有绒毛状、锯齿状或波浪状结构，类似腺瘤，但其位于纤维组织之上，而非固有层，"宽前沿式浸润"特征是其下方的黏膜下层及黏膜肌萎缩、纤维化，但无促纤维增生性反应。肿瘤细胞呈单层柱状，胞浆内可见黏液，细胞形态温和，轻度异型增生，核分裂罕见。

但LAMN可以恶性肿瘤形式在阑尾外增生，形成腹膜假黏液瘤，甚至远处转移。腺瘤与LAMN不同之处在于，腺瘤下方的黏膜肌未累及，无浸润证据。第4版WHO不再推荐使用"囊腺瘤"一词，因为其不能作为独立疾病类型。同时阑尾黏液囊肿这一名词诊断中应避免应用因为它只是描述黏液聚集这一现象，而非病理诊断。综上所述，LAMN包含了以前的黏液囊肿、黏液性囊腺瘤及恶性潜能未定的黏液肿瘤（图9-6、图9-10）。

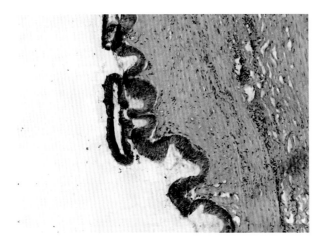

图9-6　LAMN

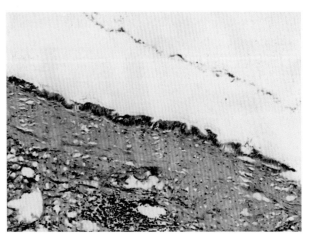

图9-7　LAMN，肿瘤上皮扁平，位于纤维之上，缺乏固有层

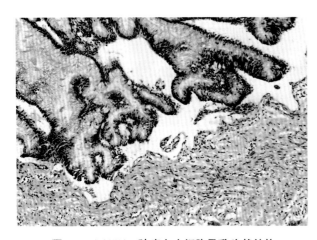

图9-8　LAMN，肿瘤上皮细胞呈乳头状结构

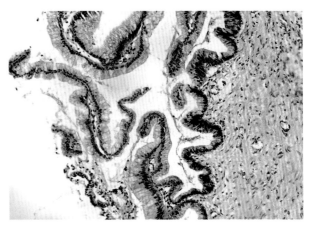

图9-9　LAMN，肿瘤上皮细胞呈乳头状结构，部分细胞轻度异型

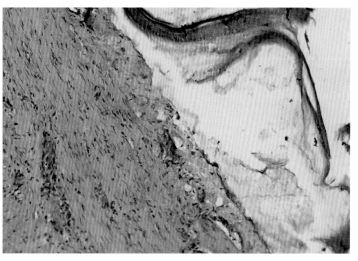

图9-10 LAMN镜下显示无细胞性黏液，要求充分取材发现肿瘤细胞

（二）阑尾黏液性腺癌

当阑尾腺癌的细胞外黏液＞50%时，称为黏液腺癌，其伴有促纤维增生性反应的浸润，细胞中-重度异型增生，可见印戒细胞，可见病理性核分裂。黏液腺癌与众不同之处在于可扩散至腹腔产生大量黏液，形成腹膜假黏液瘤。可根据生物学行为及治疗不同分为低级别黏液腺癌和高级别黏液腺癌。高级别黏液腺癌除了出现假黏液瘤特征，更易侵袭周围器官，出现血道转移或淋巴道转移。应尽量避免使用黏液性囊腺癌这一名词，因为它并未形成独立的疾病类型（图9-11、图9-12）。

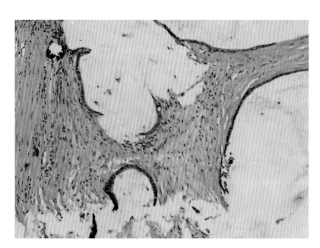

图9-11 阑尾黏液腺癌，阑尾壁可见明显的异型腺体浸润

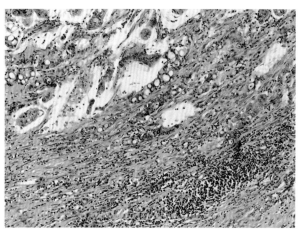

图9-12 阑尾黏液腺癌伴印戒细胞癌成分

（三）腹膜假黏液瘤

这一名词指腹腔内的肿瘤性黏液分泌细胞缓慢、持续不断地产生黏液，黏液聚集而导致的凝胶性腹水。大多数病例阑尾是原发部位，偶尔来自其他器官的黏液性腺癌。目前分为低级别和高级别。一般情况下，低级别腹膜假黏液瘤对应于LAMN，高级别腹膜假黏液瘤对应于黏液腺癌，级别不同，

预后明显不同。同时影响预后的还有黏液扩散的范围，如果超过腹部的右下1/4则预后明显不同（图9-13）。

二、阑尾腺癌

阑尾的恶性上皮性肿瘤，浸润超过黏膜肌层。分为黏液性腺癌（前已描述）和非黏液性腺癌。非黏液性腺癌分类及分期同结肠。与阑尾腺癌预后密切相关的因素包括分期、级别与非黏液型组织学亚型。

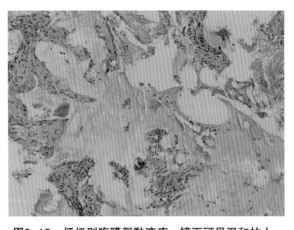

图9-13 低级别腹膜假黏液瘤，镜下可见温和的上皮细胞及细胞外黏液湖

阑尾腺癌的pTNM分期（表9-1）。

TNM分类：

T：原发肿瘤

T_x　原发肿瘤无法评估。

T_0　无原发肿瘤的证据。

T_{is}　原位癌：上皮内或固有层浸润。

T_1　肿瘤浸润黏膜下层。

T_2　肿瘤浸润肌层。

T_3　肿瘤浸润浆膜下阑尾系膜。

T_4　肿瘤穿透脏层腹膜，包括右下象限腹膜黏液性肿瘤和（或）直接浸润其他器官或结构。

　T_{4a}　肿瘤穿透脏层腹膜，包括右下象限腹膜黏液性肿瘤。

　T_{4b}　肿瘤直接浸润其他器官或结构。

N：区域淋巴结

N_x　区域淋巴结无法评估。

N_0　无区域淋巴结转移。

N_1　1~3枚区域淋巴结转移。

N_2　≥4枚区域淋巴结转移。

M：远处转移

M_0　无远处转移。

M_1　有远处转移。

　M_{1a}　腹膜内转移超过右下象限，包括腹膜假性黏液瘤。

　M_{1b}　无腹膜转移。

G：组织病理分级

G_x　分化程度无法评估。

G_1　高分化　低级别黏液癌。

G_2　中分化　高级别黏液癌。

G_3　低分化　高级别黏液癌。

G_4　未分化。

表9-1 阑尾腺癌的pTNM分期

分期	T	N	M	G
0期	T_{is}	N_0	M_0	
I期	T_1, T_2	N_0	M_0	
II$_A$期	T_3	N_0	M_0	
II$_B$期	T_{4a}	N_0	M_0	
II$_C$期	T_{4b}	N_0	M_0	
III$_A$期	T_1, T_2	N_1	M_0	
III$_B$期	T_3, T_{4a}	N_1	M_0	
III$_C$期	任何T	N_2	M_0	
IV$_A$期	任何T	N_0	M_{1a}	G_1
IV$_B$期	任何T	N_0	M_{1a}	$G_2 \sim G_4$
	任何T	N_1, N_2	M_{1a}	任何G
IV$_C$期	任何T	任何N	M_{1b}	任何G

注：1. 本分类仅适用于癌。

2. 包括癌细胞仅限于腺腔基底膜（上皮内）或固有层（黏膜内），未穿透黏膜肌层至黏膜下层。

（付伟伟　丁　力）

第十章
结直肠疾病

第一节 结肠扭转致缺血和梗死

结肠扭转致缺血和梗死25%~40%的病例发生在盲肠。及时手术治疗是绝对必要的（图10-1）。

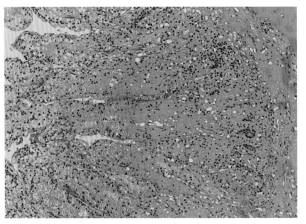

图10-1 结肠扭转致坏死，显示广泛的出血、坏死

第二节 先天性巨结肠

先天性巨结肠由于结肠的神经丛发育不正常，特别是缺少神经节细胞所致的近侧肠管扩张和肥大。发育上的缺陷是在肛管直肠交界处，其近侧肠壁由于副交感神经节前纤维增生过度活跃导致肠壁痉挛，肠蠕动消失，致肠内容物积聚，肠腔发生代偿性扩张和肠壁肥厚而形成的巨结肠症。神经节细胞的缺如或减少，是由于胚胎发育中神经嵴迁移的失败或由于局部神经元坏死而引起。

其病理变化主要表现为病变节段上端结肠异常扩张，结肠皱襞消失，肠腔口径比正常大数倍，而病变节段肉眼正常。镜下病变节段肠壁神经节细胞缺如或明显减少，局部神经丛被增生的无髓神经纤维取代。可用免疫组化方法显示，NSE（＋）及S-100（＋）显示增生肥大神经纤维，NeuN表达丧失或减少，表明神经节细胞缺如或明显减少（图10-2至图10-5）。

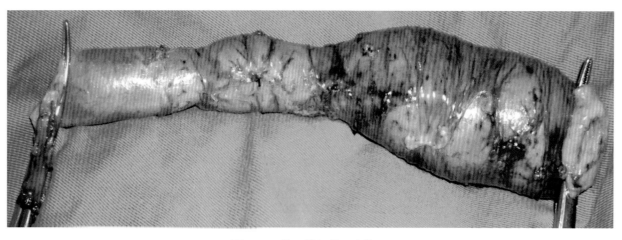

图10-2　先天性巨结肠大体

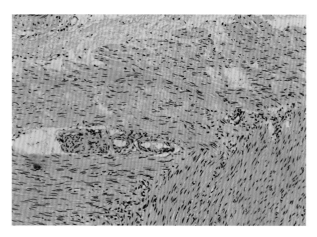

图10-3　先天性巨结肠,在狭窄痉挛的肠段内,神经节
细胞消失,神经纤维增生

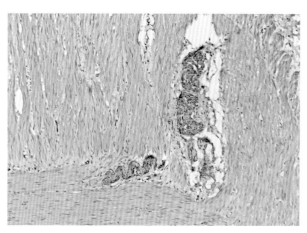

图10-4　NSE(+)显示神经纤维增生

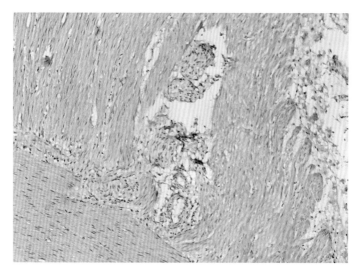

图10-5　同上图相同区域,NeuN(-)显示神经元缺如

第三节　溃疡性结肠炎

溃疡性结肠炎（ulcerative colitis，UC）病因未明，可累及结肠各段，偶见于回肠，并且通常起自直肠及乙状结肠，并逐渐向近端结肠扩展。多见于中青年，发病高峰为20~30岁。临床上有腹痛、腹泻、血性黏液变等症状，发作和缓解交替进行，持续数年甚至数十年。

1. 肉眼观察　急性期黏膜弥漫性充血，呈暗红色，常伴有点状或斑块状出血，并可见大小不等的地图状溃疡，较晚期病变可见广泛潜掘状溃疡，致使黏膜桥形成，并在损伤和修复过程中见炎性息肉形成。严重病变可表现为肠管纤维化致肠腔缩窄（图10-6）。

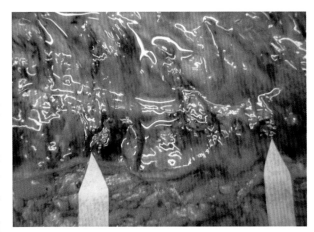

图10-6　溃疡性结肠炎大体

2. 镜下　炎症局限于黏膜及黏膜下层，表现为血管扩张、充血，黏膜固有层可见中性粒细胞、淋巴细胞、浆细胞及嗜酸性粒细胞浸润，可见隐窝脓肿形成，继而有广泛浅溃疡形成，后期溃疡开始愈合，溃疡边缘假息肉形成。炎症消退后，固有层内慢性炎症细胞持续存在，黏膜上皮细胞出现再生，杯状细胞减少。周边肠黏膜上皮可有异型增生（图10-7、图10-8）。

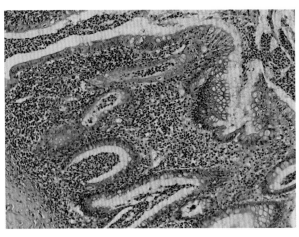

图10-7　溃疡性结肠炎，病变主要位于黏膜及黏膜下层，可见其特征性的隐窝脓肿

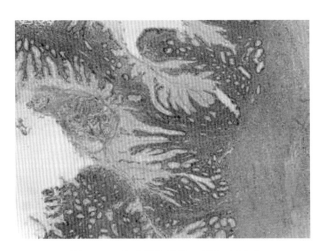

图10-8　溃疡性结肠炎，假息肉形成

3. 诊断与鉴别诊断　UC病变为非特异性的，其诊断必须结合临床及影像学资料。形态学上以下特点有利于UC诊断：①直肠、结肠不同程度受累。②病变区域呈弥漫性，而非阶段性或跳跃性。③病变炎症局限于黏膜及黏膜下层。④活动期可见隐窝脓肿形成。⑤黏膜固有层内慢性炎症细胞，特别是浆细胞及淋巴小结形成。应与下列疾病鉴别：①缺血性肠炎：常发生于年龄大的患者，病变局限，一般不累及直肠，表现为高度充血及严重出血，黏膜表层坏死。②阿米巴肠炎：可见潜掘状溃疡，溃疡

间为正常黏膜，溃疡深，底部可找到阿米巴滋养体。③克罗恩病：肠管分段活检表现为直肠阴性，而其他肠段病变呈阶段性，跳跃式分布，或有非干酪性肉芽肿发现则有利于诊断。

4. 并发症

①中毒性肠扩张：溃疡性结肠炎急性期的严重事件，由于大量液体进入肠腔，肠壁变薄，最终导致穿孔、弥漫性腹膜炎及脓肿形成。②肠狭窄：由于肠壁纤维化、炎性息肉形成等所致。③继发感染。④结肠癌：UC可发生癌变，发生率接近2%。

第四节 结直肠肿瘤

一、结直肠息肉

大肠息肉主要分为非肿瘤性息肉（如增生性息肉和幼年性息肉）、散发性腺瘤性息肉及遗传性家族性息肉病，后者如家族性腺瘤性息肉病（FAP）、Peutz-Jeghers综合征、幼年性息肉病等。FAP是一种常染色体显性遗传病，由APC基因突变所引起，整个结肠、直肠布满成百至数千个大小不一的腺瘤，多数为管状腺瘤，若肠段不切除，最终会进展为腺癌（图10-9）。

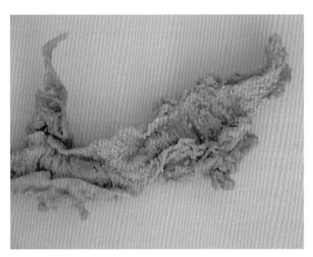

图10-9 遗传性家族性息肉病手术切除塑化标本

（一）腺瘤

属癌前病变，定义为存在上皮内肿瘤，组织学特点为富于细胞、细胞核大且深染、不同程度的核复层并缺乏极向。依据腺体结构的复杂程度、细胞核分层程度及核异型性，将异型增生分为低级别与高级别。低级别上皮内瘤变指轻度和中度异型增生，腺管结构尚好，部分延长、扭曲、大小不一，细胞核尚规则，呈复层上移。高级别上皮内瘤变包括重度异型增生和原位癌，腺管明显扭曲及延长，形状不规则，局部可呈筛状，细胞染色深，核异型明显，可见明显核仁，核浆比增高，核分裂像多见。同时，高级别上皮内瘤变要与黏膜内癌区别，黏膜内癌指癌细胞突破基底膜，但未穿过黏膜肌层。

1. 管状腺瘤 管状腺瘤大体为隆起型，呈球形并有蒂，或为扁平型，基底宽。腺管一般较规则，上皮细胞核增大深染，呈长杆状，排列紧密（图10-10至图10-13）。

151

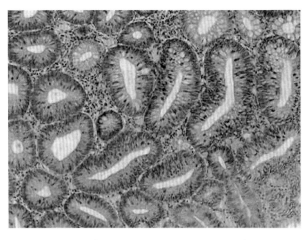

图10-10　管状腺瘤，腺体呈低级别上皮内瘤变

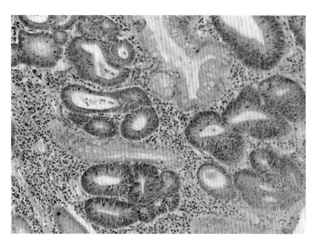

图10-11　管状腺瘤，部分腺体呈高级别上皮内瘤变

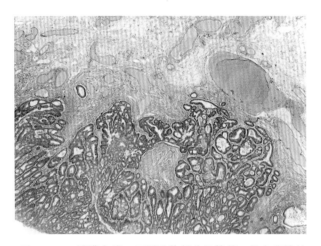

图10-12　黏膜内癌，异型腺体部分呈筛状，具有癌的结构，未突破黏膜肌层

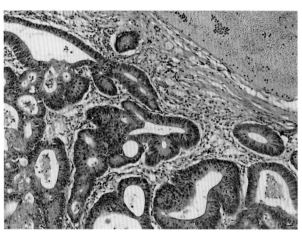

图10-13　黏膜内癌，肿瘤细胞异型明显，腺体不规则呈筛状，可见腔内坏死，侵犯黏膜肌层，但未突破

2. 绒毛状腺瘤　通常较大，直径为2～4cm，表面呈绒毛样外观，质软，常广基无蒂。镜下可见绒毛呈分枝状向黏膜表面垂直生长，中心由纤维血管轴心构成。

3. 管状-绒毛状腺瘤　管状和绒毛状结构，一般绒毛状结构比例为25%～75%（图10-14）。

4. 广基（无蒂）锯齿状腺瘤　增生性息肉的锯齿样形态，但被覆隐窝上部和腺腔表面的上皮存在轻微不典型性，也可显示与普通腺瘤类似的异型增生特征，以往称为"混合性锯齿状-管状腺瘤"，现在更倾向使用"伴细胞异型增生的广基锯齿状腺瘤"。5个以上多发者要警惕锯齿状息肉病的诊断，其患结直肠癌的风险可能增高（图10-15）。

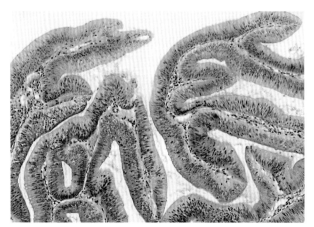

图10-14　管状-绒毛状腺瘤，绒毛状和腺瘤性成分同时存在

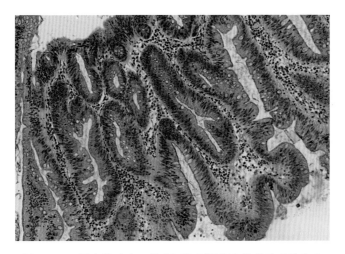

图10-15 锯齿状腺瘤，具有不规则呈锯齿状的腺瘤性上皮

（二）息肉

1. 增生性息肉　息肉体积通常较小，大多<5mm，呈半球形隆起，无蒂，为黏膜赘生物，特点是隐窝变长、呈锯齿状，基底部被覆增生性上皮，隐窝上部及腺腔表面存在增大的杯状细胞，使轮廓成为锯形齿状外观（图10-16）。

2. 幼年性息肉散发性幼年性息肉　为球形、小叶状并且有蒂，表面较光滑，切面可见大小不一的囊腔，腔内可充满灰白色黏液或灰黄色脓性液体，考虑为错构瘤性。它常发生于儿童。息肉表面糜烂但光滑。大量的间质由常呈水肿样的炎性肉芽组织组成，它围绕着囊性扩张且包含黏液

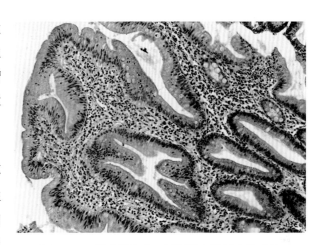

图10-16 增生性息肉，可见浅表的锯齿状腺体

的腺体，腺体扭曲并伴有反应性改变。幼年性息肉病综合征患者的幼年性息肉，常具有叶状生长方式、扩张腺体及增生的小腺体更多，幼年性息肉病的患者一生累积发生结肠癌和直肠癌的危险度为30%～40%，癌可发生于幼年性息肉中的异型增生（图10-17、图10-18）。

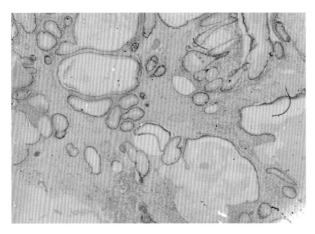

图10-17 幼年性息肉，充满黏液的囊性扩张的腺体，腺体被炎性和水肿的间质分开

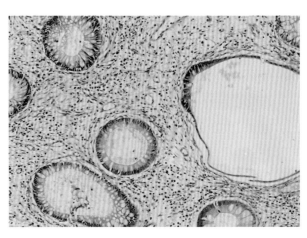

图10-18 幼年性息肉，细胞无非典型性

3. Peutz-Jeghers（P-J）息肉　是一种错构瘤性胃肠道息肉，多累及小肠，并发皮肤黑色素沉积，是遗传性综合征——Peutz-Jeghers综合征（PJS）的一部分。息肉可有蒂或无蒂，大小不一，大者可直径＞3cm，表面光滑或呈分叶状。特征是缺乏非典型性，腺体排列紊乱，具有几种细胞类型（吸收细胞、杯状细胞、潘氏细胞和嗜银细胞等）和来自黏膜肌层的平滑肌纤维。虽然PJS患者胃肠道癌的发病率增高，但很难证实P-J息肉自身是否为癌前病变，因为P-J息肉内出现异型增生极为罕见（图10-19）。

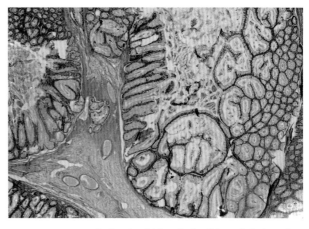

图10-19　P-J息肉，细胞缺乏非典型性，黏液分泌增多，间质可见分枝状的平滑肌束

4. 炎性息肉　非肿瘤性息肉通常较小，很少直径＞1cm。由反应性上皮、炎性肉芽组织及纤维组织按不同比例组成（图10-20）。

5. 淋巴样息肉　好发于直肠及回肠末端，病因不清。多数无蒂，呈圆形结节状，表面光滑。由黏膜相关淋巴组织的聚集所引起，在黏膜内或黏膜下可见明显的生发中心。

二、结直肠癌

结肠和直肠的恶性上皮性肿瘤，统称为大肠癌。这个部位只有当肿瘤穿透黏膜肌层至黏膜下

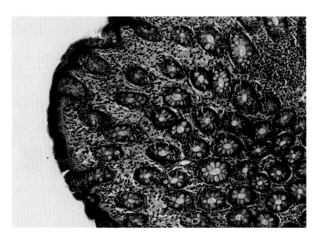

图10-20　炎性息肉

层时才考虑为恶性。流行病学资料表明大肠癌发达国家的发病率明显高于发展中国家，表明饮食和生活习惯是重要的影响因素，高脂肪及高蛋白饮食、吸烟及饮酒是危险因素。同时，结直肠癌具有明显的遗传易感性，目前已检测到在家族性腺瘤性息肉病癌变过程中，肿瘤抑制基因APC出现缺失或突变；遗传性非息肉病性结直肠癌的发生是由于HNPCC基因异常。一些癌前病变及慢性炎症性肠病与结直肠癌密切相关。肿瘤性息肉如管状腺瘤、绒毛状腺瘤及管状绒毛状腺瘤为癌前病变，尤其是绒毛状腺瘤，癌变率高达40%。慢性溃疡性结肠炎及Crohn病等可通过刺激黏膜上皮异型增生而发生癌变。

结直肠癌好发部分以直肠为最多（50%），其次为乙状结肠（20%）、盲肠及升结肠（16%）、横结肠（8%）和降结肠（6%）。临床上患者常有贫血、消瘦、大便次数增多、黏液血便、腹痛、腹痛肿块或肠梗阻等表现。癌局限于黏膜下层，无淋巴结转移成为早期大肠癌；侵犯肌层者，称为进展期大肠癌。

（一）肉眼分为4型：

1. 隆起型也称息肉型或蕈伞型，肿瘤呈息肉状向腔内突起，有蒂或为广基，表面可有坏死或溃疡。

2. 溃疡型肿瘤坏死形成溃疡，外形如火山口状，边缘呈围堤状隆起（图10-21）。

3. 浸润型肿瘤向肠壁深层弥漫浸润，使肠壁增厚、狭窄至僵硬（图10-22）。

4. 胶样型肿瘤切面及外观均呈半透明胶冻状。

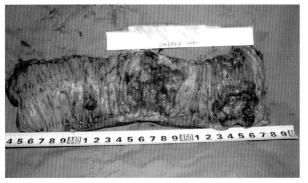

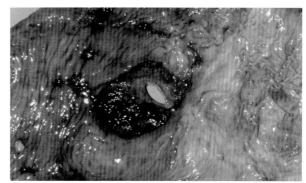

图10-21　结肠原发性癌，息肉恶变 　　　　　　图10-22　结肠癌合并穿孔

（二）组织病理学

最常见的结直肠癌形成腺样结构，最常见的为管状腺癌，还可见到乳头状腺癌、黏液腺癌、印戒细胞癌等（图10-23至图10-25）。

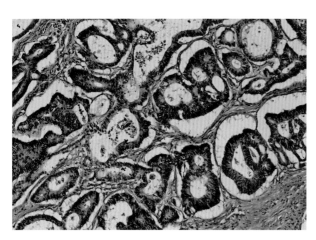

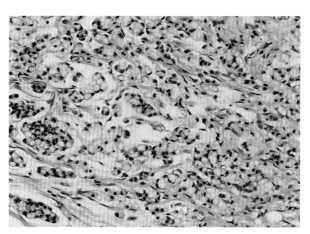

图10-23　中分化腺癌，可见大量异型腺体浸润　　　　图10-24　印戒细胞癌

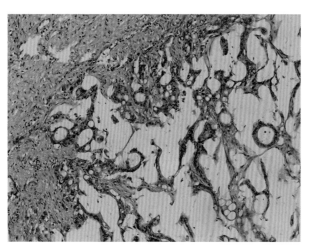

图10-25　黏液腺癌，不规则腺体间大量黏液形成

1. 管状腺癌：由扩张的不规则的腺管结构构成，腺管可形成筛孔状，中央可有坏死，细胞核不规则，可排列成多层，大小不一，核分裂像多。根据肿瘤所形成的腺样结构的百分率来进行分级。高分化病变中腺样结构超过肿瘤的95%；中分化腺癌存在50%～95%；低分化腺癌中有0～49%。传统上将黏液腺癌和印戒细胞癌认定为低分化癌。当一个癌存在不同的分化，应根据最差分化的成分来分级，但不应包括肿瘤浸润最前端的成分。

2. 乳头状腺癌：高分化的外生性腺癌，具有伸长的乳头状突起，有纤维血管轴心，细胞异型明显，核分裂像高，肿瘤浸润边界与周围组织相对明显。

3. 黏液腺癌：肿瘤>50%成分由黏液组成，在细胞外黏液池中存在具有腺样结构、条索或单个的恶性腺上皮成分。

4. 印戒细胞癌：>50%的肿瘤细胞存在明显的细胞内黏液。典型的印戒细胞胞浆内有大量黏液，将细胞核挤到一边，呈印戒状。

5. 罕见类型如腺鳞癌、髓样癌、未分化癌及梭形细胞癌等。

（1）腺鳞癌：肿瘤中既有鳞状细胞癌的成分，又有腺癌的成分，可相互混合或分开。应与腺癌中出现的小灶状鳞状上皮分化鉴别。

（2）髓样癌：也称淋巴上皮瘤样癌，可见肿瘤细胞有明显的核仁和丰富的淡染的胞浆，间质伴有大量淋巴细胞浸润。

（3）未分化癌：肿瘤除了具有上皮性肿瘤的特点，CK（＋）及EMA（＋），缺乏分化的形态学证据，同时Vimentin、LCA、NSE均无阴性。

（4）梭形细胞癌：具有梭形细胞肉瘤样癌成分，至少局灶细胞角蛋白阳性。

（三）免疫组织化学

CK、CEA、CDX2及Villin阳性，CK7/CK20联合染色主要表现为CK20弥漫强阳性，CK7完全阴性。大约20%呈CK7阴性/CK20阴性。

（四）分期

进展期结直肠癌可向周围组织浸润，或沿淋巴道及血道转移，也可发生种植性转移。其预后与分期密切相关，WHO推荐使用pTNM分期（表10-1）。

结直肠癌的TNM分类：

T：原发肿瘤

T_x　原发肿瘤无法评价。

T_0　无原发肿瘤证据。

T_{is}　原位癌：局限于上皮内或侵犯黏膜固有层。

T_1　肿瘤侵犯黏膜下层。

T_2　肿瘤侵犯固有肌层。

T_3　肿瘤穿透固有肌层到达浆膜下层，或侵犯无腹膜覆盖的结直肠旁组织。

T_{4a}　肿瘤穿透腹膜脏层。

T_{4b}　肿瘤直接侵犯或粘连于其他器官或结构。

N：区域淋巴结

N_x　区域淋巴结无法评价。

N$_0$　无区域淋巴结转移。

N$_1$　有1～3枚区域淋巴结转移。

N$_{1a}$　有1枚区域淋巴结转移。

N$_{1b}$　有2～3枚区域淋巴结转移。

N$_{1c}$　浆膜下、肠系膜、无腹膜覆盖结肠/直肠周围组织内有肿瘤种植（tumor deposit，TD），无区域淋巴结转移。

N$_2$　有4枚以上区域淋巴结转移。

N$_{2a}$　4～6枚区域淋巴结转移 。

N$_{2b}$　7枚及更多区域淋巴结转移。

M：远处转移

M$_0$　无远处转移。

M$_1$　有远处转移。

M$_{1a}$　远处转移局限于单个器官或部位（如肝、肺、卵巢、非区域淋巴结）。

M$_{1b}$　远处转移分布于一个以上的器官/部位或腹膜转移。

表10-1　结直肠癌的pTNM分期

分期	T	N	M	Dukes	MAC
0期	T$_{is}$	N$_0$	M$_0$	—	—
Ⅰ期	T$_1$	N$_0$	M$_0$	A	A
	T$_2$	N$_0$	M$_0$	A	B$_1$
Ⅱ$_A$期	T$_3$	N$_0$	M$_0$	B	B$_2$
Ⅱ$_B$期	T$_{4a}$	N$_0$	M$_0$	B	B$_2$
Ⅱ$_C$期	T$_{4b}$	N$_0$	M$_0$	B	B$_3$
Ⅲ$_A$期	T$_{1～2}$	N$_1$，N$_{1c}$	M$_0$	C	C$_1$
	T$_1$	N$_{2a}$	M$_0$	C	C$_1$
Ⅲ$_B$期	T$_{3～4a}$	N$_1$，N$_{1c}$	M$_0$	C	C$_2$
	T$_{2～3}$	N$_{2a}$	M$_0$	C	C$_1$，C$_2$
	T$_{1～2}$	N$_{2b}$	M$_0$	C	C$_1$
Ⅲ$_C$期	T$_{4a}$	N$_{2a}$	M$_0$	C	C$_2$
	T$_{3～4a}$	N$_{2b}$	M$_0$	C	C$_2$
	T$_{4b}$	N$_{1～2}$	M$_0$	C	C$_3$
Ⅳ$_A$期	任何T	任何N	M$_{1a}$	—	—
Ⅳ$_B$期	任何T	任何N	M$_{1b}$	—	—

（付伟伟　丁　力）

第十一章
肛 管 疾 病

第一节　痔

　　痔是指直肠末端黏膜下和肛管皮肤下静脉丛发生扩展和屈曲所形成的柔软静脉团，是一种常见的肛肠疾病，又名痔疮、痔核等，临床上分为内痔、外痔及混合痔（图11-1、图11-2）。

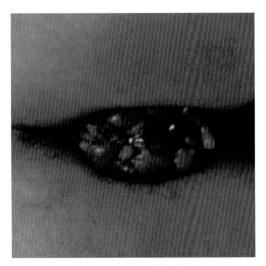

图11-1　嵌顿性痔

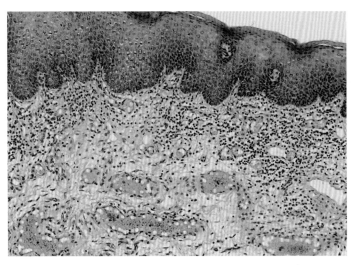

图11-2　黏膜组织呈慢性炎伴复鳞上皮乳头状增生，黏膜下间质水肿伴血管扩张及纤维化

第二节　肛管直肠周围脓肿

　　肛管直肠周围脓肿是指直肠肛管周围软组织内或其周围间隙发生的急性化脓性感染，并形成脓肿（图11-3、图11-4）。

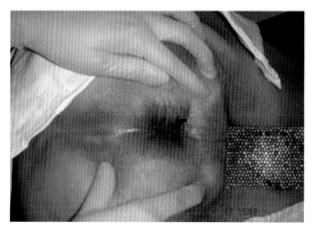

图11-3 肛周脓肿

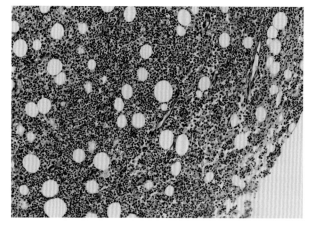

图11-4 肛周软组织呈慢性化脓性炎伴脓肿灶形成及肉芽组织增生

第三节 肛 瘘

肛瘘是指肛门周围的肉芽肿性管道，大部分由肛门直肠脓肿破溃或切开排脓后形成，由内口、瘘管、外口3部分组成（图11-5、图11-6）。

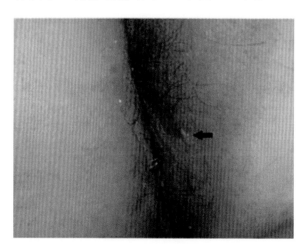

图11-5 肛瘘外口

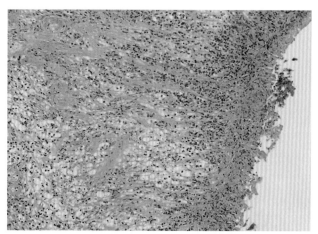

图11-6 黏膜及黏膜下软组织呈慢性化脓性炎伴肉芽组织增生及纤维化

第四节 肛 管 癌

肛管及肛门癌（malignant cancer of the anal canal and anus） 肛管及肛门的癌包括鳞状细胞癌、基底细胞癌、腺癌、神经内分泌肿瘤。其中鳞状细胞癌、腺癌多见，其他很少见。

（一）肛管及肛门鳞状细胞癌（squamous cell carcinoma of the anal canal and anus）

鳞癌为最常见的肛管及肛门恶性上皮性肿瘤，常常伴有慢性HPV感染。此癌特征性发生于60～70

岁患者，也可发生于年轻患者，尤其是有免疫缺陷的患者。女性居多，男女之比约1：2，但男同性恋者为高风险的群体，比普通男性高11～34倍。

1. 肉眼观察　肿瘤可呈小溃疡状、斑块状、结节状，少数呈菜花状，可出血和坏死，切面灰白色，质地脆（图11-7）。

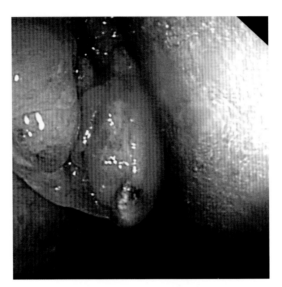

图11-7　肛门外可见肿物，表面溃烂，底被白苔，
质脆，触之易出血，侵犯半周

2. 镜下　分为肛管鳞状细胞癌和肛门边缘鳞状细胞癌，有时很难区分（图11-8至图11-11）。肛管鳞状细胞癌分化较差，角化较少，恶性程度高，常沿肠淋巴管向上侵及直肠四周及肠系膜内淋巴结，易转移，而且预后不良。肛门边缘鳞状细胞癌分化较好，角化多，恶性低，转移少见，手术后预后良好。部分患者可见腺体结构，为腺鳞癌。另两种罕见的组织学亚型为伴黏液微囊的鳞状细胞癌、小细胞（间变性）癌，预后均不佳。疣状癌被看成是湿疣和鳞状细胞癌的中间状态，预后较好，镜下肿瘤为棘皮症和乳头瘤样改变，鳞状上皮排列整齐，基底层完整但不规则，细胞异型性少见，核分裂像少见，且仅限于基底层。HPV染色常阳性。

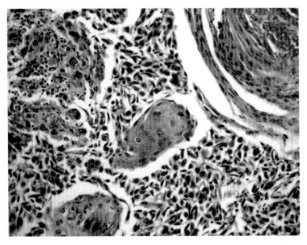

图11-8　肛门高分化鳞癌，癌细胞呈巢状浸润，细胞异
型性不明显，有角化珠形成

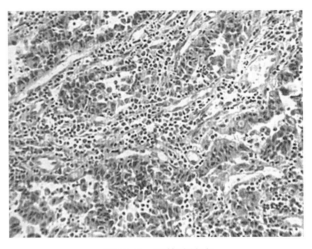

图11-9　肛管腺鳞癌

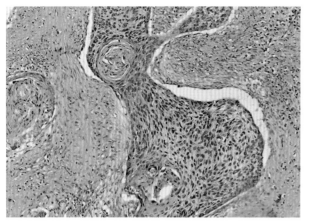 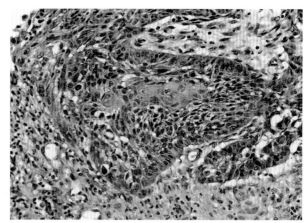

图11-10　肛管鳞状细胞癌　　　　　　　　图11-11　肛管鳞状细胞癌，可见角化及细胞间桥（高倍
　　　　　　　　　　　　　　　　　　　　　　　　　镜观）

（二）肛管及肛门腺癌（adenocarcinoma of the anal canal and anus）

肛管及肛门腺癌是一种起源于肛管上皮的腺癌，包括表面黏膜、肛门腺及瘘管内层发生的腺癌。

1. 肉眼观察　肿瘤跟直肠的腺癌相似，呈隆起、溃疡或弥漫浸润状。

2. 镜下　很难区分出腺癌的起源，只有通过发现肛管表面黏膜、肛门腺及瘘管内层与肿瘤之间存在连续性，才能确定它的起源，镜下所见与直肠癌相似（图11-12至图11-14）。

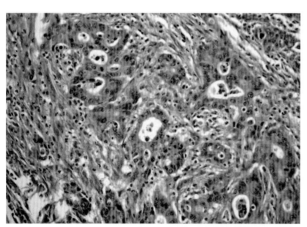 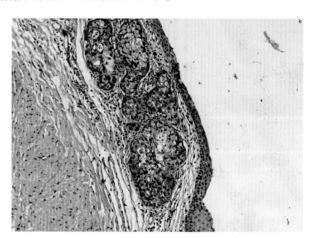

图11-12　肛管中分化腺癌，癌细胞排列呈腺样、筛状，　　图11-13　肛管腺癌，癌巢位于黏膜下
　　　　　浸润肛管肌间，细胞异型性明显

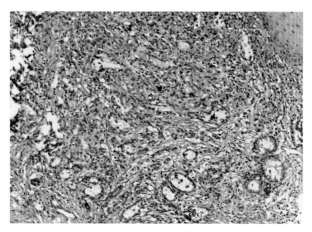

图11-14　肛管腺癌，呈腺管样排列

3. 预后　肛管及肛门腺癌预后似乎仅同肿瘤诊断时的分期有关，其预后要比鳞状细胞癌差。

（三）肛门生殖区疣状癌

肛门生殖区疣状癌也被称作巨大湿疣或Buschke-Lowenstein肿瘤，外观呈菜花状，比一般湿疣大（直径可达12cm），保守治疗无效。与普通湿疣相比，肿瘤具有外生性和内生性生长共存的特点。组织学上肿瘤呈棘皮样和乳头状瘤改变，鳞状上皮排列整齐，基底层完整但不规则，伴有向下的钝性突起以及充满角化物的囊。内生性生长显示肿瘤浸润活性，明显的浸润性生长方式很罕见。细胞学上皮细胞似乎呈良性，可能存在明显核仁的大细胞，但异型性小，核分裂像仅限于基底层。此外一些疣状癌中存在HPV感染，最常见的类型是HPV6和HPV11。疣状癌被看做是普通湿疣和鳞状细胞癌的中间状态，临床上表现为逐渐局部破坏但无转移，如果有明显细胞学变化、明确浸润或转移应诊断为鳞状细胞癌（图11-15至图11-17）。

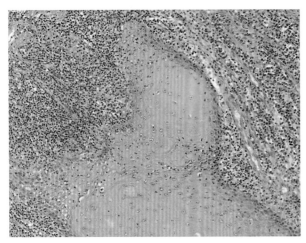

图11-15　肛管疣状癌，复鳞上皮向下呈钝性突起，基底层完整但不规则

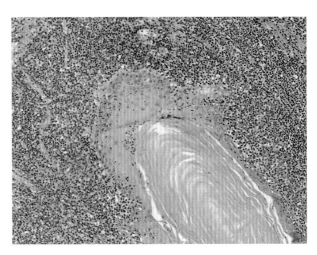

图11-16　肛管疣状癌，复鳞上皮向下呈钝性突起伴充满角化物的囊

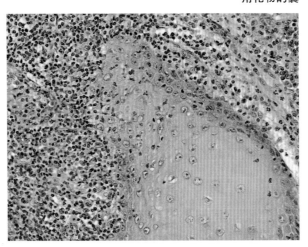

图11-17　肛管疣状癌，细胞异型较小，核分裂像仅限于基底层（高倍镜观）

（四）Paget病

肛管处具有高密度大汗腺，因此易发生乳腺外的Paget病，表现为缓慢扩散、红斑湿疹样斑块，可延伸至齿状线。组织学上基底部分或整层的鳞状上皮内有大细胞浸润，胞质丰富、空淡、核大，偶尔

细胞形态类似印戒细胞。Paget细胞黏液染色恒定阳性，CK7染色几乎总为阳性。肛管Paget病有两种类型，一种类型常合并恶性病变，最多见的是结直肠腺癌，可看做是肿瘤Paget样扩散，它们通常CK20阳性，GCDFP-15阴性。另一种类型是不存在恶性病变，但局部复发率很高，且具有侵袭性（图11-18）。

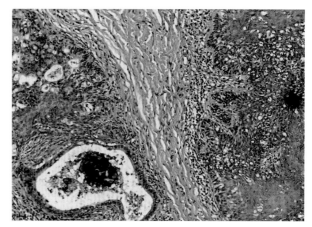

图11-18 肛管Paget病同时伴有腺癌（左边为腺癌分化，右边为Paget病）

（五）肛管癌的扩散与转移

1. 直接浸润 肛管癌既可向深层浸润，也可向肠腔和环肛管方向生长。文献报道，肛管癌诊断时大约88%已浸透黏膜层，穿透肠壁或侵犯皮肤者占50%，侵犯阴道或前列腺者占15%～20%，晚期可侵犯盆壁和肌肉，甚至于坐骨直肠窝形成脓肿和肛瘘，最终结局将导致肛门或阴道的狭窄。在行腹会阴联合直肠切除术治疗肛管癌时，会阴部切除范围应较直肠癌手术时广泛。值得注意的是，肛管癌与其他恶性肿瘤不同，其最大直径的预后意义比浸润深度更为重要。美国癌症分期联合委员会（American Joint Commission for Cancer Staging，AJCCS）和国际防癌联盟（Union for International Cancer Control，UICC）关于肛管癌的最新pTNM分期系统T采用的是肿瘤的最大直径大小而不是浸润深度，直径＜2cm的患者（$T_{1\sim2}$）5年生存率为80%，而直径＞5cm的患者（$T_{3\sim4}$）低于20%。肿瘤大小和局部复发率有关，T_1期为0～20%，T_2期为10%～30%，T_3及T_4期为20%～40%。

2. 淋巴道转移 肛管癌沿直肠上动脉依次转移至直肠旁和肠系膜下动脉根部淋巴结；向侧方淋巴转移至髂内、闭孔、髂总淋巴结，发生率为12%～19%；下方转移主要向前经过会阴及大腿内侧部皮下组织到达腹股沟浅淋巴结，少数向后沿臀部外侧经两侧髂嵴进入腹股沟浅淋巴结，最后均汇至腹股沟深淋巴结和髂外、髂总淋巴结。腹股沟淋巴结转移多为第1站淋巴结转移，但淋巴肿大多见，真正癌转移者仅见于10%～25%的肛管癌患者；腹股沟淋巴结转移率在内括约肌受侵时约为30%，外括约肌受侵时增加至58%；肿瘤直径＜2cm时仅为3%，＞2cm时升为25%～35%。腹股沟淋巴结转移的肛管癌患者5年生存率仅约为14.3%。

3. 远处转移 肛管癌经血行转移至肺、肝、骨、腹膜等器官，在放化疗治疗后肛管癌远处转移率为10%～17%，最常见转移器官为肺脏，发生远处转移后5年生存率仅为18%。

（六）肛管癌的pTNM分期（表11-1）

pT：原发肿瘤

pT_x 原发肿瘤在组织学上不能评估。

pT_0 没有原发肿瘤的组织学证据。

pT_{is} 原位癌，鲍文（Bowen）病、重度鳞状上皮内瘤样病变（HSIL）、肛门上皮内瘤Ⅱ-Ⅲ（AINⅡ-Ⅲ）。

pT_1 肿瘤最大直径≤2cm。

pT_2 肿瘤最大直径＞2cm，但≤5cm。

pT_3 肿瘤最大直径＞5cm。

pT$_4$　任何大小肿瘤浸及邻近器官，如阴道、尿道、膀胱*。

注：*仅直接侵及直肠壁、肛周皮肤、皮下组织或括约肌的原发肿瘤不能被分为pT$_4$。

pN：区域淋巴结

pN$_x$　区域淋巴结转移不能确定。

pN$_0$　无区域淋巴结转移。区域直肠周围/骨盆淋巴结切除标本的组织学检查通常包括12个或12个以上淋巴结；区域腹股沟淋巴结切除标本的组织学检查通常包括6个或6个以上淋巴结。如果淋巴结检查阴性，但是检查的淋巴结数目未达到要求，仍可归为pN$_0$分期。

pN$_1$　转移至肛周淋巴结。

pN$_2$　转移至一侧回肠内和（或）一侧腹股沟淋巴结。

pN$_3$　转移至肛周和腹股沟淋巴结和（或）两侧回肠内和（或）两侧腹股沟淋巴结。

pM：远处转移

pM$_0$　无远处转移。

pM$_1$　镜下证实有远处转移。

表11-1　肛管癌pTNM分期

分期	T	N	M
0期	T$_{is}$	N$_0$	M$_0$
Ⅰ期	T$_1$	N$_0$	M$_0$
Ⅱ期	T$_2$，T$_3$	N$_0$	M$_0$
Ⅲ$_A$期	T$_1$，T$_2$，T$_3$	N$_1$	M$_0$
	T$_4$	N$_0$	M$_0$
Ⅲ$_B$期	T$_4$	N$_1$	M$_0$
	任何T	N$_2$，N$_3$	M$_0$
Ⅳ期	任何T	任何N	M$_1$

（侯　峰　王天宝）

第十二章
肝 脏 疾 病

第一节　原发性肝癌

一、肝细胞癌

1. 大体分型　可分为结节型、巨块型和弥漫型；也可以参考中国肝癌病理研究协作组1977年制定的"五大型六亚型"分类。瘤体直径<1cm称为微小癌，1~3cm称为小肝癌，3~5cm称为中肝癌，5~10cm称为大肝癌，>10cm称为巨块型肝癌，而全肝散在分布小癌灶（类似肝硬化结节）称为弥漫型肝癌。目前，我国的小肝癌标准是：单个癌结节最大直径≤3cm；多个癌结节数目不超过2个，其最大直径总和≤3cm。小肝癌除了体积小，多以单结节性、膨胀性生长为主，与周围

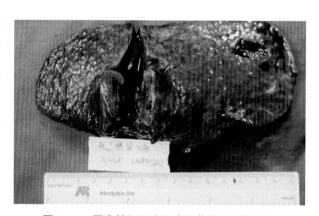

图12-1　原发性肝细胞肝癌结节性肝硬化恶变

肝组织的分界清楚或有包膜形成，具有生长较慢、恶性程度较低、发生转移的可能性小以及预后较好等特点（图12-1）。

2. 镜下　肝细胞癌的生长结构可为梁状、实性或小管状。以梁索状排列为主，癌细胞呈多边形，细胞质嗜酸性，细胞核圆形，梁索之间衬覆血窦，也可出现多种细胞学和组织学上的特殊类型，若出现假腺管结构可类似肝内胆管癌和转移性腺癌，需要注意鉴别。肿瘤细胞周围可见肝窦样血管网，有些窦状血管内皮细胞内衬肿瘤细胞。最具诊断性的特征为小梁的厚度，肝细胞板越厚，诊断癌的可能性越大。细胞学上，肿瘤细胞表现差异较大，分化不好的病例出现显著多形性、奇异型核分裂像以及肿瘤性巨细胞。细胞核及核仁较为显著，胞浆较少且呈嗜碱性。分化好的肝细胞组成的肿瘤很难确定为恶性，尤其是在肿瘤与正常肝组织交界部位，在此处肿瘤可表现为正常的小梁状结构。在肿瘤细胞内常常出现核内假包涵体，是由于胞浆内折所致。胞浆内可含有Mallory透明小体，类似于酒精性肝病中的圆形透明小体。肝细胞癌可以表现为局灶神经内分泌分化，该表现为多数腺上皮肿瘤一致，不应视为神经内分泌肿瘤。癌细胞的分化程度，可以采用经典的Edmondson-Steiner肝癌四级分级法，或分为好、中、差3级（图12-2至图12-7）。

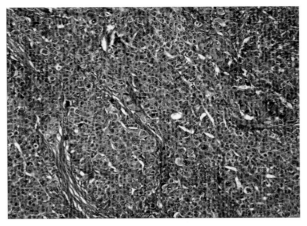

图12-2　肝细胞癌，肿瘤组织呈梁索状

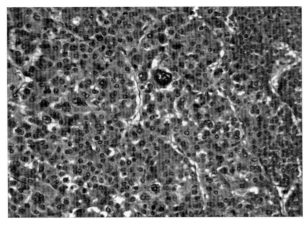

图12-3　肝细胞癌，肿瘤细胞异型明显，可见瘤巨细胞

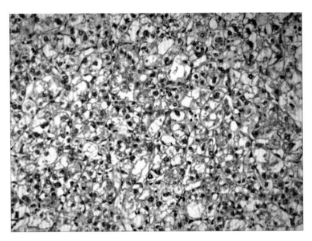

图12-4　肝细胞癌，肿瘤细胞胞浆透亮或略嗜酸性

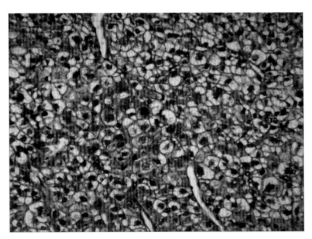

图12-5　肝细胞癌，肿瘤细胞胞浆透亮

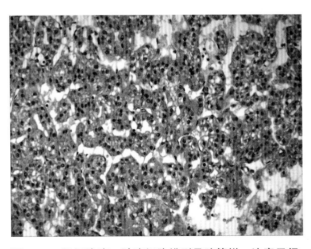

图12-6　肝细胞癌，肿瘤细胞排列呈腺管样，注意无间
　　　　质硬化

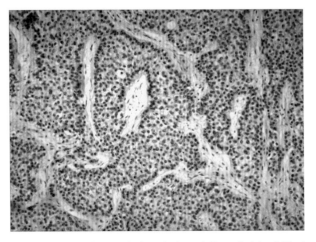

图12-7　肝细胞癌，伴神经内分泌分化，肿瘤细胞核形
　　　　态较一致，极似神经内分泌肿瘤排列

　　3. 代表性免疫组化标志物　免疫组化染色肝细胞癌AFP相对特异，但不敏感，仅有1/4病例表达，CK、EMA多为阳性，TTF-1表达于肝细胞癌的胞浆内，CEA一般为阴性或局灶阳性。CD34染色肝细胞癌的毛细血管通常为阳性。肝细胞抗原（Heppar1）示细胞浆阳性，多克隆性癌胚抗原（pCEA）示细胞膜毛细胆管阳性，CD34示肝窦微血管弥漫性分布，磷脂酰肌醇蛋白-3（GPC-3）通

常在HCC癌细胞的细胞质内表达。对于小病灶的肝活检组织病理学检查，应由经验丰富的病理学家实施和评估；可以进行GPC-3，热休克蛋白70（HSP）和谷氨酰胺合成酶（GS）染色，如3项中有2项阳性可以诊断为HCC。

4. 原发性肝癌的扩散和转移　因为肝内有丰富的血窦，所以肝内转移最为普遍，大多数患者早期即有肝内转移，肝癌细胞极有可能侵犯门静脉分支生成癌栓，癌栓阻塞可引发门静脉高压及顽固性腹水；再者是腹腔播散，转移到肺少见。肝外转移以血行播散为主导，常见于晚期肝癌患者，有50%～70%转移至肺，其次为肾上腺、骨、脑、肾等。淋巴转移至肝门淋巴结最为普遍，胆管细胞型肝癌以淋巴转移居多，并可比较早出现黄疸与癌性发烧等症状。肝癌转移扩散的途径基本上有如下几种：

（1）淋巴转移：局部转移至肝门淋巴结最普遍，也叫转移至锁骨上、主动脉旁、胰、脾等地方淋巴结，胆管细胞型肝癌转移以淋巴转移居多。淋巴转移仅占转移总数的12.6%。

（2）血行转移：肝内血行转移产生最早，也最普遍，可侵犯门静脉并生成瘤栓。瘤栓脱落在肝内可引发多发性转移病灶，门静脉主干癌栓阻塞可引发门静脉高压和顽固性腹水，肝癌细胞入侵肝静脉后便可放入体循环，产生肝外转移，以肺转移率最高，还可以血行转移至全身各部，以肾上腺、骨、肾、脑等器官比较多见。肝细胞型肝癌以血行转移多见。

（3）种植转移：有时候产生，如种植于腹膜后生成血性腹水，女性尚可有卵巢转移癌。

（4）直接浸润：肝癌通常极少产生邻近脏器的直接浸润，但有时候也可以直接蔓延、浸润至邻近组织器官，如膈、胃、结肠、网膜等。

5. 原发性肝癌的pTNM分期　适用于经组织学证实的原发性肝癌和肝内胆管细胞癌，根据物理检查、影像学检查和（或）手术探查确定T、N 和M类别。pTNM分期（UICC/AJCCS，2010年）如下（表12-1）：

pT：原发肿瘤

pT_x　原发肿瘤在组织学上不能评估。

pT_0　没有原发肿瘤的组织学证据。

pT_1　无血管浸润的单个肿瘤。

pT_2　有血管浸润的单个肿瘤或多个肿瘤，其最大直径≤5cm。

pT_3　多个肿瘤，任何一个的最大直径>5cm；或肿瘤侵犯门静脉或肝静脉的主要分支。

　pT_{3a}　多个肿瘤，任何一个的最大直径>5cm。

　pT_{3b}　肿瘤侵犯门静脉或肝静脉主要分支。

pT_4　肿瘤直接侵犯胆囊以外的邻近脏器，或穿破内脏腹膜。

pN：区域淋巴结

pN_x　区域淋巴结转移无法确定。

pN_0　无区域淋巴结转移。区域淋巴结切除标本的组织学检查通常包括3个或3个以上淋巴结。如果淋巴结检查阴性，但是检查的淋巴结数目未达到要求，仍可归为pN_0分期。

pN_1　有区域淋巴结转移。

pM：远处转移

pM_0　无远处转移。

pM_1　镜下证实有远处转移。

表12-1 原发性肝癌的pTNM分期

分期	T	N	M
Ⅰ期	T_1	N_0	M_0
Ⅱ期	T_2	N_0	M_0
Ⅲ_A期	T_{3a}	N_0	M_0
Ⅲ_B期	T_{3b}	N_0	M_0
Ⅲ_C期	T_4	N_0	M_0
Ⅳ_A期	任何T	N_1	M_0
Ⅳ_B期	任何T	任何N	M_1

二、肝内胆管癌

较少见，起源于胆管二级分支以远肝内胆管上皮细胞，一般不超过原发性肝癌的5%。

1. 肉眼观察　可分为结节型、管周浸润型、结节浸润型和管内生长型。

2. 镜下　以腺癌结构为主，癌细胞排列成类似胆管的腺腔状，但腺腔内无胆汁却分泌黏液。癌细胞呈立方形或低柱状，细胞质淡染，胞浆透明，纤维间质丰富，即癌细胞周围含有较多的纤维组织，故切面较肝细胞癌硬。也可出现多种细胞学和组织学上的特殊类型，若出现梁索状排列可类似肝细胞癌，需要注意鉴别。癌细胞分化程度可分为好、中、差3级（图12-8、图12-9）。

3. 代表性的标志物　免疫组化检查细胞角蛋白19（CK19）和黏糖蛋白-1（MUC-1），可显示细胞质阳性（图12-10）。

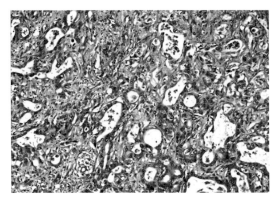

图12-8　胆管细胞癌，中分化，注意纤维性间质

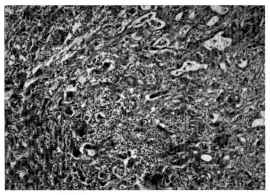

图12-9　胆管细胞癌，低分化，注意纤维性间质，周围肝组织无肝硬化改变

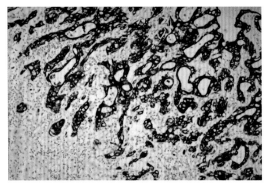

图12-10　胆管细胞癌，周围肝组织可不伴随明显肝硬化改变，肿瘤细胞CK19表达为强阳性，而左下方肝细胞表达阴性

三、混合型肝癌

在一个肝肿瘤结节内，同时存在HCC和ICC两种成分，两者混杂分布，界限不清，分别表达各自的免疫组化标志物即HCC-ICC混合型肝癌，比较少见。

四、其他类型

原发性肝癌中还有些少见类型肝癌，如透明细胞型、巨细胞型、硬化型和肝纤维板层癌（fibrolamellar carcinoma of liver，FLC）等。其中，FLC为HCC的一种特殊和少见的组织学亚型；其特点是多见于35岁以下的年轻患者，通常没有乙型肝炎病毒感染及肝硬变背景，恶性程度较HCC低，且肿瘤常较局限，因此本病通常可有手术切除的机会，预后较好。肿瘤大多位于肝左叶，常为单个，境界清晰，边缘呈扇形，质地硬，剖面见纤维间隔横贯瘤体。镜下可见瘤细胞呈巢团状，部分呈相互吻合的瘤细胞索，周围有致密的纤维组织呈板层样包绕，瘤细胞较大，呈立方形或多角形，胞浆丰富，呈强嗜酸性，核仁明显，瘤组织内血窦丰富。

第二节　继发性肝癌

胆囊、肝外胆管、胰腺以及胃的原发性恶性肿瘤常常通过直接扩散累及肝，来自胆囊的恶性肿瘤一般沿汇管区扩散，来自大肠、肺、乳腺、胰腺、肾、胃及其他器官的恶性肿瘤常常可转移至肝，内脏器官的软组织肉瘤及恶性黑色素瘤也可转移至肝。大体上，肝内转移性肿瘤多数形成独立的肿块，可使被膜局灶性隆起。中央坏死可见于较大的病变。肝外表面无结节不能除外有转移的可能，有时较大的转移灶可藏匿于肝实质内（图12-11、图12-12）。原发性肿瘤的部位与转移癌的大体表现之间存在一定联系。来自大肠的转移癌常常出现中央呈脐状。

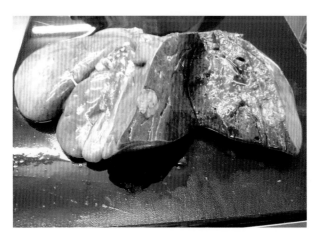

图12-11　肝脏转移性癌

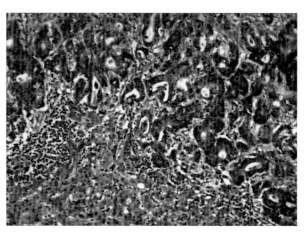

图12-12　肝内转移癌，该例患者有乙状结肠癌病史

第三节　肝血管瘤

　　血管瘤是最常见的良性肿瘤。多数血管瘤为腹部探查或尸检时偶然发现。个别情况下，肿瘤可大至临床出现明显肿块。切面上肿瘤可轻微隆起，可出现特征性海绵样表现并呈深红色。镜下多为海绵状血管瘤，由高度扩张不相吻合的血管腔构成，血管腔内衬扁平的依托于纤维组织的上皮细胞，常常出现不同时期的血栓机化，时间较长可出现广泛玻璃样变或钙化。较大或系统性血管瘤需要手术切除，保守治疗可用于较小或无症状的病变（图12-13至图12-15）。

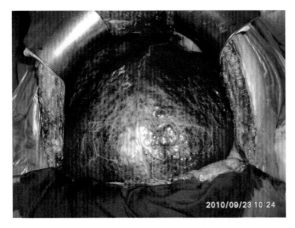

图12-13　肝海绵状血管瘤

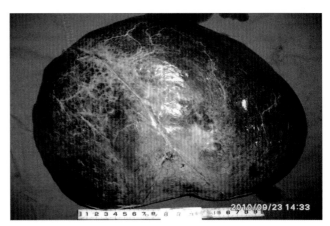

图12-14　肝海绵状血管瘤大体

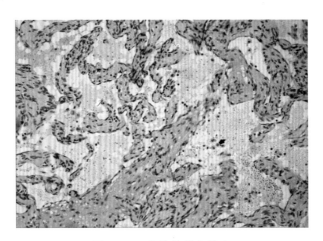

图12-15　肝海绵状血管瘤

第四节　细菌性肝脓肿

　　细菌性肝脓肿大多继发于全身或肝毗邻脏器的感染，致病菌多为大肠杆菌、金黄色葡萄球菌等，常由内源性细菌所致，常见于老年人群及免疫受损的年轻人。肿瘤可单发也可多发，大小差异较大，呈多样性改变。脓肿周围常围以较厚的纤维性囊壁，镜下这种纤维性的囊壁构成于纤维结缔组织，可有胶原化，另外还可见纤维母细胞、淋巴细胞、中性粒细胞等，脓肿为液化坏死的中性粒细胞（图12-16）。

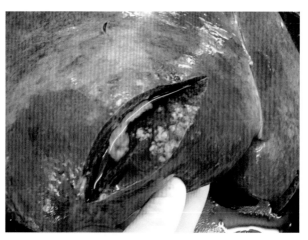

图12-16　肝脓肿

第五节　肝包虫病

肝包虫病又称肝棘球蚴病，是细粒棘球绦虫或泡状棘球绦虫的蚴侵入人体肝内所致，成虫多寄生于狗和豺。包虫囊肿多为单发，生长缓慢，小者如葡萄大小，大者直径＞30cm，包虫囊液透明，内含大量有头节的孵育囊和子囊，囊肿可破裂进入体腔。囊肿壁镜下可见外部的壳多糖层和内部的生发层，囊壁周边可围绕以肉芽组织或纤维性包膜，内层可出现钙化；相邻的肝实质中出现压迫性萎缩和汇管区炎细胞浸润，其中嗜酸性粒细胞的浸润较为明显。多发者不常见，但是可引发更为侵袭性的临床疾病。肝病表现为多房的坏死囊腔，含有稠糊状物质，周围没有纤维性包囊。组织学上，囊壁不规则，包膜分层，但不伴有有核生发膜或原头节。层状的包膜经PAS染色可清楚地显现出来。病变周围可见肉芽组织反应。其中含有中性粒细胞和嗜酸性粒细胞，外层可有坏死、纤维化和局灶钙化（图12-17至图12-19）。

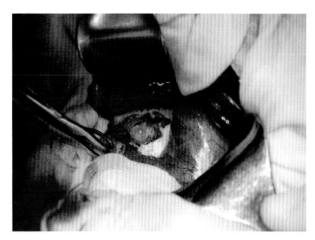

图12-17　肝包虫病

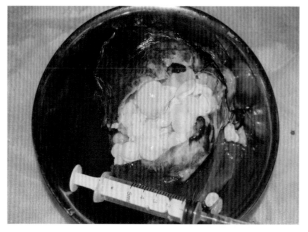

图12-18　肝包虫病囊肿内孵育囊及子囊

171

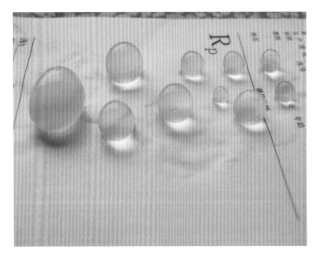

图12-19　肝包虫病子囊

第六节　先天性肝囊肿

为临床多见的肝囊肿，可分为单发和多发两种，后者称为多囊肝。单发性肝囊肿多发生于肝右叶，小者直径仅为数毫米，大者可占据整个肝叶，多发性肝囊肿常累及全肝，也可累及部分肝叶。囊肿内衬上皮为柱状、立方形、扁平状或缺如，也可为纤毛或鳞状上皮。外层为胶原组织；囊壁多澄清透明，不含胆汁（图12-20）。

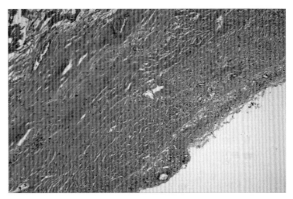

图12-20　肝囊肿囊壁构成于纤维组织，未见内衬上皮

第七节　肝　硬　化

肝硬化是许多慢性肝疾病的终末期阶段。肝硬化为弥漫性肝硬化，正常肝小叶结构被间隔以纤维组织的肝实质结节所替代。汇管区至中央部的纤维间隔连接汇管区及中央静脉为肝硬化的重要表现。肝硬化的形态学分类根据结节的大小，如果结节的直径＜3mm称为微小结节性肝硬化，如果结节直径＞3mm称为大结节性肝硬化，如果大于和小于3mm的结节数量大致相等，称为大小结节混合性肝硬化。胆汁性肝硬化的特征为花环状结节，其进展性本质表现为结节周围可见有空晕，这是由于水肿、胆酸盐淤积以及小胆管反应所引起。慢性静脉流出道梗阻导致中央至中央的纤维化间隔形成，结节中央可见表现正常的汇管区。结节性肝硬化应与其他结节及纤维化肝病鉴别，鉴别诊断包括结节状再生性结节、先天性肝纤维化及局灶性结节性再生（图12-21至图12-26）。

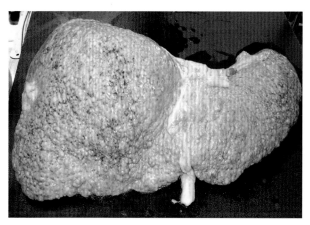

图12-21 结节性肝硬化大体

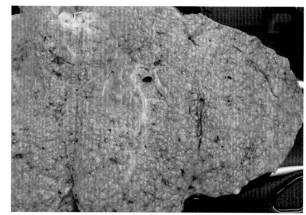

图12-22 结节性肝硬化切面

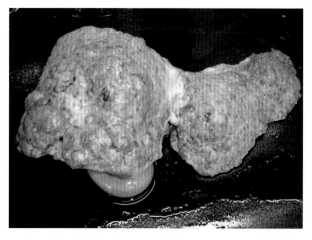

图12-23 坏死后性肝硬化大体

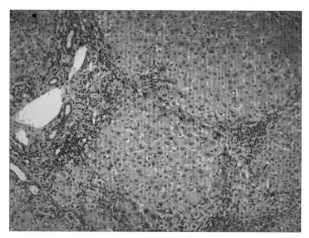

图12-24 结节性肝硬化,以假小叶形成为特征

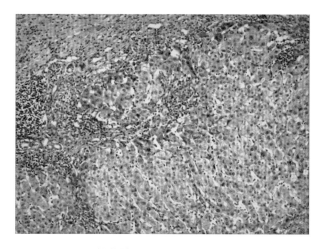

图12-25 结节性肝硬化,以假小叶形成为特征

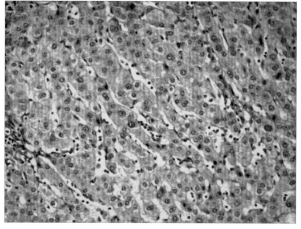

图12-26 结节性肝硬化,常见双核的再生肝细胞

（王继纲　曹景玉）

第十三章
胆囊和肝外胆管疾病

第一节 胆囊结石

胆囊结石的发病机制是胆汁酸过度饱和、成核现象及胆固醇结晶形成。结石大小不一，形态多样。胆囊常呈慢性胆囊炎的改变（图13-1）。

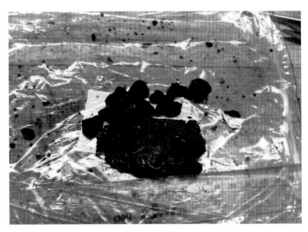

图13-1 胆囊结石

第二节 胆囊炎

一、急性胆囊炎

肉眼观察，胆囊壁水肿，黏膜呈灰红色，伴灶状或广泛溃疡形成。胆囊内容物常呈黄色黏稠状，大体上可表现为积脓。镜下，大部分病例的组织反应以胆囊水肿、充血、红细胞外渗以及纤维母细胞增生为特点。但是，在伴有胆总管阻塞的病例，可以见到黏膜上皮内中性粒细胞聚积，这被看做是一种反应性的病变；急性非结石性胆囊炎少见，主要见于儿童。本病可继发全身性感染（图13-2、图13-3）。

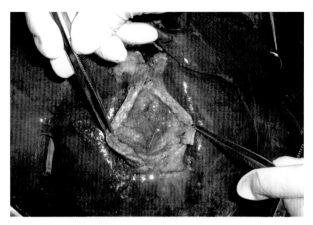

图13-2　急性胆囊炎，胆囊壁水肿，腔内见脓性分泌物

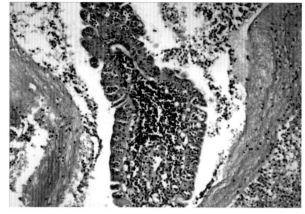

图13-3　急性胆囊炎，该病例上皮内溃疡形成并见上皮内中性粒细胞的聚积

二、慢性胆囊炎

慢性胆囊炎一般伴有胆囊结石。肉眼观察，胆囊壁增厚，偶尔伴有弥漫性钙化，由于结石压迫可形成黏膜溃疡。镜下，黏膜内单核细胞浸润和纤维化，上皮可相对正常或萎缩，或显示增生或化生性改变。胆囊壁可见纤维化、肌层增厚。胆囊肌层内出现不规则形腺管结构，这些腺体衬覆以柱状或立方形上皮，这时可称为腺肌症（图13-4）。

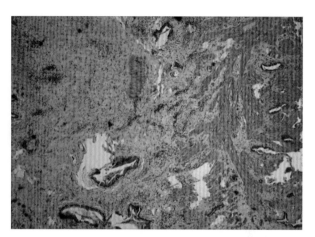

图13-4　慢性胆囊炎并胆囊腺肌症

第三节　急性梗阻性化脓性胆管炎

本病的基本病理改变是胆管完全性梗阻和胆管内化脓性感染。肉眼观察，梗阻以上胆管扩张，管壁增厚，胆管黏膜组织充血水肿，以中性粒细胞为主的炎细胞浸润，黏膜上皮可糜烂脱落形成溃疡，肝脏可伴有充血肿胀。镜下肝细胞水肿淤胆，汇管区炎细胞浸润，纤维结缔组织增生伴小胆管增生，胆小管内胆汁淤积（图13-5、图13-6）。

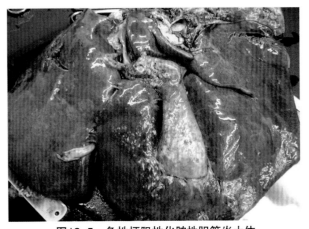

图13-5 急性梗阻性化脓性胆管炎大体

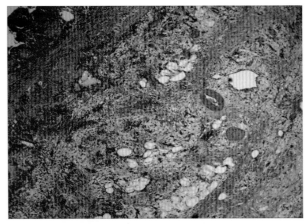

图13-6 急性梗阻性化脓性胆管炎胆管黏膜脱落，肌层内充血并见大量中性粒细胞

第四节 原发性硬化性胆管炎

硬化性胆管炎以管壁弥漫性增厚为特征。病变严重时可致管腔阻塞。镜下可见致密纤维化，少量混合性炎细胞浸润，上皮相对完整。本病早期阶段最典型的组织学变化不是在肝外胆管，而是见于肝活检，其表现为纤维性、闭塞性胆管炎，部分胆管被实性结缔组织所替代，最终管腔完全消失。有时与弥漫性淋巴细胞浆细胞胆囊炎伴发（图13-7）。

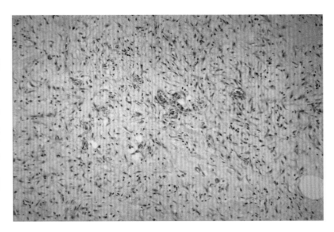

图13-7 硬化性胆管炎胆管壁内纤维组织弥漫增生并胶原化

第五节 胆囊息肉样病变

胆固醇息肉呈黄色分叶状结构，由固有膜内泡沫状组织细胞组成，表面被覆完整的黏膜，它们是胆固醇沉着病的形态学变异。炎症性息肉总是伴有慢性胆囊炎。腺瘤性增生和腺肌瘤性增生也是继发于炎症和结石的反应性黏膜变化。胆囊绒毛状乳头状瘤见于伴异染性脑白质营养不良的婴儿和成年人，并且可以引起大量胆管出血。腺瘤类似于胃肠道的相应病变，可以有蒂或无蒂，可表现为管状、管状绒毛状或绒毛状生长方式，其中可见局灶状鳞状梭形细胞化生。大部分管状腺瘤由幽门型腺体组成，其余的则与大肠中的腺瘤类似，并经常可见一定程度的非典型性。少数表现为原位癌或局部浸润癌。腺瘤越大，见到恶变区域的可能性越大（图13-8）。

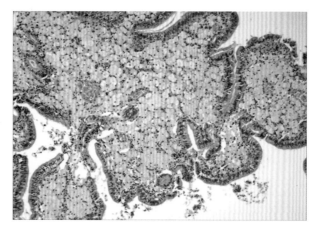

图13-8 胆固醇息肉

第六节 胆 囊 癌

（一）胆囊癌的病理诊断

肉眼观察，胆囊癌可以弥漫性生长或息肉样肿块（图13-9）。当呈弥漫性生长时，大体上很难与慢性胆囊炎相鉴别，伴有癌的胆囊通常也有结石，并且胆囊壁呈明显的纤维化。胆囊癌的病理形态分型可分为3型：①浸润型：最常见，占75%～80%，早期多见于胆囊颈部壁内。肿块呈浸润性生长，胆囊壁广泛增厚变硬，胆囊因癌性收缩而萎缩，易侵犯邻近器官，晚期为实体性肿瘤，呈皮革样，切面为灰白色，预后差。②肿块型：约占15%，癌灶呈肿块状向胆囊腔内生长，位于胆囊颈或胆囊管可阻塞胆囊出口，引起胆囊肿

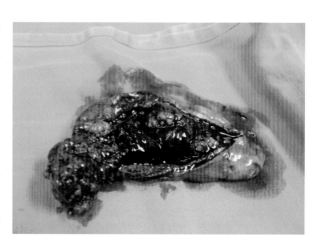

图13-9 胆囊癌大体

大和急性胆囊炎。此型发展到一定程度，可引起局部组织坏死脱落，导致出血和感染，预后相对好。③胶质型：占5%～8%，肿瘤组织内含大量黏液而呈胶冻样改变，胆囊壁常有浸润。

胆囊癌的病理组织学分型可分为5型：

（1）腺癌：最多见，约占87%。腺癌的病理类型可分为硬化性腺癌、乳头状腺癌、管状腺癌、黏液腺癌等。乳头状腺癌，可能由乳头状息肉恶变而来，肿瘤向胆囊腔内生长，影响胆囊排空，肿瘤表面有溃疡，易引起感染。肿瘤如果阻塞胆囊颈，可使胆囊肿大，胆囊壁变薄，类似胆囊脓肿或积液。管状腺癌约占腺癌的70%，可导致胆囊缩小，胆囊壁变硬且增厚。硬化性腺癌，可同时伴有胆管硬化，导致胆管任何部位发生梗阻。黏液腺癌，肿瘤松软，容易破溃导致胆囊穿孔。镜下，大多数胆囊癌是不同分化程度的腺癌。多数病例表面呈乳头状，但它们也可以有深部侵犯。大多数病例具有胰胆管腺癌常见的形态表现；腺体形成很好，腺腔宽广，腺腔被覆一层或几层高度非典型的立方形细胞。

177

其特征是腺体结构分化良好，而细胞分化较差，常可见神经侵犯。另外，灶状肠上皮分化常见，可见杯状细胞、内分泌细胞甚至潘氏细胞。胆囊癌的CK染色强阳性。胆囊癌和肝外胆管癌的免疫组化染色CK7（＋）/CK20（＋），而肝内胆管CK7（＋）/CK20（－）（图13-10至图13-12）。

（2）未分化癌：约占10%，恶性程度较高，预后差。未分化癌的病理类型可分为间变性、多形性、梭形和肉瘤样4型。

（3）腺鳞癌：约占3%，病理特点为腺癌组织中含有大量的鳞状细胞。

（4）鳞癌：占2%～3%，根据鳞状上皮分化程度可分为腺棘皮癌、腺鳞癌，鳞癌多为浸润型，常侵犯整个胆囊壁，为实体癌。

（5）其他罕见类型还包括类癌、肉瘤、癌肉瘤、黑色素瘤、透明细胞癌等。

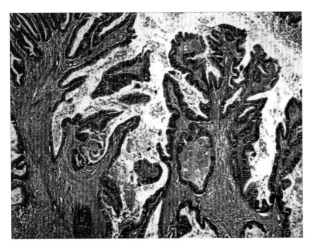

图13-10　胆囊乳头状腺癌

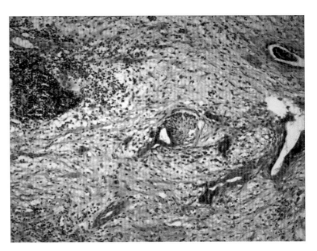

图13-11　胆囊管状腺癌，可见神经侵犯

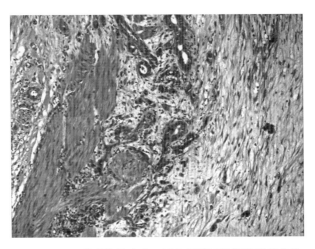

图13-12　胆囊硬化性腺癌，部分区域可见管状腺癌分化

（二）胆囊癌的扩散与转移

胆囊癌生长迅速，易早期扩散，其转移途径有3种：淋巴转移、血行转移和直接浸润。有人通过手术发现在已有转移的胆囊癌患者中，25%～75%经淋巴道转移；有半数以上癌肿可直接浸润到邻近器官，按其转移顺序依次为肝、胆管、胰、胃、十二指肠、网膜、结肠和腹壁；约1/5（13%～19%）的

患者是经血行转移。胆囊癌最常见的转移途径是经淋巴转移和直接播散到肝。当癌肿广泛生长超过黏膜时，也可发生神经周围和血管转移。胆囊癌肿可以向下扩展并造成胆管梗阻。大约25%的胆囊癌可穿透播散到邻近器官，包括胃、十二指肠、结肠和腹膜。血行的远隔转移，常累及肺、骨骼和肾脏。胆囊癌的患者常可在锁骨上发现增大的Virchow结节。

（三）胆囊癌的pTNM分期（表13-1）

pT：原发肿瘤

pT_x　原发肿瘤在组织学上无法评估。

pT_0　无原发肿瘤的组织学证据。

pT_{is}　原位癌。

pT_1　肿瘤侵及固有层或肌层。

　pT_{1a}　肿瘤侵及固有层。

　pT_{1b}　肿瘤侵及肌层。

pT_2　肿瘤侵及肌层周围结缔组织，尚未侵透浆膜或进入肝脏。

pT_3　肿瘤侵透浆膜（脏腹膜）和（或）直接侵及肝脏和（或）一个其他的邻近器官或组织，如胃、十二指肠、结肠、胰腺、网膜、肝外胆管。

pT_4　肿瘤侵及门静脉或肝动脉，或侵及2个或更多肝外器官或组织。

pN：区域淋巴结

pN_x　区域淋巴结转移无法确定。

pN_0　无区域淋巴结转移。区域淋巴结切除标本的组织学检查通常包括至少3个淋巴结。如果淋巴结检查阴性，但是检查的淋巴结数目未达到要求，仍可归为pN_0分期。

pN_1　有区域淋巴结转移（包括胆囊管周围淋巴结、胆总管周围淋巴结、肝总动脉周围淋巴结和门静脉周围淋巴结）。

pM：远处转移

pM_0　无远处转移。

pM_1　镜下证实有远处转移。

表13-1　胆囊癌的pTNM分期

分期	T	N	M
0期	T_{is}	N_0	M_0
Ⅰ期	T_1	N_0	M_0
Ⅱ期	T_2	N_0	M_0
ⅢA期	T_3	N_0	M_0
ⅢB期	T_1，T_2，T_3	N_1	M_0
ⅣA期	T_4	任何N	M_0
ⅣB期	任何T	任何N	M_1

第七节 胆 管 癌

（一）胆管癌的病理诊断

1. 肝外胆管癌的发生部位　在解剖学上，根据癌发生的部位，肝外胆管癌可分为：①左、右肝管癌；②肝总管癌；③胆囊管癌；④肝总管、胆囊管及胆总管汇合处癌；⑤胆总管癌。

2. 肉眼观察　胆管癌可以呈息肉样和表浅性生长，但是大多数是结节状或硬化性，伴有胆管壁的深部浸润。偶尔胆管癌呈多中心生长和（或）伴有胆囊癌。肝外胆管癌在大体形态上可分为3型：①管壁浸润型：可见于胆管的任何部位，最为多见。由于受累的管壁增厚，可致管腔变小或狭窄，进而可发生阻塞现象。②结节型：较管壁浸润型少见，可见于较晚期的胆管癌，癌结节的直径为1.5～5.0cm。③腔内乳头状型：最少见，可见于胆管的任何部位，但汇合部更为少见。此型可将胆管腔完全阻塞。癌组织除主要向管腔内生长外，亦可进一步向管壁内浸润生长（图13-13、图13-14）。

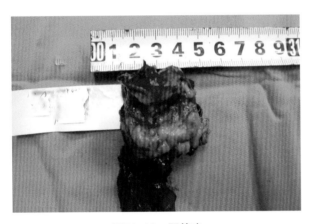

图13-13　胆管癌

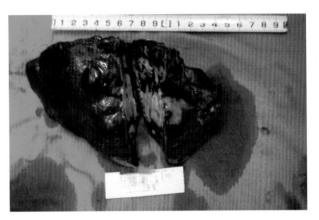

图13-14　肝内胆管癌

　　根据癌细胞的类型、分化程度及癌组织生长方式。肝外胆管癌可分为6型：①乳头状腺癌：除个别为管壁浸润型外，几乎均为腔内乳头状型。②高分化腺癌：在胆管癌中最多，可占2/3以上，可见于任何部位。癌组织均在管壁内浸润生长，环绕整个管壁。浸润的癌组织呈大小不等、形状不规则的腺体结构，有的可扩大呈囊腔。③低分化腺癌：即分化差的腺癌，癌组织部分呈腺体结构，部分为不规则的实性片块，亦在管壁内弥漫浸润生长。④未分化癌：较少见。有的小细胞未分化癌，与胆囊的未分化癌相同，癌细胞在胆管壁内弥漫浸润，间质较少。癌组织侵袭较大，常可侵及胆管周围脂肪组织或邻近的器官。⑤印戒细胞癌：较少见。它与胆囊或胃肠道的印戒细胞癌一样，由分化程度不等的含有黏液的癌细胞构成。癌细胞无一定结构，弥漫浸润。⑥鳞状细胞癌：罕见。其组织形态与其他器官所见者相同。

　　3. 镜下　绝大部分的胆管癌是高分化、分泌黏液的腺癌。表面乳头状可见于胆管较远端的区域。有时整个肿瘤是高分化乳头状腺癌伴微小浸润或没有浸润，肿瘤可以分化很好，甚至其转移的部位也很好，以致很难判定为恶性。同一腺体中的肿瘤细胞的不均一性，核浆比例增加，核仁明显，间质及周围神经侵犯，以及肿瘤性腺体周围富于细胞的间质呈同心圆排列是最重要的鉴别诊断特征。除了这些形态学特征以外，胆管癌的黏液物质和CEA表达，邻近上皮的化生及非典型增生，以及偶见鳞状化生、透明细胞改变或神经内分泌特征均与胆囊癌相似（图13-15至图13-17）。

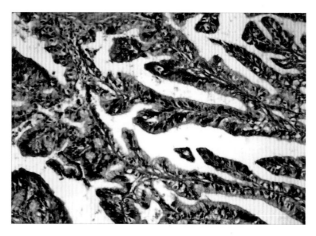

图13-15 胆管乳头状腺癌

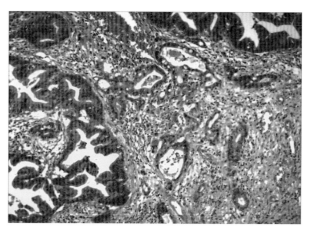

图13-16 胆管管状腺癌

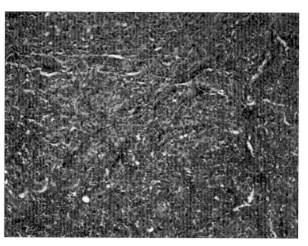

图13-17 胆管低分化腺癌，肿瘤细胞呈巢团状弥漫浸润性生长

（二）胆管癌的扩散与转移

发生在胆道上1/3的肿瘤常直接侵犯肝。局部和胰腺周围淋巴结转移也是常见的，最常受累的淋巴结是肝十二指肠韧带下部周围、胰十二指肠后卜和肠系膜上动脉组淋巴结。早期，发生转移者较少，主要是沿胆管壁向上、向下浸润直接扩散。如上段肝管癌可直接侵及肝，要比中、下段癌多见。最常见的是肝门部淋巴结转移，也可至腹腔其他部位的淋巴结。血行转移，除非是晚期癌者，一般较少。各部位的胆管癌，以肝转移最多见，尤其高位胆管癌，癌组织易侵犯门静脉，形成癌性血栓，可导致肝转移。也可向邻近器官胰腺、胆囊转移。

（三）胆管癌的pTNM分期（表13-2）

pT：原发肿瘤

pT_x　原发肿瘤在组织学上无法评估。

pT_0　没有原发肿瘤的组织学证据。

pT_{is}　原位癌。

pT_1　肿瘤局限于胆管。

pT_2　肿瘤侵及胆管壁周围。

pT_3　肿瘤侵及胆囊、肝脏、胰腺、十二指肠或其他邻近器官。

pT_4　肿瘤侵及腹腔干或肠系膜上动脉。

pN：区域淋巴结

pN_x　区域淋巴结转移无法确定。

pN_0　无区域淋巴结转移。区域淋巴结切除标本的组织学检查通常包括至少12个淋巴结。如果淋巴结检查阴性，但是检查的淋巴结数目未达到要求，仍可归为pN_0分期。

pN_1　有区域淋巴结转移。

pM：远处转移

pM_0　无远处转移。

pM_1　镜下证实有远处转移。

表13-2　胆管癌的pTNM分期

分期	T	N	M
0期	T_{is}	N_0	M_0
I$_A$期	T_1	N_0	M_0
I$_B$期	T_2	N_0	M_0
II$_A$期	T_3	N_0	M_0
II$_B$期	T_1，T_2，T_3	N_1	M_0
III期	T_4	任何N	M_0
IV期	任何T	任何N	M_1

（王继纲）

第十四章
胰 腺 疾 病

第一节 胰 腺 炎

　　胰腺炎是胰腺因胰酶的自身消化作用引起的炎性疾病，正常情况下胰液内的胰蛋白酶原无活性，当受到胆汁和肠液中肠激酶的激活作用后变为有活性的胰蛋白酶，后者又激活其他酶反应，对胰腺发生自身消化作用。胰蛋白酶原被激活的原因：①胆汁反流：胆石、蛔虫、暴饮暴食引起的壶腹括约肌痉挛及十二指肠乳头水肿导致胆汁反流；②胰液分泌亢进：暴饮暴食、饮酒所致的胰液分泌增加；③病毒感染、外伤、药物等造成胰腺腺泡细胞的直接损伤。

一、急性胰腺炎

　　急性胰腺炎是胰酶消化胰腺及周围组织引起的急性炎症，好发于中年男性，发作前有暴饮暴食或胆管疾病史，临床表现为突然发作的上腹部剧烈疼痛并可出现休克。按照病理变化不同，分为急性水肿性胰腺炎和急性出血性胰腺炎。

　　急性水肿性胰腺炎较多见，病变多局限在胰尾。病变的胰腺肿大变硬，镜下间质充血水肿伴中性粒细胞及单核细胞浸润，可伴有局限性脂肪坏死，但无出血。本型预后较好，少数病例可转为急性出血性胰腺炎（图14-1至图14-3）。

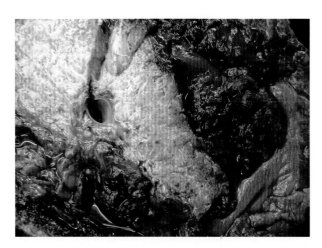

图14-1　急性水肿性胰腺炎大体

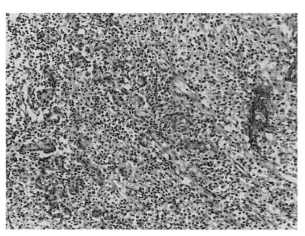

图14-2　急性水肿性胰腺炎，胰腺间质充血水肿伴中性粒细胞、嗜酸性粒细胞及单核细胞浸润

183

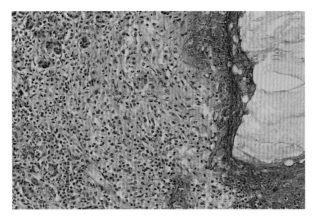

图14-3 急性水肿性胰腺炎，胰腺间质充血水肿伴中性
粒细胞、嗜酸性粒细胞及单核细胞浸润，伴有
局限性脂肪坏死

　　急性出血性胰腺炎发病急剧，病情及预后均较水肿型严重。病变以广泛的胰腺坏死、出血为特征，胰腺肿大质软，切面暗红出血，分叶状结构模糊，胰腺、大网膜及肠系膜散在白色斑点状或小块状脂肪坏死灶，坏死灶是溢出的胰脂肪酶将中性脂肪分解形成的脂肪酸于钙离子结合成不溶性的钙灶。镜下胰腺组织呈大片凝固性坏死及出血，细胞结构模糊不清，间质小血管壁也有坏死，可见中性粒细胞及单核细胞浸润（图14-4至图14-7）。

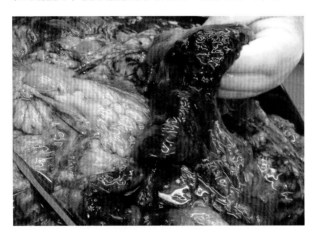

图14-4 急性出血性胰腺炎大体

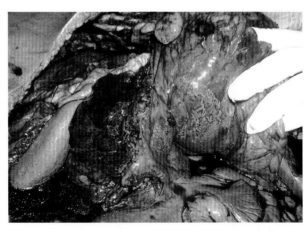

图14-5 急性出血性胰腺炎周围脂肪坏死形成皂化斑

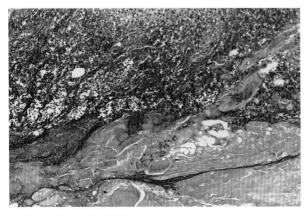

图14-6 急性出血性胰腺炎，胰腺组织大片凝固性坏
死、出血，细胞结构模糊不清，间质小血管壁
坏死，可见中性粒细胞及单核细胞浸润

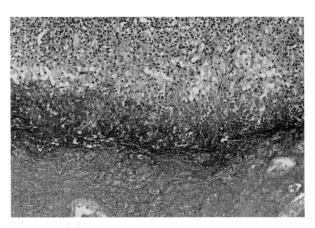

图14-7 急性出血性胰腺炎，胰腺组织大片凝固性坏
死、出血，细胞结构模糊不清，可见中性粒细
胞及单核细胞浸润

急性胰腺炎临床常出现休克，急性腹膜炎，血尿和腹腔穿刺液淀粉酶升高，血清钙离子、钾离子、钠离子水平下降等症状。局部并发症包括胰腺及胰周坏死、脓肿形成、假性囊肿、胃肠道瘘及出血等。急性水肿性胰腺炎预后较好，经治疗后常于短期内消退痊愈，死亡率为10%～15%；急性出血坏死性胰腺炎的死亡率可达50%，预后较差。

二、慢性胰腺炎

慢性胰腺炎是各种原因导致的胰腺慢性进行性破坏的疾病，其临床特征表现为反复发作的上腹部疼痛伴不同程度的胰腺内外分泌功能减退或丧失。慢性胰腺炎的主要病因是长期酗酒、胆管系统的梗阻、甲状旁腺功能亢进的高钙血症、胰管结石等，部分慢性胰腺炎是由急性胰腺炎发展而来。

病变胰腺肉眼呈结节状，质较硬，切面见间质纤维组织增生，胰管扩张，管内偶见结石形成，可见胰腺实质坏死液化后被纤维组织包绕形成的假囊肿。镜下可见胰腺组织广泛纤维化，部分腺泡和胰腺组织萎缩消失，小叶周围及腺泡间纤维组织增生，导管扩张，上皮增生或鳞状化生，间质有较多淋巴细胞、浆细胞浸润（图14-8、图14-9）。

临床以上腹部剑突下腹痛最常见，常放射至腰背部。通常将腹痛、体重下降、糖尿病和脂肪泻称之为慢性胰腺炎的四联征。少数患者可因胰头纤维增生压迫胆总管而出现黄疸。

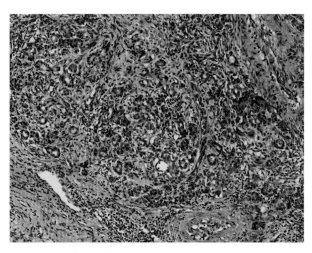

图14-8 慢性胰腺炎，胰腺小叶结构破坏，小叶周围及腺泡间纤维组织增生，伴较多淋巴细胞、浆细胞浸润

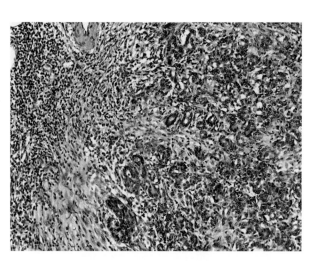

图14-9 慢性胰腺炎，胰腺小叶结构破坏，胰腺腺泡萎缩，小导管增生，小叶周围及腺泡间纤维组织增生，伴较多淋巴细胞、浆细胞浸润

第二节 胰腺囊肿

一、胰腺假囊肿

假囊肿与胰腺炎、胰腺创伤或大导管的肿瘤性梗阻有关，肉眼观囊壁厚且不规则，内面粗糙不平，囊内容物浑浊或为血性。它与真性囊肿的主要区别在于镜下囊内壁无被覆上皮。胰腺假囊肿的并

发症包括穿孔和出血。位于胰体和胰尾的较小的假囊肿可以手术切除，其他囊肿可以采用引流术，包括囊肿胃吻合术、囊肿肠吻合术（图14-10、图14-11）。

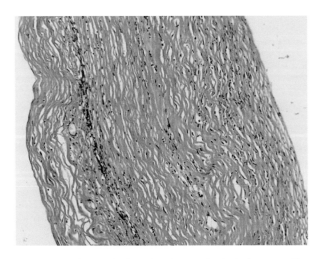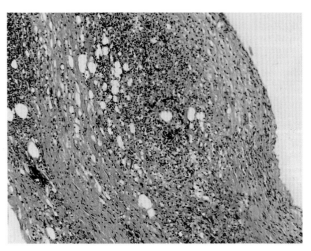

图14-10　胰腺假囊肿，囊壁构成于纤维结缔组织，伴少量炎细胞浸润，囊内壁无被覆上皮

图14-11　胰腺假囊肿，囊壁构成于纤维结缔组织及少量脂肪组织，伴较多炎细胞浸润，囊内壁无被覆上皮

二、胰腺真囊肿

胰腺真囊肿被覆非肿瘤性腺上皮，常为先天性的，可伴有肝或肾的囊肿。胰腺其他有被覆上皮的囊肿有潴留囊肿、壶腹周十二指肠囊肿、肠源性囊肿、皮样囊肿、淋巴上皮囊肿（图14-12）。

胰腺淋巴上皮囊肿形态与鳃裂起源的同名囊肿相似，常多房，被覆鳞状上皮，囊壁有大量淋巴细胞，常有生发中心形成，推测病因可能是胰腺导管突入淋巴结或胰腺内副脾引起（图14-13）。

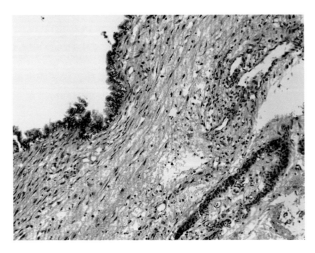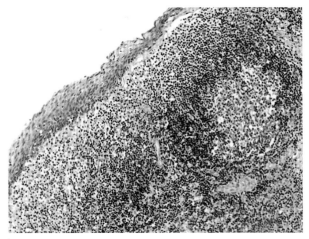

图14-12　胰腺先天性囊肿，囊内壁被覆假复层柱状上皮，胰腺腺泡萎缩

图14-13　胰腺淋巴上皮囊肿，囊壁被覆鳞状上皮，囊壁内有大量淋巴细胞，有生发中心形成

第三节　胰腺脓肿

　　胰腺脓肿是急性胰腺炎的常见并发症，是真正的感染，90%以上病例可见到脓液，常能找到细菌，需要与继发感染的假囊肿和坏死鉴别。镜下见胰腺内大量中性粒细胞浸润及脓液形成，伴胰腺组织坏死（图14-14、图14-15）。

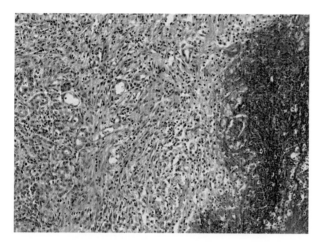

图14-14　胰腺脓肿，胰腺内大量中性粒细胞浸润及脓液
　　　　　形成，伴胰腺组织坏死

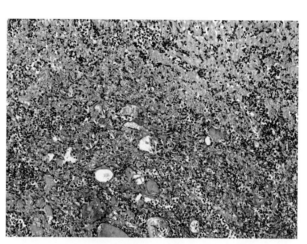

图14-15　胰腺脓肿，胰腺内大量中性粒细胞浸润及脓液
　　　　　形成，伴胰腺组织坏死、出血

第四节　胰腺外分泌肿瘤

一、囊腺瘤和囊腺癌

　　胰腺囊腺瘤主要分为微囊性囊腺瘤和黏液性囊腺瘤。微囊性囊腺瘤又称为浆液性囊腺瘤，大体上境界清楚，见多个小囊，似海绵状；镜下小囊腔被覆扁平及立方状的上皮细胞，胞浆透亮富含糖原但无黏液（图14 16、图14 17）。微囊性囊腺瘤手术切除可以治愈。黏液性囊腺瘤形成较大的多房性囊腔，内含黏液，囊壁被覆富含黏液的高柱状上皮，常形成乳头。有学者认为黏液性囊腺瘤都具有潜在恶性，应尽可能做肿瘤全部切除（图14-18、图14-19）。

　　胰腺囊腺癌也分为微囊性囊腺癌和黏液性囊腺癌，微囊性囊腺癌也称为浆液性囊腺癌，小囊腔被覆胞浆透亮的扁平及立方状上皮细胞，与微囊性囊腺瘤不同，微囊性囊腺癌会出现核的非典型性、神经浸润或胃、肝等部位的转移。黏液性囊腺癌囊壁被覆的富含黏液的高柱状上皮有核的异型性、囊壁有异型腺体或细胞团浸润等（图14-20、图14-21）。

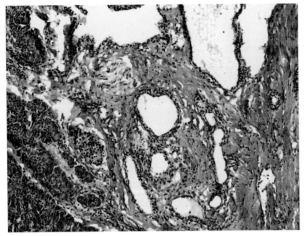

图14-16　胰腺微囊性囊腺瘤，多个囊腔，大小不等，囊腔被覆扁平及立方状的上皮细胞

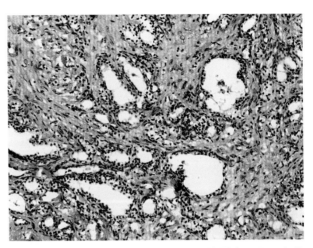

图14-17　胰腺微囊性囊腺瘤，囊腔被覆扁平及立方状的上皮细胞，胞浆透亮富含糖原，细胞无异型性

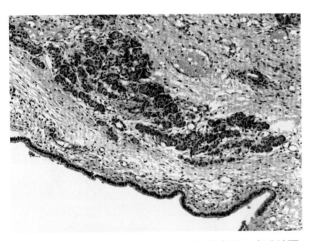

图14-18　胰腺黏液性囊腺瘤，形成较大囊腔，囊壁被覆富含黏液的高柱状上皮，细胞无异型性

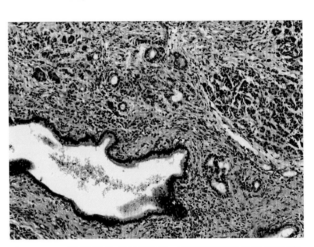

图14-19　胰腺黏液性囊腺瘤，囊壁被覆富含黏液的高柱状上皮，细胞无异型性

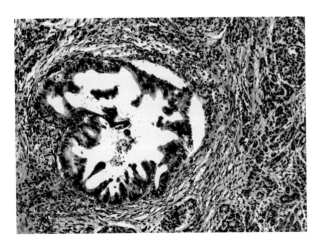

图14-20　胰腺黏液性囊腺癌，被覆富含黏液的高柱状上皮，细胞核有明显的异型性，腺腔不规则，在胰腺实质内呈浸润性生长

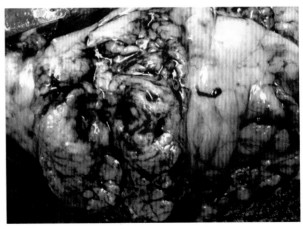

图14-21　胰腺黏液性囊腺癌，胰腺内囊实性肿物，多个囊腔，色灰白质脆，含有黏液

二、胰腺实性假乳头状瘤

胰腺实性假乳头状瘤是一种原始胰腺上皮性肿瘤，常发生于年轻女性，平均年龄25岁左右，临床上，任何青春期或年轻女性胰腺具有囊性或部分囊性的肿块就应怀疑。但也发生于儿童及老年人和男性。其组织发生目前尚不清楚，有导管细胞起源、泡细胞起源、多潜能干细胞起源、内分泌细胞起源等学说。其发病机制尚不清楚，可能与β-catenin有关。

体积常较大，大体上多与周围分界清楚，有时有完整包膜，切面可见出血、坏死（图14-22）。镜下特点是有被覆数层上皮的假乳头，核椭圆，核仁不清楚，几乎无核分裂像；乳头的血管轴心粗大常伴黏液变，可出现泡沫细胞聚集。胰腺实性假乳头状瘤同时具有实性和假乳头两种组织学特点，而实际上其中乳头状结构是由于肿瘤细胞的退行性变及细胞的黏着力下降和囊腔所形成的假乳头（图14-23）。

胰腺实性假乳头状瘤应被看做是一种具有低度恶性潜能的肿瘤，有数例局部复发和肝转移。外科手术是最佳的治疗方法，放化疗效果不明显。患者手术切除一般预后较好。

免疫组织化学染色，主要表现为外分泌的特征，有时也有内分泌分化，常阳性表达CK、AACT（图14-24）、CD10、vimentin、CD56（图14-25）、NSE和PR（图14-26）等。

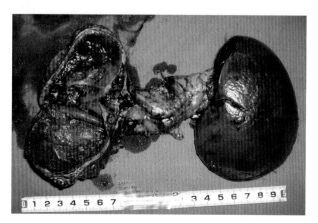

图14-22　胰腺实性假乳头状瘤大体

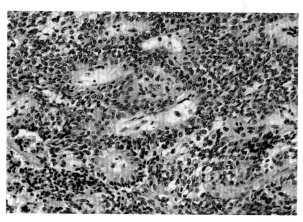

图14-23　胰腺实性假乳头状瘤，部分区域肿瘤细胞呈实性排列，有被覆数层上皮的假乳头，核椭圆，核仁不清楚；乳头的血管轴心粗大常伴黏液变

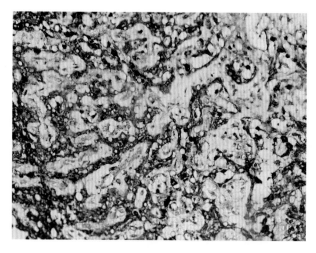

图14-24　胰腺实性假乳头状瘤，免疫组织化学AACT染色肿瘤细胞浆阳性，肿瘤有外分泌功能

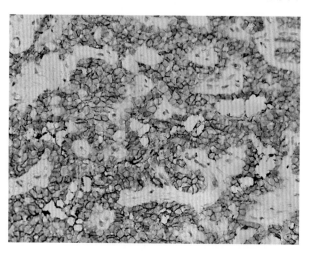

图14-25　胰腺实性假乳头状瘤，免疫组织化学CD56染色肿瘤细胞膜阳性，肿瘤有神经内分泌功能

189

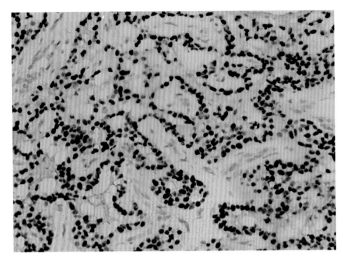

图14-26 胰腺实性假乳头状瘤，免疫组织化学PR染色肿瘤细胞核阳性，肿瘤可能与孕激素有关

三、胰腺癌

胰腺导管腺癌是最常见的胰腺恶性肿瘤，在美国位居恶性肿瘤死亡的第4位，吸烟是胰腺癌的危险因素，"三高"饮食，即高蛋白、高脂肪、高热量食品会对胰腺癌的发生起到一些不好的影响，10%的胰腺癌有家族聚集倾向，显示一定的基因易感性。临床出现进行性的黄疸，多数伴有疼痛，与胰腺癌易于侵犯神经有关。胰头的肿瘤由于靠近胆总管下段，更容易出现由于胆管梗阻造成的黄疸。胰腺体尾部的肿瘤靠近身体的左侧，和脾邻近，很少发生黄疸。血清中CA19-9、CEA抗原水平升高。CT是目前检查胰腺最佳的无创性影像检查方法，主要用于胰腺癌的诊断和分期。

肿瘤多位于胰头部，大体境界不清、质硬、色灰黄，镜下可见腺管样结构，管腔较大，形态略不规则，被覆一层或数层立方形或圆柱状上皮细胞，细胞异型明显，核仁清楚。根据分化程度可分为高分化、中分化和低分化，高分化导管腺癌诊断较困难。90%病例可出现神经浸润，这是胰腺癌的重要特征。远处转移常发生于肝、肺、肾上腺、骨骼、锁骨上淋巴结、皮肤、中枢神经系统等。胰腺导管腺癌免疫组织化学染色CK7、CK8/18、CK19、MUC1、 CEA和CA19-9常阳性表达，较少表达CK20（图14-27至图14-30）。

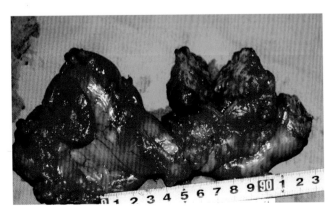

图14-27 胰头癌大体

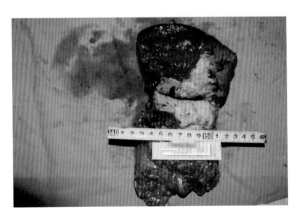

图14-28 胰体尾癌大体

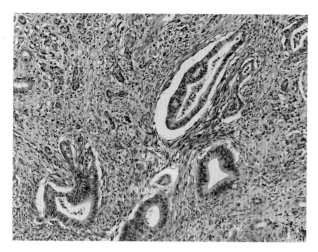

图14-29 胰腺导管腺癌，腺体分好较好，管腔较大，形态不规则，呈浸润性生长，被覆一层或数层立方形或圆柱状上皮细胞，细胞异型性明显

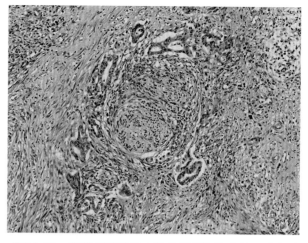

图14-30 胰腺导管腺癌，肿瘤呈浸润性生长，浸润神经组织

胰腺腺癌还有其他少见的类型，包括腺鳞癌、透明细胞癌、嗜酸细胞癌、印戒细胞癌和黏液癌。

胰腺癌的治疗主要包括手术、放疗、化疗以及介入治疗等。胰腺癌的治疗强调综合治疗及多学科协作，对每一个病例需采取个体化处理的原则，根据不同患者的身体状况、肿瘤部位、侵及范围、有无黄疸、肝肾及心肺功能状况，有计划、合理的综合应用现有的诊疗手段。

预后方面，与其他一些常见的恶性肿瘤相比，胰腺癌的治疗效果确实差一些。但随着医疗水平的提高、外科手术的进步以及新药物的出现，总的治疗效果已经有了明显的提高。在一些大的胰腺中心，接受根治性手术患者的5年生存率已超过20%，长期生存者越来越多，而且生存质量较前明显改善。

胰腺癌的pTNM分期（表14-1）。

胰腺癌的TNM分类：

pT：原发肿瘤

pT$_x$ 原发肿瘤在组织学上不能评估。

pT$_0$ 没有原发肿瘤的组织学证据。

pT$_{is}$ 原位癌*。

pT$_1$ 肿瘤局限于胰腺，直径≤2cm。

pT$_2$ 肿瘤局限于最大直径＞2cm。

pT$_3$ 肿瘤超出胰腺，但未侵及腹腔干或肠系膜上动脉。

pT$_4$ 肿瘤侵及腹腔干或肠系膜上动脉。

注：*pT$_{is}$也包括PanIN-Ⅲ分类。

pN：区域淋巴结

pN$_x$ 区域淋巴结转移无法确定。

pN$_0$ 无区域淋巴结转移。区域淋巴结切除标本的组织学检查通常包括至少10个淋巴结。如果淋巴结检查阴性，但是检查的淋巴结数目未达到要求，仍可归为pN$_0$分期。

pN$_1$ 有淋巴结转移。

pM：远处转移

pM$_0$ 无远处转移。

pM$_1$ 镜下证实有远处转移。

表14-1　胰腺癌的pTNM分期

分期	T	N	M
0期	T_{is}	N_0	M_0
I$_A$期	T_1	N_0	M_0
I$_B$期	T_2	N_0	M_0
II$_A$期	T_3	N_0	M_0
II$_B$期	T_1，T_2，T_3	N_1	M_0
III期	T_4	任何N	M_0
IV期	任何T	任何N	M_1

第五节　壶腹周围癌

　　壶腹周围癌（periampullary carcinoma）泛指起源于胰腺头颈部、胆总管末端、Vater壶腹、十二指肠乳头及周围黏膜的恶性肿瘤。这些来源不同的恶性肿瘤，由于其特殊的解剖部位、类似的临床表现、相同的治疗方法，甚至在手术时也难以将其截然分开，故统称为壶腹周围癌。壶腹周围癌的病因，可能与吸烟、饮酒、环境、胆石症或慢性炎症等因素有关。良性腺瘤可恶变为壶腹周围癌。近年来，壶腹周围癌的病因取得主要研究进展如下：①家族性腺瘤样息肉病（FAP）患者罹患壶腹周围癌的风险明显增高，50%~90%的FAP患者会发生十二指肠腺瘤，其中多发生在十二指肠大乳头附近，部分可进一步恶变为壶腹周围癌；②K-ras基因突变；③基因组微卫星不稳定性；④染色体17p与18q的杂合缺失。

　　从大体形态上，壶腹周围癌可分为息肉型、结节型、肿块型及溃疡型。组织病理学类型以腺癌最多，其次是乳头状态、黏液癌等。美国国家癌症研究所的统计资料表明壶腹周围癌中腺癌约为65%（7.5%由腺瘤恶变为腺癌），乳头状癌约为5.6%，黏液癌约为4.7%，印戒细胞癌约为2.0%。肿物常呈乳头状突出于十二指肠腔内，可向周围浸润十二指肠黏膜、胰腺和胆总管。其中超过一半的患者有淋巴结转移，十二指肠周围淋巴结通常最先受累，而肠系膜上血管、胃十二指肠动脉、肝总动脉、脾动脉及腹腔干周围淋巴结为第二站淋巴结，远处转移以肝转移常见，约为66%，其次为肺转移。大血管受累、淋巴结、腹膜及其他远

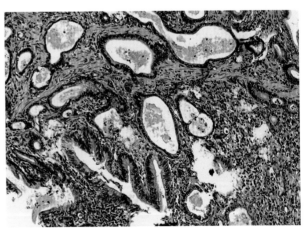

图14-31　壶腹周围癌，镜下为低分化腺癌，表面呈乳头状，管腔较大，形态不规则，呈浸润性生长，细胞异型性明显（HE×100）

处转移是明确的预后不良的危险因素。根据肿瘤细胞的组织学类型将壶腹周围癌分为肠型和胆胰型，其中肠型的预后明显好于胆胰型（图14-31）。

　　外科手术切除是对壶腹周围癌的根治性治疗方法，胰十二指肠切除术（Whipple术）为目前的标准

术式，保留幽门的胰十二指肠切除术（PPPD）适用于原发病灶较小、无幽门周围淋巴结转移的患者。肝转移、腹膜转移、远处淋巴结转移及大血管受累均为手术根治的禁忌症。

壶腹癌预后比胆管癌和胰腺癌要好。在较好的胰腺外科中心，手术死亡率为1%~2%。绝大多数患者死于术后肿瘤复发，术后3个月内复发，常预示预后不佳。肿瘤大小、淋巴结转移情况、大血管受累情况、神经受累情况、肿瘤细胞分化级别、肿瘤切缘、术中或术后输血均与预后相关。

免疫组织化学，壶腹癌表达CK20，不同于胰腺导管腺癌表达CK7。

第六节　胰腺内分泌肿瘤

胰腺内分泌肿瘤传统上也称为胰岛细胞肿瘤，可能起源于胰腺多功能神经内分泌干细胞的一类肿瘤。胰腺神经内分泌肿瘤按其是否导致临床症状可分为"功能性"及"无功能性"肿瘤，前者因产生某种激素而具有相应临床症候群，按照激素分泌的类型可分为胰岛素瘤、胃泌素瘤、胰高血糖素瘤、血管活性肠多肽分泌瘤、生长抑素瘤等，而"无功能性"肿瘤，可能并非不产生神经内分泌物质，只是不导致特殊临床症状而已。

胰腺内分泌肿瘤好发于胰腺体尾部，由于富于细胞，大体多呈粉红色，没有完整的包膜，部分呈囊状外观，可伴有钙化和骨化。镜下，肿瘤常由小而相对一致的立方细胞构成，细胞核居中，胞浆嗜酸性或双嗜性，细颗粒状，肿瘤间质富于血管，肿瘤细胞可排列成实体型、脑回型、花边样和腺样。免疫组织化学，肿瘤常表达上皮标记物及神经内分泌标记物，如CK、Syn、CgA和NSE等，另外肿瘤可能分泌正常胰岛的激素，如胰岛素、胰高血糖素、生长抑素和胰多肽等。常见的胰腺内分泌肿瘤根据其功能分为胰岛素瘤、胰高血糖素瘤和胃泌素瘤等。

胰腺内分泌肿瘤的治疗，根据肿瘤的部位、大小和病理分型行局部摘除、胰十二指肠切除或保留十二指肠的胰头切除、胰腺节段切除、胰腺体尾部切除等。术前根据不同激素分泌特征，要控制血糖，抑酸，纠正水、电解质、酸碱平衡紊乱等。术后辅以生长抑素及其类似药物治疗。

胰腺内分泌肿瘤诊断与治疗近年来取得了快速的发展，特别是以胰腺灌注CT及血管三维重建为代表的无创性定位诊断，使胰腺内分泌肿瘤的诊断率逐年增高。胰腺内分泌肿瘤的生存期优于其他类型胰腺肿瘤，即使是伴有肝转移的胰腺内分泌肿瘤的中位生存期也可达48个月，5年生存率近40%。总之，早期诊断率的提高，积极的根治性切除肿瘤，药物治疗等综合治疗措施已使胰腺内分泌肿瘤预后得到明显改善。

一、胰岛素瘤

胰岛素瘤是最常见的功能性胰岛细胞瘤，是胰岛的B细胞肿瘤。胰岛素瘤的病因尚不清楚，其典型表现为明显的低血糖及神经系统症状，由于发病率较低及认知有限，容易被误诊成各种神经系统疾病，包括癫痫、癔症、精神障碍等。长期的低血糖可造成不可逆性的脑损害，引起智力减退、行为缓慢，严重者甚至生活不能自理。血液中可以检测到胰岛素，临床出现Whipple三联征：精神恍惚、疲劳、抽搐；发作时血糖＜2.78mmol/L；给予葡萄糖可缓解症状。肉眼多数肿瘤境界清楚，镜下呈实性或脑回状生长方式，多不形成腺体。神经内分泌标记物，如CD56、Syn、CgA和NSE阳性（图14-32、图14-33）。

193

一旦明确胰岛素瘤诊断，原则上应及早手术治疗。常用方法有单纯肿瘤摘除术、胰体尾切除术、胰腺节段切除术、保留十二指肠的胰头切除术等。大多数胰岛素瘤直径≤2.0cm，其定位诊断需要明确肿瘤的位置、大小和数目，对保证手术成功具有重要意义，所以胰岛素瘤的定位诊断是治疗的关键。对于恶性胰岛素瘤，手术治疗应尽可能地完整切除原发灶，若有肝脏转移瘤应一并切除。

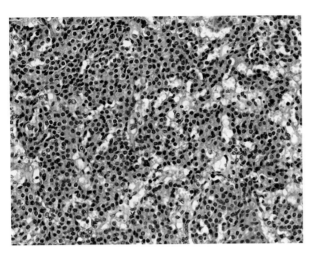 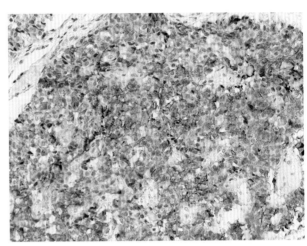

图14-32 胰岛素瘤，肿瘤呈实性或脑回状生长方式，多不形成腺体，细胞大小较一致，间质血窦丰富

图14-33 胰岛素瘤，免疫组织化学CD56染色肿瘤细胞膜阳性，肿瘤有神经内分泌功能

二、胃泌素瘤

胃泌素瘤也称G-细胞瘤，是一种少见的胃肠胰腺神经内分泌肿瘤，以难治性、反复发作的消化性溃疡和高胃酸分泌为特征。临床出现Zollinger-Ellison综合征，表现为胃酸过多，胃、十二指肠、空肠溃疡，腹泻等。肉眼多数肿瘤境界清楚，镜下细胞可呈实性或菊形团样排列。神经内分泌标记物，如CD56、Syn、CgA和NSE阳性。外科手术切除肿瘤或切除靶器官即做全胃切除（图14-34、图14-35）。

对散发病例明确诊断后首选手术切除，以开腹手术为主，全面探查整个腹腔和盆腔。彻底游离十二指肠和整个胰腺，辅以术中超声检查，根据病变数量以及涉及的部位选择不同的手术方式。位于胰头的肿瘤，如直径≤5cm、为非浸润性，可行肿瘤摘除；如直径>5cm或为浸润性，则应行胰十二

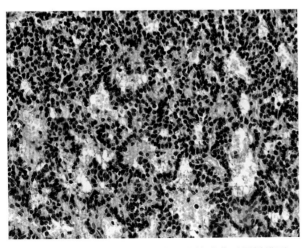 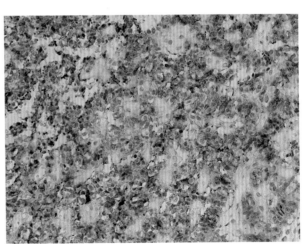

图14-34 胃泌素瘤，肿瘤细胞呈实性或菊形团样排列，细胞大小较一致，间质血窦丰富

图14-35 胃泌素瘤，免疫组织化学CD56染色肿瘤细胞膜阳性，肿瘤有神经内分泌功能

指肠切除术。胰体尾的肿瘤可行肿瘤摘除或远端胰腺切除术。十二指肠的病灶多位于降部，常为多发性，需切开十二指肠逐个摘除；如有多个位于壶腹部的肿瘤，宜行胰十二指肠切除术。所有手术均需清扫"胃泌素三角区"的淋巴脂肪组织。

胃泌素瘤恶性居多，但生长缓慢，10年存活率为90%～100%。肿瘤的恶性生物学行为是影响存活率的主要因素。

三、胰高血糖素瘤

胰高血糖素瘤是一种罕见的胰岛A细胞肿瘤，临床表现为胰高血糖素综合征，由糖耐量受损、正细胞正色素性贫血、特征性皮疹、胃炎、舌炎、消瘦、低蛋白血症、精神抑郁和血栓塞性疾病构成的一组特殊的症候群。胰高血糖素瘤罕见，且极易误诊，最常被误诊为皮肤病和糖尿病。因此，提高对胰高血糖素瘤的认识极为重要，对于一些慢性、复发性、难治性、皮损表现为多样损害的皮肤病患者应进行详细的系统检查。诊断依据典型的临床表现和实验室检查，最主要依据空腹胰高血糖素。

本病多为恶性，对大多数为单发，50%~70%的病例位于胰尾，其次为胰体，胰头部最少。确诊时有70%以上的患者肿瘤已有局部或远处转移，肝转移最常见，也可转移至局部淋巴结、脊柱、肾上腺、肾和肺。肉眼多数境界清楚，镜下细胞可呈脑回样、实性或腺样排列。神经内分泌标记物，如CD56、Syn、CgA和NSE阳性（图14-36、图14-37）。

本病的治疗包括手术、化疗、肿瘤血管栓塞、生长抑素的应用以及营养支持和局部皮疹治疗等。手术彻底切除肿瘤是唯一治愈方法。确定诊断后应及时采用手术，切除肿瘤，对有怀疑者也应手术探查。对于小肿瘤可采用摘除术或胰腺部分切除；对于肿瘤较大并且有转移的病例可以采用胰腺部分切除（根据需要行脾切除）或肿瘤细胞减灭术，术后辅以化疗。

本病预后取决于该病确诊时的分期。手术是首要的治疗方式，对于局限生长的肿瘤，手术可以达到长期缓解，但是半数以上的肿瘤在诊断时就已经发生了转移，不可能完全缓解。但由于肿瘤生长缓慢，采用姑息性治疗延长生存期是可能的。

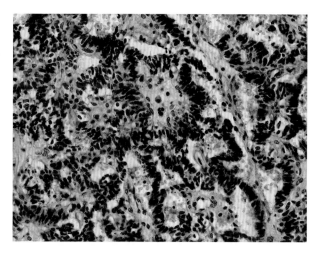

图14-36 胰高血糖素瘤，肿瘤细胞呈脑回样排列，细胞大小较一致

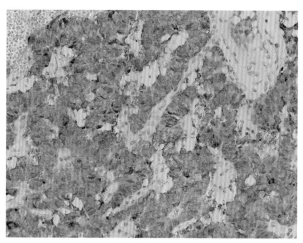

图14-37 胰高血糖素瘤，免疫组织化学Syn染色肿瘤细胞浆阳性，肿瘤有神经内分泌功能

（于文娟 丁 力）

第十五章
脾 脏 疾 病

第一节 脾 囊 肿

　　脾囊肿分为真性和假性两种。真性囊肿有皮样囊肿、淋巴管囊肿。假性囊肿可为损伤后陈旧性血肿或脾梗死后局限性液化而成等，多位于脾被膜下（图15-1、图15-2）。

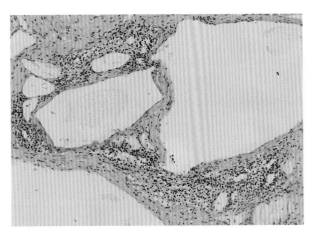

图15-1　脾脏淋巴管囊肿，淋巴管内衬扁平内皮细胞，腔内含淋巴液

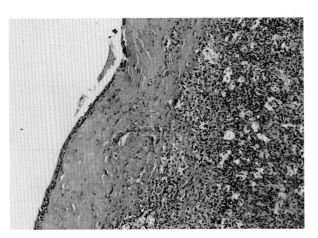

图15-2　脾囊肿，囊壁构成于纤维结缔组织，被覆假复层柱状上皮

第二节　脾脏原发性肿瘤

一、原发脾脏淋巴瘤

　　非霍奇金淋巴瘤原发脾脏淋巴瘤少见，占所有淋巴瘤的1%以下。大多数病例为弥漫性大B细胞淋巴瘤，也可见脾脏B细胞边缘区淋巴瘤，脾脏淋巴浆细胞淋巴瘤及脾脏 $\gamma - \delta$ T细胞性淋巴瘤（图15-3至图15-8）。

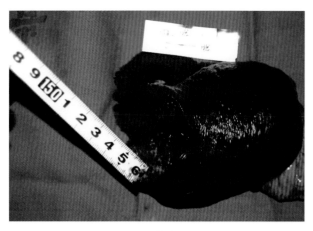

图15-3 脾脏淋巴瘤

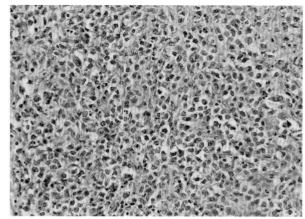

图15-4 脾脏弥漫性大B细胞淋巴瘤，脾脏结构破坏，可见大的中心母样细胞弥漫浸润

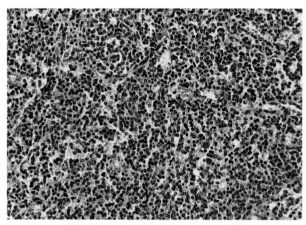

图15-5 脾脏淋巴浆细胞淋巴瘤，红髓内弥漫浸润小淋巴细胞、浆细胞及浆细胞样淋巴细胞

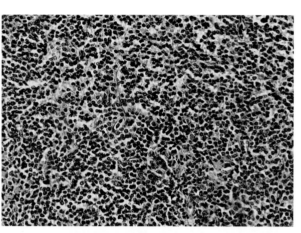

图15-6 脾脏B细胞边缘区淋巴瘤，片状小淋巴细胞、较大的中心母样细胞及浆样细胞浸润红髓

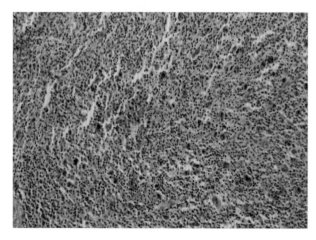

图15-7 脾脏霍奇金淋巴瘤，内见散在瘤细胞

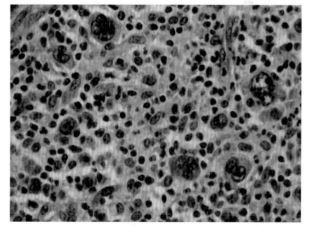

图15-8 脾脏霍奇金淋巴瘤，高倍示R-S细胞

二、脉管源性肿瘤

血管瘤是最常见的脾原发性肿瘤，常为海绵状血管瘤。淋巴管瘤大多数发生于儿童，可累及整个脾脏（图15-9、图15-10）。

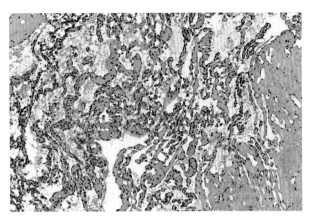

图15-9　脾脏海绵状血管瘤

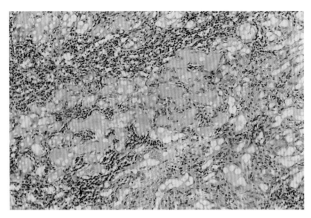

图15-10　脾脏淋巴管瘤管腔内见淋巴液

第三节　脾脏继发性恶性肿瘤

1. 霍奇金淋巴瘤　脾是霍奇金淋巴瘤最常累及的结外器官，大体上表现为单个或多个结节（图15-11）。

2. 脾脏转移性肿瘤　脾的转移癌是一个非常少见的临床现象，恶性黑色素瘤、肺癌、胃癌、肝癌、肠癌是最常见的几种类型。大体上表现为孤立性或弥漫性结节（图15-12、图15-13）。

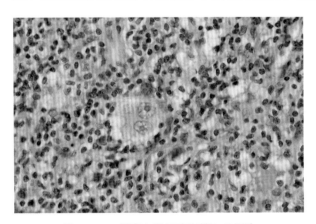

图15-11　霍奇金淋巴瘤双核R-S细胞

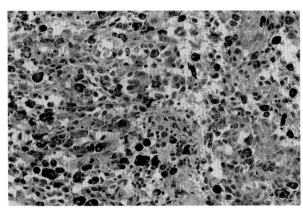

图15-12　脾脏内恶性黑色素瘤转移

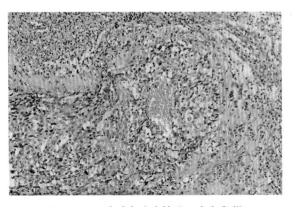

图15-13　脾脏内腺癌转移，来自卵巢

（邢晓明）

第十六章
血管和淋巴管疾病

一、动脉瘤

动脉瘤是指动脉壁因局部病变（可因薄弱或结构破坏）而向外膨出，形成永久性的局限性扩张，可发生在身体的任何部位，最常见于弹性动脉及其主要分支。动脉瘤的病因可有先天性和后天性之分，后天性的动脉瘤多继发于动脉粥样硬化、细菌感染和梅毒等。

瘤壁由动脉内膜、中膜和外膜构成者称真性动脉瘤。假性动脉瘤瘤壁由动脉外膜和局部血管破裂形成的血肿及周围纤维组织构成，并与动脉腔相通。夹层动脉瘤常发生于血压变动最明显的升主动脉和主动脉弓等部位，血液可从动脉内膜

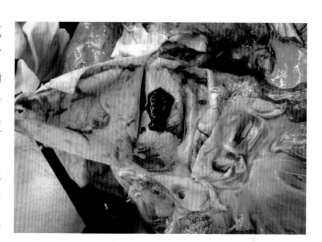

图16-1　主动脉根部夹层动脉瘤破裂

的破裂口进入动脉中膜，使中膜形成假血管腔。动脉瘤最严重的并发症为破裂出血（图16-1）。

二、多发性大动脉炎

多发性大动脉炎又称Takayasu病，是累及主动脉及其分支的慢性、多发性、非特异性炎症，造成罹患动脉狭窄或闭塞，引起病变动脉供血组织的缺血性临床表现。主要病理变化有肉眼观受累的动脉壁增厚、变硬、管腔狭窄。光镜下动脉中膜黏液变性，弹力纤维断裂崩解，其间可见淋巴细胞、浆细胞、单核细胞浸润和伴少量巨细胞。晚期，中膜平滑肌细胞增生，动脉壁全层纤维组织增生，伴瘢痕形成（图16-2）。

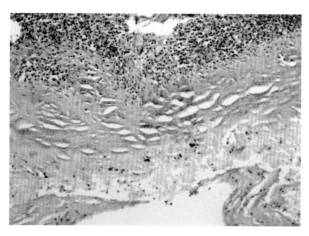

图16-2　多发性大动脉炎，内膜炎细胞浸润，中膜弹力
　　　　纤维断裂

三、动脉硬化闭塞症

动脉硬化闭塞症主要发生在大、中动脉；累及腹主动脉及其远侧的主干动脉时可引起下肢慢性缺血的临床表现。主要病理表现为动脉内膜出现粥样硬化斑块，中膜变性或钙化，腔内有继发血栓形成，最终导致管腔狭窄甚至完全闭塞（图16-3、图16-4）。

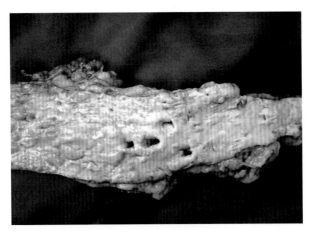

图16-3 动脉内膜粥样硬化

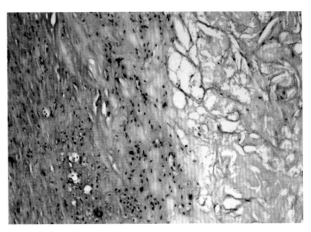

图16-4 动脉硬化闭塞症，内膜粥样硬化斑块，中膜黏液样变

四、血栓闭塞性脉管炎

血栓闭塞性脉管炎是血管的炎性、节段性和反复发作的慢性闭塞性疾病，首先侵袭四肢中、下静脉，以下肢最多见。主要病理变化有：病变通常从动脉开始，逐渐累及静脉，由远端向近端发展，呈节段性分布。光镜下病变活动期动、静脉管壁全层呈非化脓性炎症改变，伴有内皮细胞及纤维母细胞的增生，可见淋巴细胞的浸润，偶见巨细胞，中性粒细胞少见，管腔见血栓形成堵塞。随着时间发展，血栓机化，动脉周围可见纤维结缔组织增生（图16-5）。

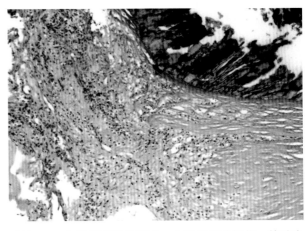

图16-5 血栓闭塞性脉管炎，血栓机化并钙化，管壁炎细胞浸润

五、静脉血栓形成

下肢深静脉血栓形成最为常见。典型的静脉血栓头部为白色血栓，肉眼为灰白色小结节或赘生物状，表面粗糙质实与血管壁紧密附着不易脱落；光镜下主要由血小板及少量纤维蛋白构成。血栓体部为混合血栓，肉眼观灰白色和红褐色层状交替结构；光镜下主要由淡红色无结构的呈分支状或不规则珊瑚状的血小板小梁（肉眼呈灰白色）和充满小梁间纤维蛋白网（肉眼呈红色）构成，血小板梁边缘可见中性粒细胞附着。血栓尾部为红色血栓，光镜下见在纤维蛋白网眼内充满红细胞（图16-6、图16-7）。

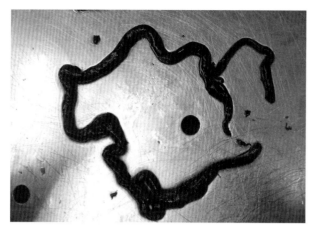

图16-6 下肢深静脉血栓

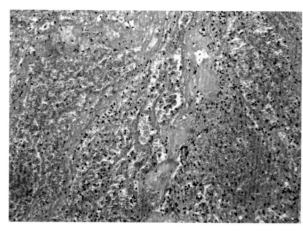

图16-7 混合血栓，血小板梁间充满红细胞

六、原发性下肢静脉曲张

原发性下肢静脉曲张指涉及隐静脉、浅静脉伸长、迂曲而呈曲张状态。光镜下主要表现为静脉管壁的不规则增厚，静脉管腔的迂曲扩张（图16-8）。

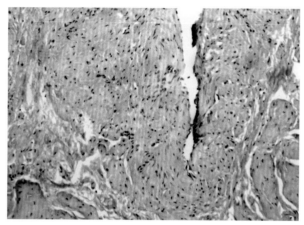

图16-8 原发性下肢静脉曲张，静脉管壁肌层排列紊乱，不规则增厚

七、淋巴水肿

淋巴水肿是一种慢性进展性疾病，由淋巴循环障碍及富含蛋白质的组织间液持续积聚引起，好发于四肢，下肢最常见。水肿的肉眼改变为组织肿胀，颜色苍白而质软；光镜下水肿液积聚于细胞和纤维结缔组织之间或腔隙内，含蛋白呈均质红染，细胞外基质成分被水肿液分隔（图16-9）。

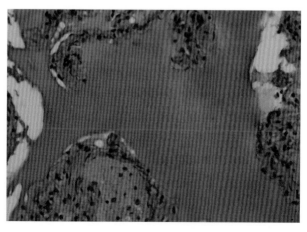

图16-9 淋巴水肿，组织间隙间红染的水肿液

（赵 鹏 曹景玉）

参 考 文 献

［1］王天宝，尉秀清，崔言刚，等. 实用胃肠恶性肿瘤诊疗学［M］. 广州：广东科技出版社，2012.

［2］王天宝，王劲，周建华，等. 盆腔外科手术与图谱［M］. 广州：广东科技出版社，2011.

［3］吴在德，吴肇汉. 外科学［M］. 北京：人民卫生出版社，2008.

［4］李玉林，唐建武. 病理学［M］. 北京：人民卫生出版社，2005.

［5］武忠弼. 里德病理学［M］. 上海：上海科学技术出版，2007.

［6］刘彤华. 诊断病理学［M］. 北京：人民卫生出版社，2006.

［7］Juan Rosai. Rosai & Ackerman 外科病理学［M］. 回允中，译. 北京：北京大学医学出版社，2006.

［8］Dabbs DJ. 诊断免疫组织化学［M］. 周庚寅，翟启辉，张庆慧，译. 北京：北京大学医学出版社，2008.

［9］周清华，孙燕. 恶性肿瘤TNM分期［M］. 天津：天津科技翻译出版公司，2012.

［10］成令忠. 组织学与胚胎学［M］. 北京：人民卫生出版社，1989.

［11］邹忠之. 组织学与胚胎学［M］. 北京：人民卫生出版社，2001.

［12］吴秉铨，刘彦仿. 免疫组织化学病理诊断［M］. 北京：科学技术出版社，2007.

［13］龚西瑜. 乳腺病理学［M］. 北京：人民卫生出版社，2009.

［14］付丽. 乳腺肿瘤病理学［M］. 北京：人民卫生出版社，2008.

［15］朱梅刚，林汉良. 淋巴瘤病理诊断图谱［M］. 广州：广东科技出版社，2010.

［16］Hamilton SR，Aaltonen LA. 消化系统肿瘤病理学和遗传学［M］. 北京：人民卫生出版社，2006.

［17］中国胃肠胰神经内分泌肿瘤病理专家组. 中国胃肠胰神经内分泌肿瘤病理学诊断共识［J］. 中华病理学
      杂志，2011，40（4）：257-262.

［18］周晓军，樊祥山. 解读2010年消化系统肿瘤WHO分类［J］. 临床与实验病理学杂志，2011，27（4）：
      341-346.

［19］王占东，杨杰，许志宏，等. 胃混合性外分泌-内分泌癌的临床病例分析［J］. 临床与实验病理学杂志，
      2011，27（2）：191-193.

［20］王鲁平，虞积耀，丁华野. 食管胃交界部位病变［J］. 临床与实验病理学杂志，2004，20（6）：
      647-649.

［21］Sharon W Weiss. Enzinger & Weiss 软组织肿瘤［M］. 薛卫成，方志伟，译. 北京：北京大学医学出版社，
      2011.

［22］黄勤，樊祥山，史炯，等. 胃食管交界部癌［J］. 中华病理学杂志，2012，41（12）：793-795.

［23］常家聪，刘弋，王瑞祥. 原发性十二指肠癌病理观察与临床相关问题的探讨［J］. 医师进修杂志. 2000，
      23（10）：33~34.

［24］郑家驹，褚行琦，史肖华，等. 结肠克罗恩病的结肠镜下表现及组织学特点［J］. 中华医学杂志，2005，
      85（28）：1970-1973.

［25］王德田，董建强. 实用现代病理学技术［M］. 北京：中国协和医科大学出版社，2012.

［26］Schulz HJ. Duct-oriented classification of exocrine pancreatic carcinoma［J］. Zentralbl Allg Pathol，1990，136
      （1-2）：113-126.

［27］Merkel S，Mansmann U，Meyer T，et al. Confusion by frequent changes in staging of exocrine pancreatic carcinoma
      ［J］. Pancreas，2004，29（3）：171-178.

［28］Birk D，Beger HG，Fortnagel G. International documentation system for pancreatic cancer （IDS）［J］. The

Future in Pancreatic Cancer Evaluation. Digestion, 1997, 58（6）: 578-579.

［29］ Chen J, Baithun SI. Morphological study of 391 cases of exocrine pancreatic tumours with special reference to the classification of exocrine pancreatic carcinoma［J］. J Pathol, 1985, 146（1）: 17~29.

［30］ Hermanek P. Pathology and biology of pancreatic ductal adenocarcinoma［J］. Langenbecks Arch Surg, 1998, 383（2）: 116-120.

［31］ Hermanek P. Staging of exocrine pancreatic carcinoma［J］. Eur J Surg Oncol, 1991, 17（2）: 167-172.

［32］ Díez Miralles M, Calpena Rico R, Pardo Correcher JM, et al. Adenocarcinoma of the appendix［J］. Rev Esp Enferm Apar Dig, 1988, 73（6）: 709-711.

［33］ Singh A, Winkler M, Handt S, et al. Ovarian mucinous adenocarcinoma, mucocele of the appendix and pseudomyxoma peritonei: case report with immunohistochemical analysis［J］. Zentralbl Gynakol, 2000, 122（3）: 175-178.

［34］ Kunz J, Makek M. Primary adenocarcinoma of the appendix as differential diagnosis of advanced ovarian carcinoma［J］. Praxis（Bern 1994）, 2006, 95（33）: 1217-1225.

［35］ Fernández L, Vicente Guillén V, Luengo de Ledesma L. Primary adenocarcinoma of the appendix［J］. Rev Esp Enferm Apar Dig, 1988, 73（1）: 94-95.

［36］ Younes M, Katikaneni PR, Lechago J. Association between mucosal hyperplasia of the appendix and adenocarcinoma of the colon［J］. Histopathology, 1995, 26（1）: 33-37.

［37］ Ronnett BM, Zahn CM, Kurman RJ, et al. Disseminated peritoneal adenomucinosis and peritoneal mucinous carcinomatosis. A clinicopathologic analysis of 109 cases with emphasis on distinguishing pathologic features, site of origin, prognosis, and relationship to "pseudomyxoma peritonei"［J］. Am J Surg Pathol, 1995, 19（12）: 1390-1408.

［38］ Greene FL, Stewart AK, Norton HJ. A new TNM staging strategy for node-positive（stage Ⅲ）colon cancer: an analysis of 50, 042 patients［J］. Ann Surg, 2002, 236（4）: 416-421.

［39］ Lothe RA, Peltomäki P, Meling GI, et al. Genomic instability in colorectal cancer: relationship to clinicopathological variables and family history［J］. Cancer Res, 1993, 53（24）: 5849-5852.

［40］ Cooper PN, Quirke P, Hardy GJ. A flow cytometric, clinical, and histological study of stromal neoplasms of the gastrointestinal tract［J］. Am J Surg Pathol, 1992, 16（2）: 163-170.

［41］ Hirota S, Isozaki K, Moriyama Y, et al. Gain-of-function mutations of c-kit in human gastrointestinal stromal tumors［J］. Science, 1998, 279（5350）: 577-580.

［42］ Yao JC, Hassan M, Phan A, et al. One hundred years after "carcinoid": epidemiology of and prognostic factors for neuroendocrine tumors in 35, 825 cases in the United States［J］. J Clin Oncol, 2008, 26（18）: 3063-3072.

［43］ Werling RW, Yaziji H, Bacchi CE, et al. CDX2, a highly sensitive and specific marker of adenocarcinomas of intestinal origin: an immunohistochemical survey of 476 primary and metastatic carcinomas［J］. Am J Surg Pathol, 2003, 27（3）: 303-310.

［44］ Yokoyama T, Kamada K, Tsurui Y, et al. Clinicopathological analysis for recurrence of stage Ib gastric cancer（according to the second English edition of the Japanese classification of gastric carcinoma）［J］. Gastric Cancer, 2011, 14（4）: 372-377.

［45］ Carneiro F. New elements for an updated classification of the carcinomas of the stomach［J］. Pathol Res Pract, 1995, 191（6）: 571-584.

［46］ Burke AP, Federspiel BH, Sobin LH, et al. Carcinoids of the duodenum. A histologic and immunohistochemical study of 65 tumors［J］. Am J Surg Pathol, 1989, 13: 828-837.

［47］ Fred T Bosman, Fatima Carneiro, Palph H Hruban. WHO Classification of Tumours. Pathology and Genetics of

Tumours of the Digestive System［M］. Lyon：IARC Press，2010：155-179.

［48］Celilia M Fenoglio-Preiser，Amy E Noffsinger，Grant N. Gastrointestinal Patholoyg：An Atlas and Text，3rd ［M］. Lippincott Williams & Wilkins，USA，2008：233-1099.

［49］Schlemper RJ. Review of histological classifications of gastrointestinal epithelial neoplasia：differences in diagnosis of early carcinomas between Japanese and Western pathologists［J］. J Gastroenterol，2001，36（7）：445-456.